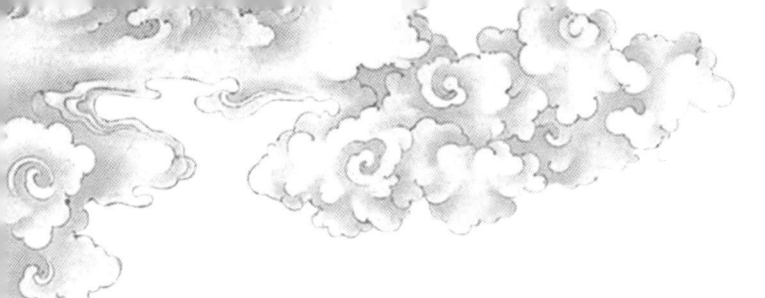

佛教文化与艺术

李熙灿　编著

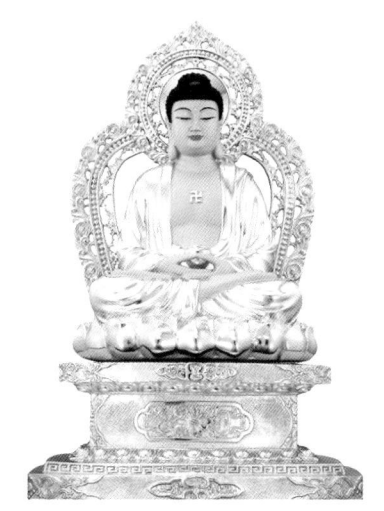

学苑出版社

图书在版编目（CIP）数据

佛教文化与艺术/李熙灿著 . —北京：学苑出版社，2017.4（2019.12 重印）
ISBN 978-7-5077-5172-7

Ⅰ.①佛… Ⅱ.①李… Ⅲ.①佛教-宗教文化-通俗读物 ②佛教-宗教艺术-通俗读物 Ⅳ.①B94-49 ②J196-49

中国版本图书馆 CIP 数据核字（2017）第 029050 号

责任编辑：黄小龙
出版发行：学苑出版社
社　　址：北京市丰台区南方庄 2 号院 1 号楼
邮政编码：100079
网　　址：www.book001.com
电子邮箱：xueyuanpress@163.com
销售电话：010-67601101（销售部）67603091（总编室）
印　刷　厂：北京画中画印刷有限公司
开本尺寸：787×1092　1/16
印　　张：11.875
字　　数：246 千字
版　　次：2017 年 4 月第 1 版
印　　次：2019 年 12 月第 2 次印刷
定　　价：49.00 元

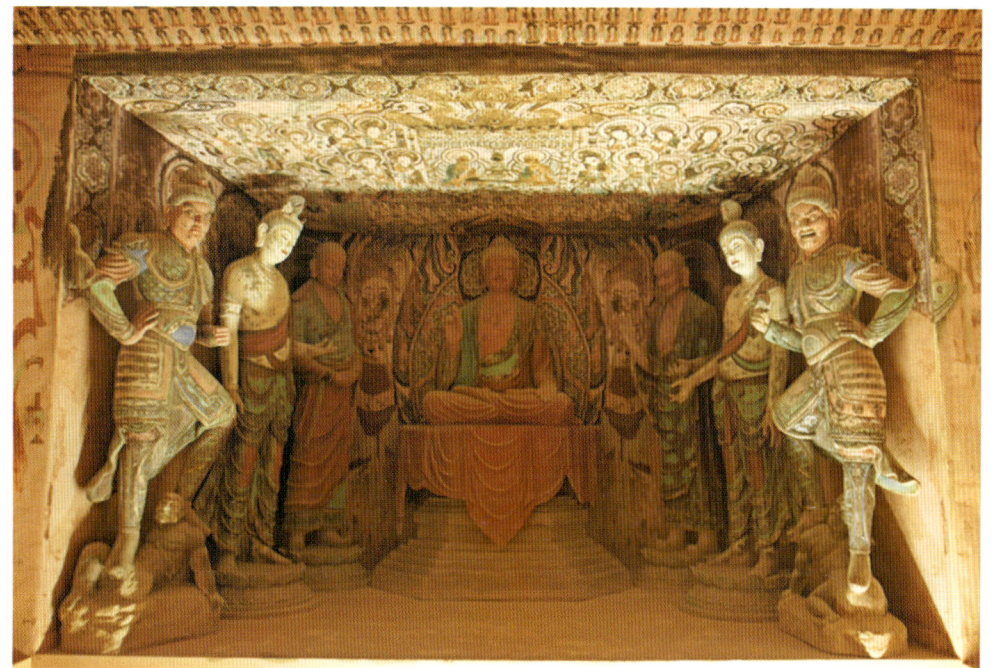

莫高窟第 45 窟

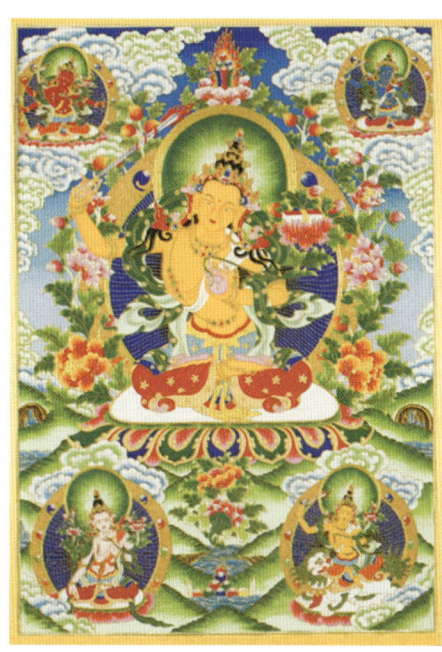

文殊菩萨（唐卡）

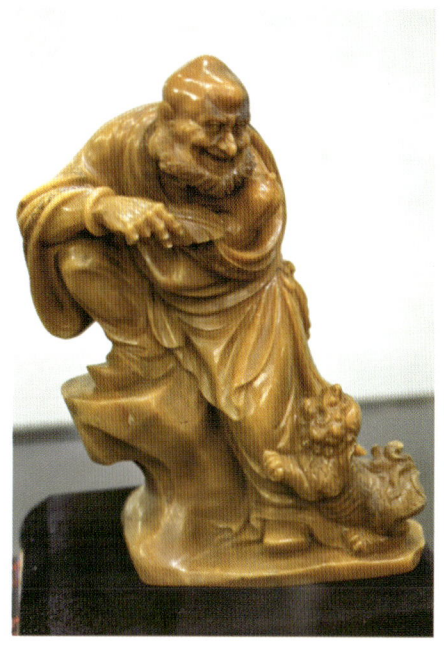

笑狮罗汉

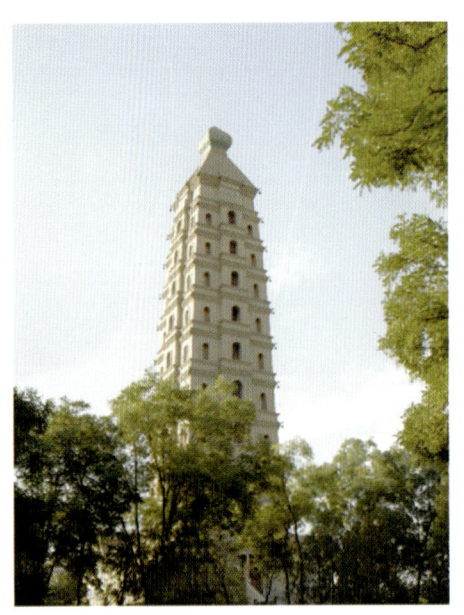
海宝塔（宁夏银川）

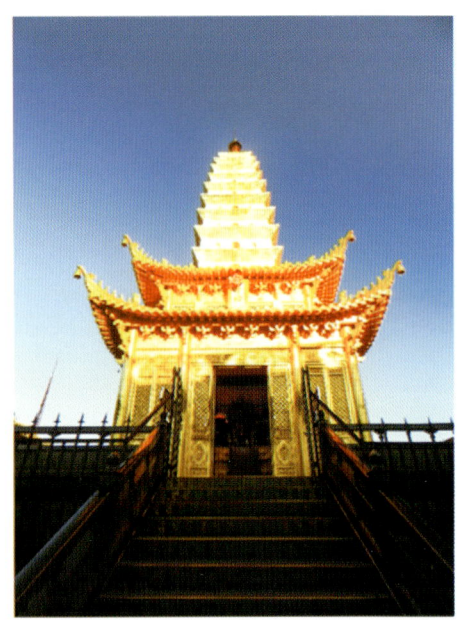
鸡足山金顶寺（云南）

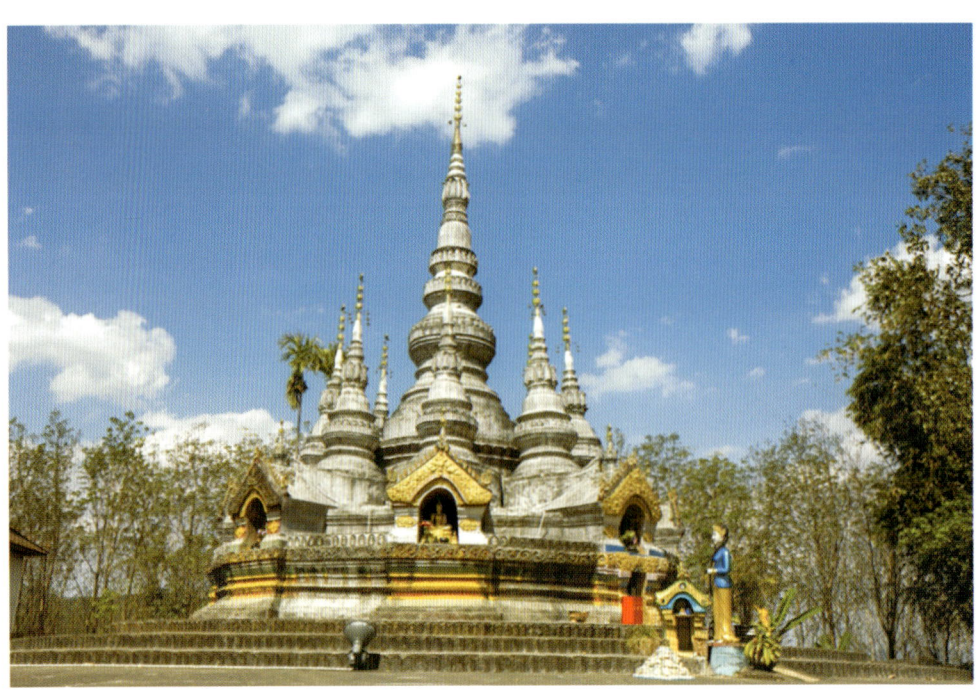
曼飞龙白塔（云南）

序

佛教自印度传入我国后，与固有之儒、道文化融合，恰如水中之盐——能尝其咸味，却不见其踪；又似釉中丹青——能感其光华，却难觅其影。是故，佛与儒、道，三足鼎立，并称为中华传统文化三大主流，其于净化人心、提升道德、稳定社会，厥功甚伟。

晚清以来，国难频仍，民生凋零。儒、佛、道传统文化，曾一并遭社会大众误解、排斥，甚至打压，几无立锥之地。自此以往，世风日下，伦理道德崩溃，社会问题层出不穷。

克实而论，儒佛道均为圣贤之学。而佛家文化则不独展现全新之宇宙观、世界观、人生观，亦兼具超然之宗教情怀，其"五明"之学（内明、声明、因明、医方明、工巧明），更是大无不包，细无不举；其济世度人之道，毫善弗遗，一众不舍。

本书基于学术角度，概略介绍中国佛教诸多基本面。从佛教起源、基本思想，到宗派与典籍，再到历史与人物、艺术与建筑等。时间跨度为两千年，涵盖汉传、藏传、南传三大语系。全书布局中正，取舍有度。书中所述，虽皆引自佛家典籍，但采用白话叙述，深入浅出，故事性较强。

本书系佛教及佛教文化的入门读物，可供普通民众阅读。

由于作者本人水平有限，且成书仓促，错漏之处在所难免。若有发现，请发送至本人邮箱 lixican@126.com. 感激不尽。

李熙灿　2016 年 9 月恭序于珠江之滨

目 录

第一章 佛教的起源与在印度的发展 ·· 1
  1.1 佛教产生的背景 ·· 1
  1.2 释迦牟尼生平 ·· 2
  1.3 八相成道与真俗二谛 ·· 9
  1.4 佛教在印度的发展（印度佛教史） ·································· 10

第二章 佛家基本思想 ·· 13
  2.1 五时说法 ·· 13
    2.1.1 华严时 ·· 13
    2.1.2 阿含时 ·· 13
    2.1.3 方等时 ·· 14
    2.1.4 般若时 ·· 14
    2.1.5 涅槃时 ·· 14
  2.2 阿含时要义 ·· 14
    2.2.1 四圣谛 ·· 14
    2.2.2 缘起论 ·· 15
    2.2.3 凡夫身心之分析 ·· 15
    2.2.4 生命流转的链条：十二因缘 ·································· 17
    2.2.5 生命居处的变迁：六道轮回 ·································· 18
    2.2.6 因果报应 ·· 19
    2.2.7 解脱道（获得解脱的方法） ·································· 20

第三章 汉传佛教之宗派 ·· 22
  3.1 法性宗 ·· 23
  3.2 法相宗 ·· 25
  3.3 天台宗 ·· 26
  3.4 华严宗 ·· 28

3.5 禅宗 ·· 30
　　3.6 净土宗 ·· 32
　　3.7 律宗 ·· 34
　　3.8 密宗 ·· 35

第四章　佛教典籍与佛经导读 ·· 38
　　4.1 佛教典籍概述 ·· 38
　　4.2 佛经基本知识 ·· 40
　　　4.2.1 经 ·· 40
　　　4.2.2 经题 ·· 40
　　　4.2.3 佛经的结构 ·· 40
　　4.3 《心经》导读 ·· 41
　　4.4 《坛经·行由品》导读 ·· 42
　　4.5 《金刚经》导读 ··· 54
　　4.6 《观世音菩萨普门品》导读 ··· 55
　　4.7 《地藏经》导读 ··· 56
　　4.8 《阿弥陀经》导读 ··· 57

第五章　中国佛教史 ·· 58
　　5.1 汉传佛教史 ·· 58
　　　5.1.1 传入与初期发展（汉末）·· 58
　　　5.1.2 发展与融入期（三国两晋南北朝）·························· 59
　　　5.1.3 鼎盛期（隋唐）·· 60
　　　5.1.4 延续及略衰期（宋代）··· 61
　　　5.1.5 崇密期（元代）·· 62
　　　5.1.6 衰落期（明—前清）·· 62
　　　5.1.7 低谷期（晚清—近现代）······································· 62
　　5.2 藏传佛教史 ·· 63
　　　5.2.1 前弘期 ·· 64
　　　5.2.2 后弘期 ·· 65
　　5.3 南传佛教史（云南上座部佛教史）·································· 67

第六章　佛门人物传略 ·· 68
　　6.1 摄摩腾（竺叶摩腾）与竺法兰 ·· 68
　　6.2 安世高 ··· 69

6.3 佛图澄	70
6.4 道安	71
6.5 慧远	72
6.6 鸠摩罗什	73
6.7 法显	74
6.8 菩提达摩	75
6.9 慧可	76
6.10 昙鸾	77
6.11 真谛	78
6.12 智顗	78
6.13 玄奘	79
6.14 善导	80
6.15 义净	81
6.16 鉴真	81
6.17 王维	82
6.18 丰干、寒山、拾得	83
6.19 道济（济颠）	84
6.20 明本	84
6.21 智旭	85
6.22 杨文会	86
6.23 虚云	87
6.24 印光	88
6.25 弘一	88
6.26 太虚	89
6.27 当代佛门人物	90

第七章 佛教对中国思想文化的影响 … 91

7.1 佛教对思想的影响 … 91
- 7.1.1 激荡 … 91
- 7.1.2 补充 … 91
- 7.1.3 渗透 … 92
- 7.1.4 提高 … 92
- 7.1.5 融合 … 92

7.2 佛教对语言文学的影响 … 93
- 7.2.1 与佛教相关的字词 … 93

7.2.2　与佛教相关的典故与故事 …………………………………… 108
　　7.2.3　佛经翻译文学的形成 ………………………………………… 111
　　7.2.4　佛教对小说等文学体裁的影响 ……………………………… 111
　　7.2.5　佛教对音韵学的影响 ………………………………………… 112
7.3　佛教对祖国医学的影响 ……………………………………………… 112
　　7.3.1　对医德建设的影响 …………………………………………… 112
　　7.3.2　修心养性 ……………………………………………………… 114
　　7.3.3　医僧（僧医）的形成 ………………………………………… 114
　　7.3.4　充实中药学 …………………………………………………… 115
　　7.3.5　传播中医药 …………………………………………………… 115
7.4　对民俗的影响 ………………………………………………………… 116
　　7.4.1　与佛教相关的节日 …………………………………………… 116
　　7.4.2　与佛教相关的活动与习俗 …………………………………… 116

第八章　佛教造像与雕塑 …………………………………………………… 118
8.1　佛像 …………………………………………………………………… 118
8.2　菩萨像 ………………………………………………………………… 120
　　8.2.1　弥勒菩萨像 …………………………………………………… 120
　　8.2.2　地藏菩萨像 …………………………………………………… 121
　　8.2.3　普贤菩萨像 …………………………………………………… 121
　　8.2.4　文殊菩萨像 …………………………………………………… 122
　　8.2.5　观（世）音菩萨像 …………………………………………… 123
8.3　罗汉像、天王像、人物像 …………………………………………… 126
8.4　壁雕 …………………………………………………………………… 127

第九章　佛教书画、诗偈、楹联、音乐、戏剧 ………………………… 129
9.1　佛教绘画 ……………………………………………………………… 129
　　9.1.1　佛、菩萨、罗汉的画像 ……………………………………… 129
　　9.1.2　禅画 …………………………………………………………… 130
　　9.1.3　唐卡 …………………………………………………………… 131
9.2　书法和篆刻 …………………………………………………………… 131
9.3　诗偈 …………………………………………………………………… 133
　　9.3.1　佛诗与俗诗的区别 …………………………………………… 134
　　9.3.2　禅诗 …………………………………………………………… 134
　　9.3.3　净土诗 ………………………………………………………… 136

  9.3.4 其他 ·· 138
 9.4 楹联 ··· 138
 9.5 佛教音乐 ·· 141
 9.6 佛教戏剧 ·· 142

第十章 佛教的建筑与遗迹 ··· 144
 10.1 佛寺简介（汉传）·· 144
  10.1.1 山门（三门）和放生池 ·· 144
  10.1.2 钟楼和鼓楼 ·· 145
  10.1.3 弥勒殿（天王殿） ·· 145
  10.1.4 大雄宝殿 ··· 147
  10.1.5 菩萨殿等配殿 ··· 147
  10.1.6 藏经楼及其他 ··· 148
 10.2 佛塔 ··· 149
  10.2.1 定县开元寺塔（料敌塔） ·· 150
  10.2.2 承天寺塔 ··· 150
  10.2.3 海宝塔 ·· 151
  10.2.4 广胜寺飞虹塔 ··· 152
  10.2.5 西安大雁塔 ·· 152
  10.2.6 佛宫寺释迦塔（应县木塔） ·· 152
  10.2.7 六和塔 ·· 153
  10.2.8 开封铁塔 ··· 153
 10.3 佛教名山 ··· 154
  10.3.1 五台山 ·· 154
  10.3.2 普陀山 ·· 155
  10.3.3 峨眉山 ·· 156
  10.3.4 九华山 ·· 157
  10.3.5 鸡足山 ·· 158
 10.4 佛教石窟 ··· 159
  10.4.1 敦煌石窟 ··· 159
  10.4.2 云冈石窟 ··· 163
  10.4.2 龙门石窟 ··· 164
 10.5 房山石经 ··· 165
 10.6 法门寺佛指舍利 ·· 166
 10.7 乐山大佛 ··· 167

10.8 藏传佛教名胜 ·········· 168
10.8.1 布达拉宫 ·········· 168
10.8.2 大昭寺 ·········· 168
10.8.3 小昭寺 ·········· 169
10.8.4 桑耶寺 ·········· 169
10.8.5 热振寺 ·········· 170
10.8.6 甘丹寺 ·········· 170
10.8.7 哲蚌寺 ·········· 171
10.8.8 色拉寺 ·········· 171
10.8.9 萨迦寺 ·········· 171
10.8.10 札什伦布寺 ·········· 172
10.8.11 塔尔寺 ·········· 173
10.8.12 拉卜楞寺 ·········· 173
10.8.13 白居寺 ·········· 174
10.8.14 古格王国佛教遗址 ·········· 174
10.9 南传佛教名胜 ·········· 175
主要参考文献 ·········· 177
跋 ·········· 179

第一章　佛教的起源与在印度的发展

1.1　佛教产生的背景

佛教起源于古印度①，对人类文明产生了极大的影响。站在世俗的角度，任何一种宗教、思想的起源，都离不开其特定的历史背景。不过，要考证佛教产生的历史背景非常困难，因为印度不注重历史，没有像中国那样完整地保存古籍。所以，很大程度上，只能从中国的史籍中，探讨与佛教起源相关的影响因素。这些因素大致包括五个方面。

第一，雅利安文化。印度处于喜玛拉雅山以南的印度半岛。在这片土地上，生活着很多人种，达罗毗荼人是早期居住的主要人种之一。公元前2000年左右，中亚和欧洲的雅利安人，入侵印度半岛，将达罗毗荼人赶到南方，占领恒河流域，并在那里建立国家，发展经济和文化。这种文化称为雅利安文化。雅利安文化最重要的特征是种姓制度，即将人按等级由高到低分成婆罗门、刹帝利、吠舍、首陀罗四种姓。即使现在，种姓制度依然影响印度社会的方方面面。支持种姓制度的理论，就是婆罗门教——也就是现在的印度教②。婆罗门教宣扬灵魂不灭、转世轮回和善恶报应。这些观点，跟佛教非常相似。据此，我们相信，佛教的产生跟雅利安文化密切相关。

第二，沙门思潮。所谓沙门泛指出家修道的人。雅利安文化的不平等思想，遭到沙门的反对，形成所谓的沙门思潮。沙门思潮跟佛教的"众生平等"观念很相似，所以，佛教的产生被认为与沙门思潮有关。

第三，释迦族部族宗教。从世俗角度看，释迦牟尼也是有血有肉的人，他有自己的宗族、祖先。他的宗族、祖先曾经屡屡提到古佛，这说明释迦族跟古佛有缘，所以，释迦牟尼创建佛教，也有可能受部族宗教的影响。

第四，《奥义书》。《奥义书》是印度古老的哲学著作，该书对印度的思想影响极大，自然也会影响佛教的思想。

---

①　古称天竺，其地理位置相当于现在印度、尼泊尔、不丹一带。
②　公元八九世纪，婆罗门教经商羯罗改革，吸收佛教和耆那教部分教义，结合印度民间信仰，逐渐发展成现在的印度教。

第五，土著文化。古印度的土著人喜欢在树下修禅定——实际上，印度处于热带，颇多树木——而佛经中经常提到禅定、瑜伽、树。据此推测，佛教的产生还可能与土著文化有关。

1.2 释迦牟尼生平

佛教的创始人是释迦牟尼。释迦牟尼生平比较详细地记录在佛典中①。本书以古籍为依据，基于"述而不作②"的学术立场，简要介绍释迦牟尼生平。

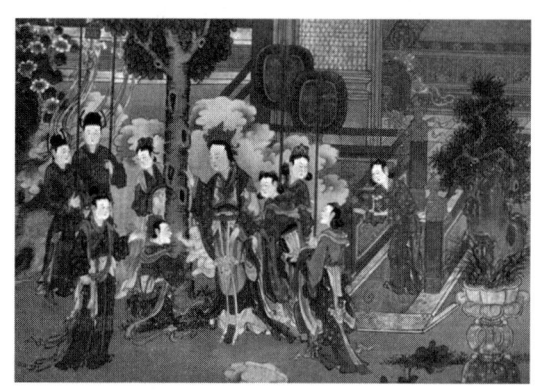

图 1　摩耶夫人手攀无忧树从右胁生太子

据古籍记载，释迦牟尼其实早已成佛。但为教化这个世界的众生，于公元前五六世纪时③，从兜率天④下来，示现⑤出生在天竺⑥的一个叫迦毗罗卫的小国里。其父是国主净饭王，其母是摩耶夫人。一天晚上，摩耶夫人于睡眠中，梦见有人乘六牙白象，腾空而来，入其右胁，顿感有孕。摩耶夫人身体安适，如饮甘露。

摩耶夫人怀孕将满十月，欲回娘家待产，经过蓝毗尼园。小歇时，她手攀无忧树⑦，从右胁生出太子。此时，有大光明照耀世间。随即，天上现出九条龙，口洒香水，为他洗濯身体。刚出生的小太子即自行七步，眼观四方，举手而言："天上天下，

---

① 主要包括：《佛本行集经》（隋·阇那崛多译）、《方广大庄严经》（唐·地婆诃罗译）、《过去现在因果经》（南朝宋·求那跋陀罗译）、《普曜经》（晋·竺法护译）、《太子瑞应本起经》（孙吴·支谦译）、《释迦谱》（梁·僧祐撰）。
② 出自《论语·述而篇》：述而不作，信而好古。这被认为是孔子的治学态度。
③ 释迦牟尼佛生卒年代，有多种说法。最早为西藏传说的公元前 1041－前 961 年；我国汉地的典籍记载为公元前 1027－前 953 年；东南亚信奉佛教的国家，则认为是公元前 624－前 544 年。目前被普遍采用的是公元前 565－前 486 年。
④ 佛教认为，在人间之上有 28 层天，如四天王天、忉利天、夜摩天、兜率天等。详见图 22。
⑤ 示现，佛教用语，指佛菩萨根据众生的愿望，变现种种化身。有点像世俗的"表演""示范"。
⑥ 天竺，古印度。这是一个很粗泛的概念，按地域，又可分为东、南、西、北、中、五天竺；另古印度诸侯割据，多处于分裂状态。
⑦ 无忧树（Saraca dives Pierre），豆科无忧花属乔木，原产于东南亚，在当地被尊为圣树。

唯我为尊"。每走一步，足下即生成一朵莲花①。此外，还有诸多不可思议的瑞相。

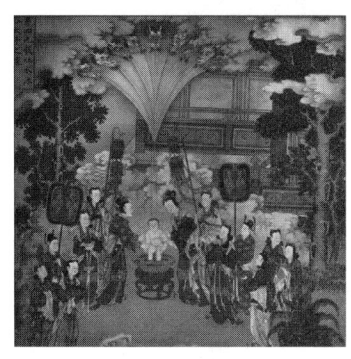

图2　九龙灌水

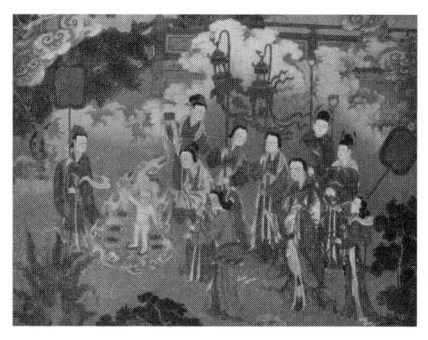

图3　七步莲花

由于太子来历非凡，其父净饭王就请仙人阿私陀，给他瞻相（看相）。仙人说，小太子有32种世人所没有的美好长相——即所谓三十二相②。比如，常人的足底板是凹的，而他的足底板是平的，谓之"足平满相"；再如，常人的头顶都是平的，而他的头顶有一个肉髻凸起来，称"顶肉髻相"（或"不见顶相"）。这预示太子长成后，会成为转轮圣王③。不过，太子可能舍弃王位，出家修道。如果这样，他便能证得佛果，名震宇内，普度众生。于是，仙人给太子取名乔答摩·悉达多。其中乔答摩④是姓，悉达多是名。此名暗含对太子的赞美。

不幸的是，太子出生七天后，母亲摩耶夫人因病去世，升至忉（dāo）利天⑤。太子由姨妈摩诃波阇波⑥抚养。姨妈精心养育，如母无异。8岁时，太子以跋陀罗尼⑦为师学习文化，但他无师自通。太子后又习武，武艺高强，力大无比。一日，他见有大象挡住城门，便以手擒象，掷出城外。为免大象堕地损伤，他又用手接住大象。箭法、枪法、相扑之术，无不精通。总之，太子"智慧勇健，皆悉具足"。

一日，他来城外东门游玩。看见一人，白发苍苍，弯腰驼背，手拄拐杖，步行缓慢又吃力。他就问身边随从："这是什么人？"随从说："是老人。此人曾经是童稚之

---

① 此所谓"七步莲花"之典故。
② 三十二相：（1）足平满相；（2）千辐轮相；（3）手指纤长相；（4）手足柔软相；（5）手足缦网相；（6）足跟满足相；（7）足趺高好相；（8）腨如鹿王相；（9）手过膝相；（10）马阴藏相；（11）身纵广相；（12）毛孔生青色相；（13）身毛上靡相；（14）身金色相；（15）身光面各一丈相；（16）皮肤细滑相；（17）七处平满相；（18）两腋满相；（19）身如师子相；（20）身端直相；（21）肩圆满相；（22）四十齿相；（23）齿白齐密相；（24）四牙白净相；（25）颊车如师子相；（26）咽中津液得上味相；（27）广长舌相；（28）梵音深远相；（29）眼色如金精相；（30）眼睫如牛王相；（31）眉间白毫相；（32）顶肉髻相。具体含义，请参考佛教典籍，此不详述。
③ 转轮圣王，旋转轮宝（相当于战车）之王。该王以正法统治天下，拥有七宝，具足四德（长寿、无疾病、容貌出色、宝藏丰富）。其国土丰饶，人民和乐。
④ 乔答摩，或译作瞿昙。
⑤ 见图22。
⑥ 或译为大爱道，系摩耶夫人最小的妹妹。阇，dū。
⑦ 或译为毘奢婆蜜多罗、选友。

身,不过,岁月流逝,身体日益衰残,变成老人。世上每个人都无法避免衰老"。太子听后,顿生懊恼,即回车还宫。又一日,太子游南门,看见一人,骨瘦如柴,腹大如鼓,坐在路边痛苦地呻吟。他又问:"这是什么人?"随从说:"这是病人,世界上所有的人都会生病的。"太子听后更加郁郁不乐。又一日,太子游于西门,路上遇见一具尸体。太子一见,即心怀惨恻,便问:"这是什么?"随从说:"这是人死后的尸骨,所有的人都会死亡。"太子暗想:世间的一切,最终会归于无常①。我将来也必定会死的,但我还未能超越死亡。太子心中更加悲悼不已。后来,他游经北门,迎面遇上一个出家修道者:此人身着法服,手执锡杖,步态安详而从容。太子即弃车问讯。有人告诉太子,他是修道的,修道可以灭除世间生、老、病、死的忧苦,到达解脱的彼岸②。太子听了,顿生欢喜。此即"四门游观"之典故。

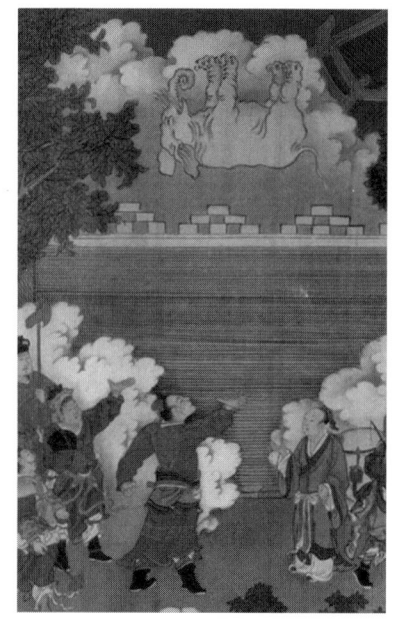

图4　太子掷大象

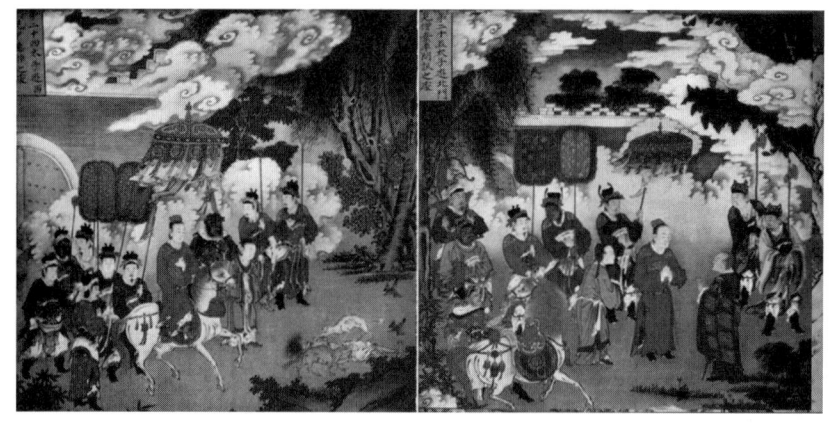

图5　太游西门见死人(左),游北门见修道人(右)

当太子17岁时,便娶邻国公主耶输陀罗为妻。新婚的妻子"颜容端正,聪明智慧,贤才过人,礼仪备举"。尽管如此,太子并不开心,亦不喜宫廷之乐。他体悟到世间无常的痛苦,常常独自沉思,追求解脱生老病死的大道。于是,就向父王提出出家修道的想法。父王期望太子继承王位,便想方设法让他打消出家的念头,还为他兴建了新的王宫。但太子决心已定,便在某个深夜,趁宫人酣睡时,唤来车匿(车夫),骑

---

① 常,常常、永恒之意。无常,就不是永恒的,会变、会死亡。
② 有生有死,还有老病等诸多痛苦,这是此世间的状况,佛教称其为此岸。了脱生死的永恒快乐的境界,佛教称其为"彼岸"。

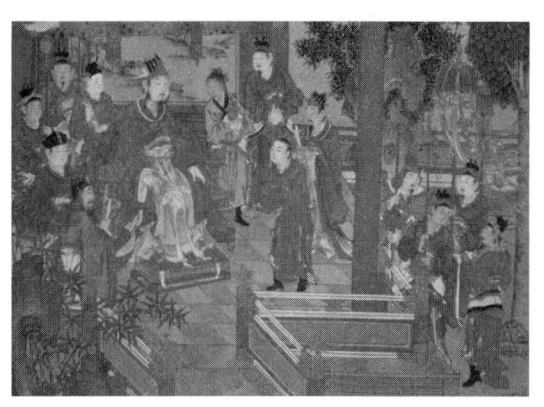

图 6　太子诣父求出家

马逾城而出。出城后,即发大誓愿:"我出家修道,如果不修成正果,不断除生老病死、忧悲苦恼,终不还宫。"

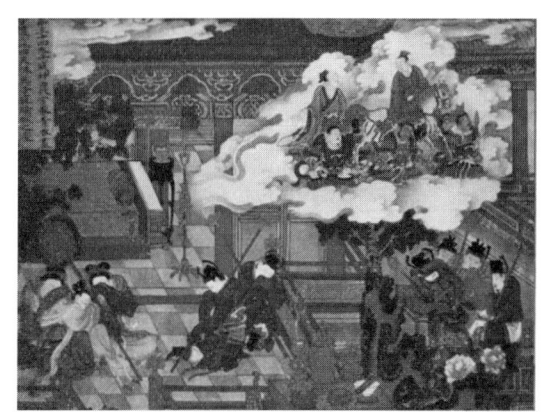

图 7　太子夜半逾城

在樵夫的指引下,太子首先行至雪山中。后行至苦行林,即解下宫服与珠宝,交与车匿,并劝车匿回去。"车匿闻此语已,悲号啼泣"。车匿回到王宫,向净饭王具实禀告。净饭王很伤心、很无奈,暗中派五位大臣①追随、保护他。

太子在山林中清静幽闲之处,自行削下头发。此时,即有天人手捧金盘,接住削下的头发,太子即开始修行。"日食一麻一麦②",苦修六年。身体日渐消瘦,却无法得道。他认为苦行无益,便放弃苦行,入尼连禅河③沐浴。后欲上岸,却疲乏无力。遇天人压低树枝,攀枝而上。林边有两个牧女见此情景为他呈上乳糜,太子受食后,体力充足。

---

① 五大臣:乔陈如、阿鞞、跋堤、十力迦叶、摩诃男。亦有异说。
② 可解释为:一天只吃一粒麻一粒麦,或者:一天只吃一种麻,一天只吃一种麦。
③ 尼连禅河,又作希连禅河,系恒河之支流。

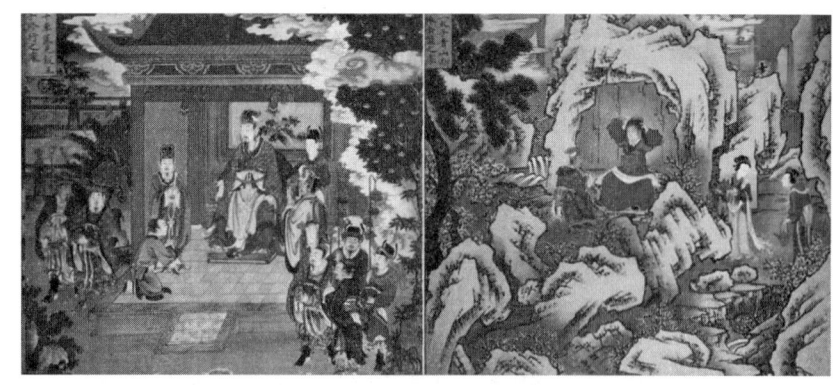

图 8　车匿回禀净饭王（左），太子削发（右）

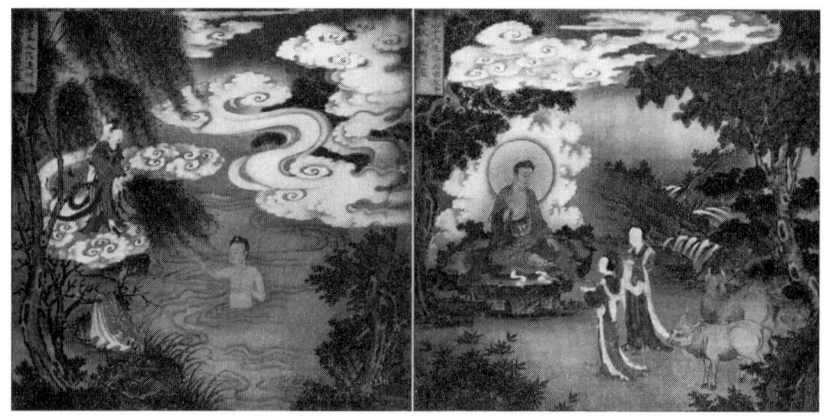

图 9　天人压低树枝（左），牧女供糜（右）

　　太子来到一棵毕钵罗树（菩提树）① 下，即有长者献上吉祥软草。太子安放草座，盘坐其上，并立下誓愿："不成正觉，不起此座"（若不证得佛果，就死在树下）。于是，便入甚深禅定，"魔②闻之，即来相扰"。但太子寂然不动③，如此经七日七夜。在腊月初八④晨星出现时，太子睹明星而悟道，证得佛果，号"释迦牟尼佛"⑤。

　　太子成佛后，两牧女随即皈依他，成为在家佛教居士。后来佛来到鹿野苑，为父

---

　　① 毕钵罗树（Ficus religiosa L.），榕族榕属乔木，主产于热带。后因释迦牟尼在此树下证得正觉（菩提），故亦称菩提树。
　　② "魔"是梵语魔罗的略称。一切扰乱身心、障碍修行的事物，均可称为"魔"或"魔障"。
　　③ 俗语"见怪不怪，其怪自败"。
　　④ 据《佛说灌洗佛形像经》，为四月初八。
　　⑤ 释迦为其种族名，有"能仁"之意；牟尼含有"寂静"之意。佛，为梵文"佛陀耶"或"佛陀"的简称，意为觉者、圣人。觉者就是圣人，因为只有圣人才能先知先觉。"释迦牟尼佛"的字面含义，就是释迦族出身的圣者、真理觉悟者。后世更称其为"圣中圣、天中天"。除"佛"外，还有世尊、如来、应供、等正觉、明行足、善逝、世间解、无上士、调御丈夫、天人师等称号。当然，这些称号各有其侧重点。站在禅宗（3.5 节）的角度，如果彻悟自性，连"佛"字亦了不可得。

王派来的五大臣说"四圣谛"① 等佛法。五大臣接受佛的教化,出家为僧,此为僧人之始,亦是释迦佛说法②、传教的开始,史称"鹿野苑说法"。

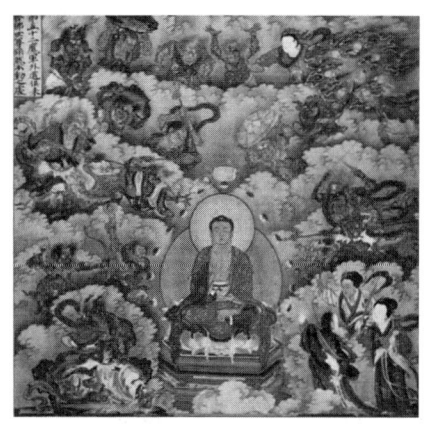

图10 降伏魔怨

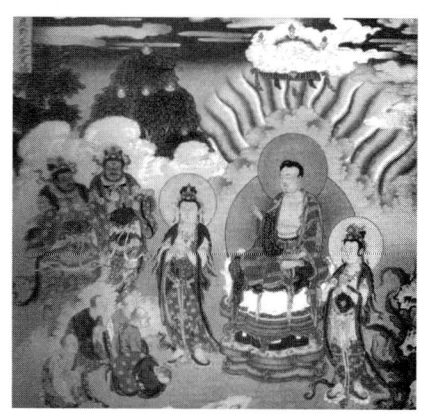

图11 鹿野苑说法

之后,释迦佛回到迦毗罗卫国,为其父净饭王说法。在此后的半个世纪里,佛就在恒河两岸广传佛法,随缘教化众生,经常跟随他的固定学生有1250多人,所以,佛经上常有"一千二百五十余俱"的描述——临时的学生自然更多。尽管如此,但他的生活非常俭朴。全部个人财产,就是"三衣一钵③"。每天"日中一食,树下一宿④"。——所以,佛对物质的要求降低到最低点,却对人类文明贡献极大——这样经历半个世纪的风吹雨淋,佛陀的身体日渐衰老。79岁时,在拘尸罗那的双树林间,示现涅槃⑤。

将涅槃时,他母亲在忉利天,即有预感,便从天宫下来。此时,佛已入金棺,为报母恩,复从金棺中出来,为母说报恩法后,又回到金棺中。最后,金棺自焚,得舍利⑥无数。这些舍利被保存、供养在一个塔内。后来,印度八个诸侯国的国王,聚议将其分发到各诸侯国。公元二三世纪,印度名王阿育王⑦又将这些舍利,分派到印度以外的地区建塔供养,所以,中国就有很多舍利塔。

---

① 苦、集、灭、道,合称为"四圣谛",详见2.2.1节。
② 法,指佛法、真理。说法,是指宣说佛教的真理,或作传教、"转法轮"。类似于世俗的教学。
③ 衣,指僧衣(即袈裟)。袈裟分成大、中、小三种,故称为三衣。钵,饮食用的饭钵。
④ 每天在太阳正中时吃一餐饭,晚上则在树下睡一觉,连房子都没有。
⑤ 涅槃,系梵文音译,又称般涅槃、般泥洹,意译为寂灭、圆寂、灭度等。此外,还有许多异称,大略分否定式和肯定式两类,否定式有无为、无漏、无病、无变、离垢等;肯定式有寂静、彼岸、安稳、解脱、清凉等。被认为是不生不灭、超离生死苦恼、永恒安乐的精神境界,《大涅槃经》说涅槃具有常、恒、安、清凉、不老、不死、无垢、快乐八味,也可以简称为"常"(永恒)、"乐"(快乐)、"我"(真我、主宰、自在、实有)、"净"(清凉、清解)四德。为佛教全部修行所达到的最高目标。
⑥ 舍利,亦译作"设利罗"。是指佛或者高僧,火化之后剩下的坚固物。佛舍利呈五色,坚固不坏,且能变化。此外,精勤修学戒定慧,亦可以感得舍利。《金陵梵刹志》记载,三国孙吴时,西域高僧康僧会于密瓶中感得舍利,即是一例。
⑦ 阿育王(约公元前273-前232年在位),统一印度全境,建立孔雀王朝,其年代略早于秦始皇。

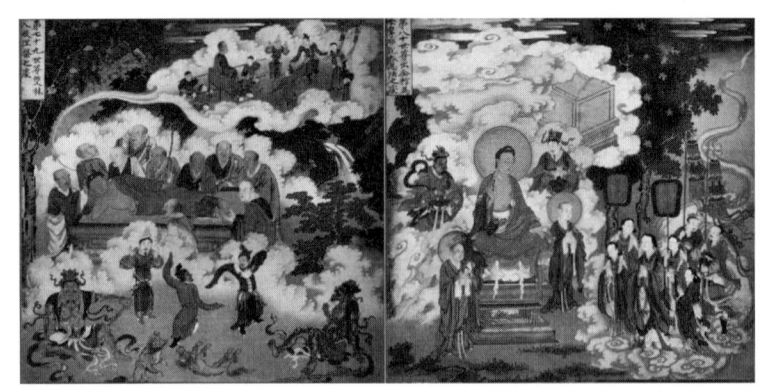

图 12　示现涅槃（左），为母说法（右）

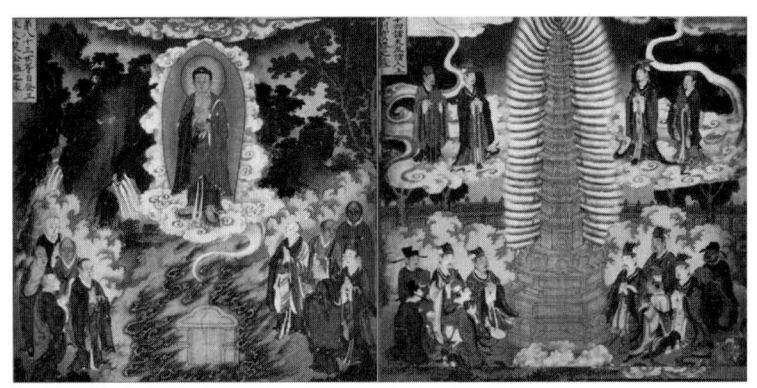

图 13　金棺自焚（左），建塔供舍利（右）

释迦牟尼的生平虽然看似玄妙，但其遗迹却有据可考。比如，迦毗罗卫国，经考证在东经 83°08″，北纬 20°37″，此地现属于尼泊尔。再如，释迦牟尼佛的出生地蓝毗尼园 Lumpinī，在尼泊尔加德满都西南约 300 公里处。释迦牟尼成道处菩提伽耶，位于现印度比哈尔邦伽耶市郊。初次说法的地点鹿野苑，位于印度北方邦瓦拉那西（Vārānasī）以北约 10 公里处。涅槃地拘尸罗那，即现在印度北方邦哥达拉克浦县凯西以北约 2.5 公里的摩达孔瓦尔镇。这些遗迹现在已成为印度和尼泊尔的旅游景点。值得一提的是，我国在蓝毗尼园兴建了中华寺。

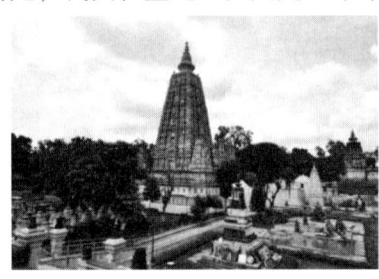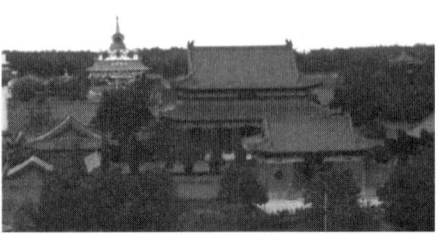

图 14　菩提迦耶（左），蓝毗尼园中华寺（右）

1.3 八相成道与真俗二谛

释迦牟尼的一生，实际上可分成八个主要阶段：舍兜率—入胎—出胎—出家—降魔—成道—说法—涅槃。佛教认为，所有的佛如果要在人间成佛，都必须经历这八个阶段，即"八相成道"。不过，不同的书对于八相成道的说法，略有不同。八相成道看似一个抽象的概念，但是释迦牟尼在我们这个世界成佛的足迹，却有据可考。如何理解二者的关系？这就涉及到真谛和俗谛。

所谓真谛，就是指真实的道理，或者圣人的道理，所以也叫圣谛。所谓俗谛，就是世俗的道理、世俗的逻辑，也叫作世谛。真俗二谛看似不同，实则密不可分。恰如手心和手背：手心和手背共存于一体，无法分开，这叫作"二而一"；虽然是二而一的关系，但同时又不妨碍把它分成手心、手背两面，称为"一而二"。尽管如此，没有真谛就没有俗谛，俗谛是真谛的具体表现。真谛玄妙，难以被世人接受，却可以通过形式多样的俗谛表达出来。比如，"说法"是八相成道中的一相，但不同国家和民族，对它的理解及表现形式就不一样。中国的绘画体现中国的审美观（图11），印度绘画呈现出印度风格（图15左），泰国绘画则为泰式风格（图15右）。虽然其表现形式、艺术风格不同，但反映的本质内容是一样的。所以，俗谛是圣谛的具体表现形式，可以多样化，以适用于各色人等。

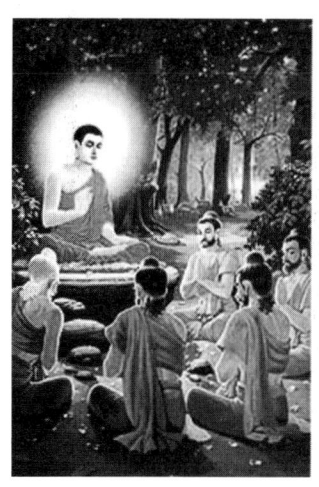
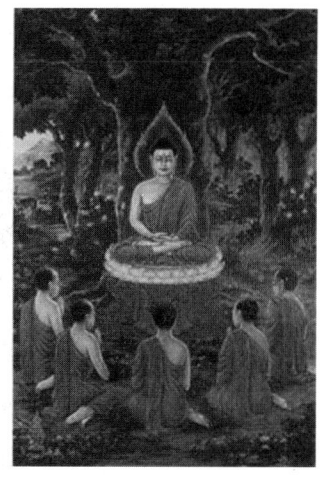

图15　鹿野苑说法：左为印度绘画；右为泰国绘画

反过来，世俗的人不借助俗谛，很难直接领悟真谛。这很像我们常用的电脑软件。电脑软件功能齐全，且功能之间毫无冲突，之所以这样，是因为软件的代码、源程序设计得很完美。这些代码、源程序就相当于真谛，只有程序员才看得懂，一般人看不懂。但是没有专业的代码、源程序，就肯定没有功能齐全的软件界面。软件界面，在不同的国家，以不同的语言展现出来，方便大众使用，这相当于俗谛。显然，俗谛可以多样化，但真谛是相同的、不变的。

1.4 佛教在印度的发展（印度佛教史）

佛教在印度产生后，大致经历了五个发展阶段。

第一，原始佛教时期。这时期包括佛世①及佛涅槃后 100 年间，其特点是：诸法一味，内部团结。所谓诸法一味，就是大家对佛教教义和戒律的理解没有分歧，等同一味，所以，僧团内部也就团结一致。在佛的僧团中，出现了十个最杰出的弟子，他们是：迦叶，号称头陀第一②；目犍连，号称神通第一③；富楼那，号称说法第一④；须菩提，号称解空第一⑤；舍利弗，号称智慧第一⑥；罗睺罗，号称密行第一⑦；阿难，号称多闻第一⑧；优婆离，号称持戒第一⑨；阿尼律陀，号称天眼第一⑩；迦旃延，号称议论第一⑪。他们被称为"佛的十大弟子"。

其中，迦叶和阿难最为人熟知。迦叶，居十大弟子之首，因最喜头陀之行，深受佛陀的信赖，佛曾分半座予他，但迦叶不敢接受。佛灭度后，迦叶便成为教团首领，发起"七叶窟结集"⑫，他也是印度禅宗初祖。阿难系佛之堂弟，佛在菩提树下成道时，阿难才出生，比佛年轻约三十岁。也正因为如此，他是佛晚年的侍者，经常跟随佛身边听法（佛早年的说法，阿难没有听到，后来佛为阿难复述了一遍），所以，号称多闻第一。后来结集经典时，阿难一字不漏地复述了佛对他说过的话，所以，佛经以"如是我闻"开头。此处"我"就是指阿难。"如是我闻"的意思是：我听佛是这样说的。所以，迦叶和阿难的塑像，经常列于释迦佛像两侧。

第二，部派佛教时期。时间跨度从佛灭度 100 年始，至佛灭度 500 年止。这时期，由于距离佛灭度时间较长，僧团内部对教义和戒律的理解出现分歧。首先分裂为大众部和上座部两大部派⑬，这两大部派又继续分裂成 20 多个部派。所以，称这一时期为部派佛教时期。此时，印度有两个名王对佛教贡献很大。一个是阿育王，他经过无数次征战，最终统一印度全境，晚年大力弘扬佛教，同时向斯里兰卡、东南亚等地传播佛教，使佛

---

① 佛世，释迦牟尼佛在世的年代。
② 迦叶，音 jiāshè。头陀，行苦行。头陀第一，意即苦行功夫最好。
③ 神通第一，意即神通道力最高。犍，音 jiān。
④ 说法第一，即最善于说法。
⑤ 解空第一，最善于解说"空"的含义。
⑥ 智慧第一，最有智慧。
⑦ 睺，音 hóu。罗睺罗，释迦牟尼的儿子。密行第一，即最善于修密法。
⑧ 多闻第一，听佛说法听得最多，记得最牢。
⑨ 持戒第一，在遵守戒律方面，做得最好。
⑩ 天眼第一，天眼功能最高，看得最远。
⑪ 议论第一，最善于议论佛理。旃，音 zhān。
⑫ 详见 4.1 节。
⑬ 部派，相当于中国佛教的"宗派"，或希腊哲学的"学派"。

教成为世界性宗教。为感恩阿育王对佛教的贡献，全世界很多佛教建筑以"阿育王"命名，如阿育王柱、宁波阿育王寺、南京大报恩寺的阿育王塔。约300年后，另一个印度名王迦腻色迦王①，也大力弘扬佛教，促成第四次佛经结集和犍陀罗佛教艺术的繁荣。

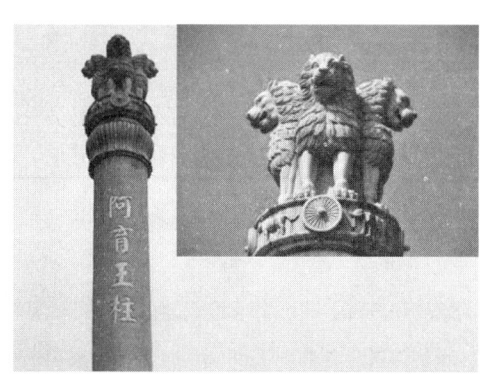

图16　阿育王柱的柱身及柱头（内图）

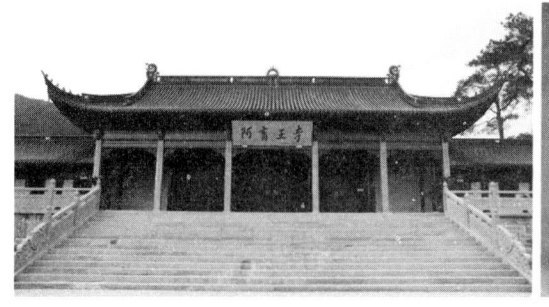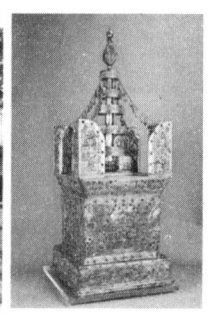

图17　宁波阿育王寺（左）与南京大报恩寺阿育王塔（右）

第三，大乘佛教时期。时间大致在佛灭度500年到公元5世纪之间，又可分成两个阶段：中观派阶段和瑜伽行派（法相唯识学）阶段。中观派盛行于公元2—3世纪，代表人物是龙树及其弟子迦那提婆②。龙树（或译作龙猛、龙胜）是印度佛教史上著名的论师，大约公元2世纪（或3世纪）出生在南天竺，存世150岁，相传为证得初地果位的菩萨，故亦称龙树菩萨。龙树颇多传奇，著作极丰，有"千部论主"之称，以《中（观）论》《大智度论》最著名。中观派的体系，后来由鸠摩罗什③介绍到我国（汉地），对中国佛教产生了极其深远的影响。因此，龙树也被中国佛教尊为"八宗共祖"。瑜伽行派的法相唯识学兴起于公元4—5世纪，其代表是无著、世亲两兄弟④，后

---

① 迦腻色迦王（约公元2世纪），古印度贵霜王朝第三代国王。
② 迦那提婆，略称提婆，亦称提婆菩萨。迦那，是独眼之意，相传提婆应天人之请而供养一眼，故成独眼。当他得知南天竺各国王归依外道，发大勇猛心，前往游化，以无碍辩才，破折外道，使皈投佛教。一外道弟子，嫉恨至极，持刀杀害提婆。提婆怜悯此外道之愚蠢，劝其尽快逃离，同时，劝自己的弟子不要追杀，后溘然而逝。
③ 鸠摩罗什（344—413），详见6.6节。
④ 无著、世亲兄弟，公元5世纪，出生于北印度犍驮罗国，二人均为印度瑜伽行派之祖。

来由玄奘介绍到我国（汉地）。

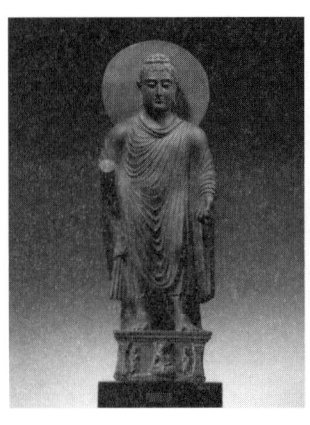 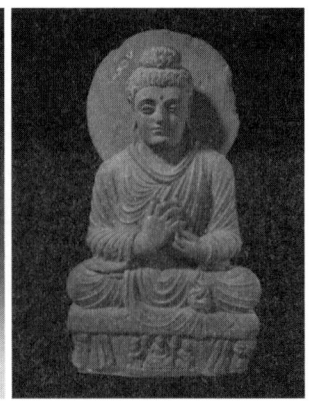

图18　立式犍陀罗佛像（左）和坐式犍陀罗佛像（右）

第四，密教时期。公元7—13世纪期间，印度佛教以密教①为主流，故称密教时期。在此期间，密教亦于唐玄宗时代（712—756）传到汉地；莲花生②和阿底峡③等，一前一后，把密教传播到了西藏，演变成藏传佛教（藏密）。密教后期，僧团内部纷争不已，日益衰微。

第五，灭没时期。时间大约在13世纪前后。实际上，从11世纪起，新兴的伊斯兰教势力不断入侵印度，毁坏佛教。至13世纪初，摧毁当时的印度最高学府那烂陀寺和超戒（岩）寺。至此，佛教在印度消亡，其时正值我国南宋宁宗年代。

值得一提的是，佛教在印度消亡之后，近代以来又有复兴的迹象。如印度在亚洲多国支持下，开始重建那烂陀寺。2014年，那烂陀大学在时隔800年后复课，首批15名学生进入这所古老学府深造。这从一个很小的侧面印证了佛教的复兴。

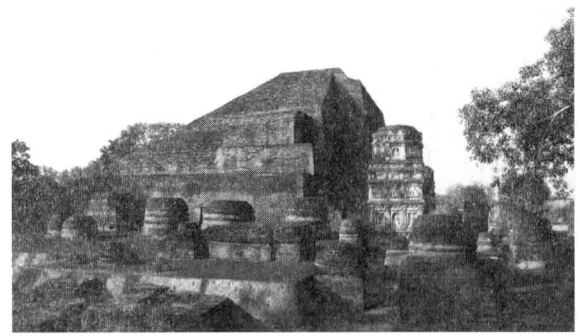

图19　那烂陀寺遗址

---

① 密教，详见3.8节。
② 莲花生，亦称乌金大师，公元8世纪生于乌苌国（今巴基斯坦境内），密教高僧，750年到西藏弘法。
③ 阿底峡（982—1054），东孟加拉人，密教高僧，1042年到西藏阿里地区弘法。

第二章 佛家基本思想

俗云：佛法无边。是说佛家思想像大海一样，深广无边。正因为这样，很难在有限的篇幅内，对其进行扼要而又全面的介绍。为方便计，本书大致依释迦牟尼佛说法的五个时期——即所谓的"五时说法"，略加概述。

2.1 五时说法

释迦牟尼佛一生说法49年，就其说法的形式和内容而言，又可分为五个时期：华严时（21天）、阿含时（12年）、方等时（8年）、般若（bō rě）时（22年）、涅槃时（8年），此即"五时说法"。五时说法，旨在顺应不同根性①的众生，使之契入佛理。

2.1.1 华严时

五时说法的第一个时期是华严时。华，系"花"的通假字；严，即庄严、严饰之意。华严，比喻佛的法身本体，像花一样万德庄严。华严时是佛在菩提树下成道后，未离座即于甚深禅定中，为诸大菩萨②所说的法。诸大菩萨境界高深，佛说法的时候不必借用语言，而是在内心直接显示其绝对、圆融、重重无尽的境界。这种境界非常高深玄妙，好像太阳初升，只照高山而照不到平地，所以小根性的凡夫很难理解和接受。华严时的典型代表是《华严经》，全称《大方广佛华严经》。

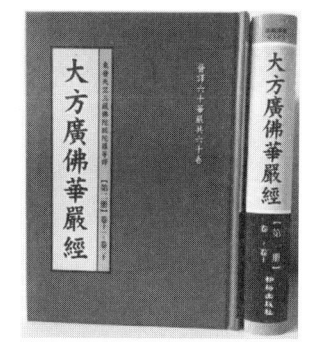
图20　大方广佛华严经

2.1.2 阿含时

由于小根性凡夫难以领悟佛的华严境界，所以，佛亲自到鹿野苑，深入浅出地说法，历时12年，此即阿含时（或称鹿野苑时）。阿含，有三种解释：法归、无比法、传。所谓"法归"，指所有法的归宗；"无比"，即无与伦比、最高的；"传"，有传记、如实地

---

① 根性，通俗地说，是指众生所能接受佛说法的素质、基础能力。根是能力之意。性是习性、性分、性质之意。亦作"根机"。
② 菩萨，菩提萨埵之略称，意为追求大觉并能令众生觉悟的人。如果将佛看成一个老师的话，菩萨就是最优秀的学生。

述说、记录之意。阿含时主要对小根性的凡夫，谈四谛、缘起论、十二因缘、八正道、五蕴、因果报应、六道轮回等教理①，这些教理在我国及东南亚诸国广为流行。其代表经典是"四阿含"：《增一阿含经》《长阿含经》《中阿念经》《杂阿含经》。

2.1.3　方等时

方，是方便、方正、广大的意思；等，是平等、等持的意思。所谓方等，比喻佛所说的众多法门②，都是方便的、平等的。佛之所以说法，之所以说不同的法门，是为了解除众生的烦恼，由于众生的烦恼与根性各不相同，所以佛说的法门也不相同。譬如医生针对不同的病人、不同的病情，所开的药方也不相同。但药方之间，没有好与坏的区别——只要药能把病治好，则为好药。所以，法法平等，无有高下，法无定法。方等时的典型代表是《维摩诘经》《楞严经》《解深密经》《圆觉经》。

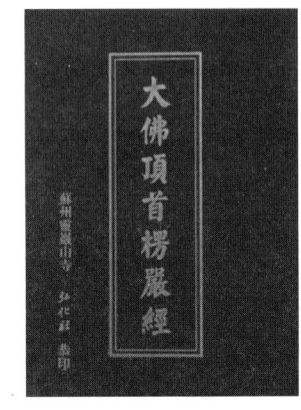

图21　楞严经

2.1.4　般若时

般若，指了脱生死的大智慧。佛讲般若22年，最后集结成600卷《大般若经》。佛在阿含时和方等时，说各种各样的教义和法门之后，担心凡夫过于执着这些教义和法门，障碍般若之本性，所以，佛在般若时又不断地否定、否定、再否定，不立一法。当众生对自我的执着、对佛法的执着，都荡除尽净的时候，自性即现前，就是般若。简言之，般若时的主旨是一切法、无所有、毕竟空、不可得。般若时的代表经典是《金刚经》《心经》。

2.1.5　涅槃时

最后7年，佛即将入涅槃，所以，不讲权宜之法，只讲绝对真实之法。开权显实③，意为把权宜之计打开，显露真实；汇三乘④，归于一佛乘。这时的说法，极其圆融，被认为极圆教，代表经典是《妙法莲华经》《大般涅槃经》《佛遗教经》。

2.2　阿含时要义

在佛的五时说法中，阿含时是用语言进行说法的，故称之为"言教"。阿含时的说法（言教），是整个佛教的理论基础，主要内容如下。

2.2.1　四圣谛

阿含时的第一个理论是四圣谛⑤。四圣谛就是四个圣人说的真理（真谛），包括苦、

---

① 这些教理会在下节做简要介绍。
② 法门，修行者入道修学的门径、方法。
③ "权"跟"实"是相对的。权，指方便、暂时的。实，指真实的、究竟的。
④ 三乘，就是指声闻、缘觉、菩萨。详见2.2.6节。
⑤ 基于不同层次的人，四圣谛有不同的含义。本书仅介绍最浅显者。

集、灭、道。苦谛，是指我们凡夫的一生，无一例外地都要经历生、老、病、死四种苦。这是真实不虚的，故名苦谛。要说明的是，可能有些人不认同这种观点，认为人生也有很多快乐。比如音乐带给我们美妙、愉快的感受，这就是快乐，所以，他认为人生也是快乐的，不是苦的。这种观点似是而非——道理很简单：如果同样的音乐听上百遍千遍，人就会感到很厌烦，所以，音乐的美妙和快乐是短暂的、虚假的，只有痛苦才是真实的。再如，假设世上真有一个这样的人，一生非常幸福美满：财富、美貌、荣誉、地位、爱情样样如意——当然，这种人现实中并不存在——当他面临死亡时，就非常痛苦，因为这一切都无法带走，所以，痛苦才是真实的。痛苦（尤其是生死之痛）从何而来？通俗地讲，是由人的迷惑①，以及因迷惑而造的业②，感招聚集而得，这也是真实不虚的，故称之为集谛。如果能断除迷惑（或者欲爱、烦恼、无明等），最终便能灭尽诸苦，得到永恒的涅槃之乐，这种快乐也是真实不虚的，故称为灭谛。当然，要灭除种种烦恼，得到涅槃之乐，须依据正确的修行方法，形象地说，就是走上通往解脱的正确道路，故称为道谛。

2.2.2 缘起论

佛教用"缘起论"解释世界的本质。缘，是指条件、因素；起，就是生起。缘起论指，世上的万事万物，都是各种条件、因素，凑合而生起、形成的。世上没有永恒不变的、绝对独存的东西。比如人的拳头，看似很威猛，可以击碎他物，但是，拳头是五个手指头临时捏到一起形成的；如果五个手指张开，其实里面根本没有"拳头"这个实体，所以，拳头是缘起的。再如，我们人的身体也是缘起的：它是由循环系统、呼吸系统、泌尿系统、神经系统、生殖系统等八大系统组成，如果把这些系统分开，身体也就不存在。——正为这样，我们的身体迟早有一天会消散。

实际上，万事万物都是缘起的，所以当我们说"有"某个东西，实际上这种"有"是假有，是暂时的、虚假的；因为假有，所以其本性是空的，称之为性空，简言之，就是"缘起性空"。反过来，因为性空，所以，又可以缘起，佛教称为"性空缘起"。缘起性空与性空缘起，一体两面，密不可分。以房子为喻，房子是砖、瓦、木料、玻璃等凑合到一起的，房子是缘起的假有，所以，房子迟早会倒塌：缘起性空；房子倒塌之后，在其平地上，又可以再建一幢新房子：性空缘起。

2.2.3 凡夫身心之分析

用缘起论来分析人的身心状况，就有六根、六尘、十二处、十八界、五蕴、三毒等。

六根与六尘 人用眼睛看外面的世界。眼睛以及相关的神经，构成视觉系统，佛教称之为眼根③。除眼根外，还有耳根、鼻根、舌根、身根、意根，统称为六根。眼根

---

① 《华严经》："谬于事理，称为迷；不明事理，称为惑"，包括的范围很广。
② 通俗地说，业相当于一切思想行为。好思想、好行为称善业；坏思想、坏行为为恶业。
③ 根，有能生之意。

（视觉系统）感知的对象，仅是外界的颜色、形状、大小、运动，这些称之色尘①。同样地，耳听声音，声音则是声尘。此外，还是香②、味③、触④、法⑤等，则分别构成鼻根、舌根、身根、意根的感知对象，也属于尘，所以，色、声、香、味、触、法总称为六尘。

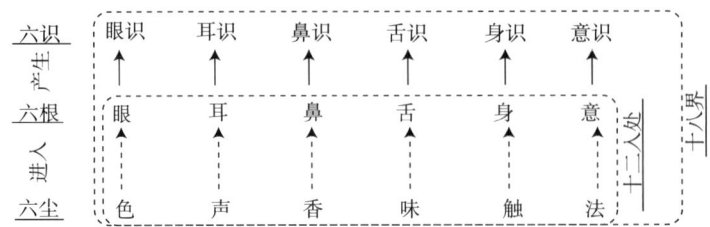

十二处与十八界 身体的六根感受外界的六尘。形象地说，相当于六尘进入了六根，并以六根为住处，称之为入处。六根（眼、耳、鼻、舌、身、意），加上六尘（色、声、香、味、触、法），总称为十二入处，或简称为十二处。六根接触六尘，即产生感知，称之为识。比如说，一个人置于白雪皑皑的旷野，睁眼一看，即产生"白色"的感知，这就是眼识。同样地，还有耳识、鼻识、舌识、身识、意识，这些称为六识。六根（眼、耳、鼻、舌、身、意）、六尘（色、声、香、味、触、法）、六识（眼识、耳识、鼻识、舌识、身识、意识），总共有十八种，合称为十八界。"界"，有界别、分开之意。比如说，在白雪皑皑的旷野，眼睛只能感知白的颜色，不能感知旷野中的声音，它们彼此是分开的。又如一块完整的玻璃，在上面画上墨线作为界线，便将它分割成了十八小块。实际上，十八界总结了人的身心，及身心所能感受到的一切外境。

五蕴⑥ 蕴，是积聚的意思，五蕴包括色、受、想、行、识。

第一个色蕴，此处"色"是指宇宙间的一切物质现象。太阳月亮、动物植物、花草楼房、分子原子电子、固体液体气体等等，都归于"色"。但这些物质现象（色），都是积聚而成的，故称"色蕴"。以白云为例，在地面上看，天上是飘着"有"一片云，有人甚至把它想象成一只狗、一头羊、一匹狼什么的，坐过飞机的人都有这种体会：当飞机从"白云"飞过时，其实，并没有云，只是水汽聚集而已。不仅白云是"蕴"，光彩照人、炙手可热的黄金也是"蕴"。从化学角度分析，黄金实际上是原子通过金属键，连接在一起的；而金属键其实是电子云的重叠，依然是聚集而成的，所以它也是虚妄的、缘起的。如果把黄金加热一定温度，就变成了液体，进一步变成气

---

① 尘，有蒙蔽、沾染之意。色，此处指视觉能感知的颜色、大小、形状、运动。
② 香，指嗅觉能闻到的气味，不一定是香的。臭的气味，也属于"香"。
③ 味，指舌头能感觉到的酸、咸、辛、苦、麻等味道。
④ 触，指触觉能感认的软、硬、热、冷等。
⑤ 法，指思想、学说等。
⑥ 比如说某处蕴藏煤矿，这里的"蕴"，就是积聚、积累之意。

体——消散。所以，黄金也是积聚而成的假有。甚至于我们的身体也属于"色蕴"，因为身体也是缘起的、聚集的。

在色蕴的基础上，人就会产生感受。比如，某人某天看到了一尊佛像，内心便产生赏心悦目的感受，这就是"受蕴"；回家之后，心里总是惦记着这尊佛像，打算自己也造一尊，这便是"想蕴"；第二天，他便开始雕造佛像，此为造作；因为有造作，所以就有了变化、迁流，这是"行蕴"，所以，"行"有造作、迁流之意。他在不断地造做佛像的过程中，积累了许多经验与知识，称为"识蕴"。由于色蕴是虚妄的假有，而受、想、行、识又是建立在色蕴基础上的，所以，受、想、行、识同样是积聚而成的"蕴"，故称为五蕴。要说明的是，蕴，古时也作"阴"。阴，是阴暗、掩盖之意。五蕴，也称为五阴，因为这些都能掩盖人本有的佛性。

三毒　贪、嗔、痴三种很深的烦恼、迷惑称三毒。贪即是贪婪、贪爱，执着于欲境，不愿舍离；嗔指怨恨、嗔恚、嗔怒。比如，一个人在炎热的夏天待在空调房内，他觉得很舒适，会贪恋这种感受，不愿舍离，此为"贪"。但是突然之间断电，空调关闭，他觉得很不舒服，大发脾气，此为"嗔"。就这件小事，此人既贪又嗔，不得解脱，皆因没有智慧，即为"痴"。所以，贪、嗔、痴，是一切痛苦的根源，故名为"三毒"。痴亦称为"无明"，人因为一念无明（一个愚痴的念头），便落入十二因缘的链条中，流转不已，不得解脱。

2.2.4　生命流转的链条：十二因缘

十二因缘指："无明"缘"行"；"行"缘"识"；"识"缘"名色"；"名色"缘"六入"；"六入"缘"触"；"触"缘"受"；"受"缘"爱"；"爱"缘"取"；"取"缘"有"；"有"缘"生"；"生"缘"老死"。缘，大致相当于"导致、招致、感得"的意思。

十二因缘阐明凡夫生命流转的因果关系："无明"，指过去世无始之愚痴、烦恼；因为无明，而造作善恶业，此即为"行"；因过去造作的业因，故有现世受胎之一念，此即为"识"；受胎后，在母宫内身心渐发育的原始阶段，称之为"名色"；名色进一步发育，则六根具足，即将出胎，形成"六入"①；出胎后，六种感官接触外境产生触觉，此即"触"；六七岁后，触觉对于外境产生好、恶的感受，称为"受"；十四五岁后，产生种种强盛爱欲（特别性欲），称为"爱"。成人以后，爱欲愈盛，驰驱诸境，求取所欲，称为"取"；在"爱""取"的基础上，身口造作种种业，招来新的果报、业报，此谓之"有"；从而将产生新的一次出生，"生"；既"生"，则肯定会"老"、会"死"，此即"老死"。在这一系列的因果链条中，过去无始，未来无终，故生死轮回，没有止息。

---

① 即六根。

2.2.5 生命居处的变迁：六道轮回

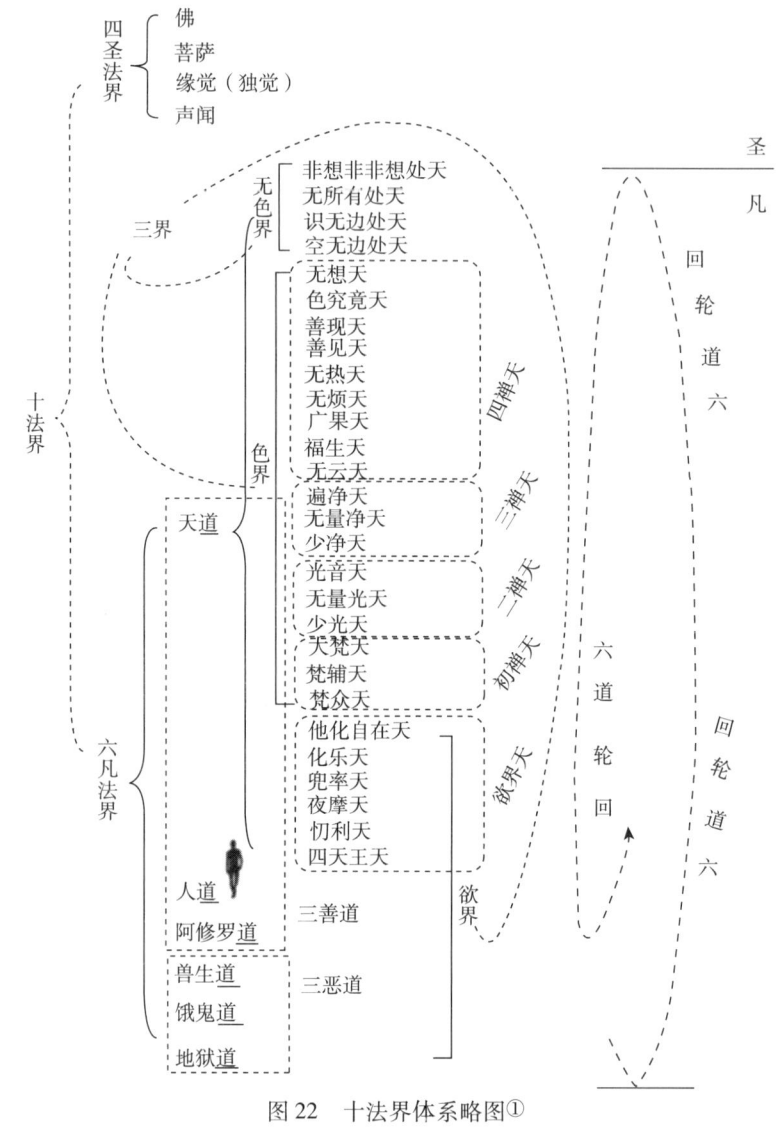

图22　十法界体系略图①

生命在流转的同时，其所居的处所，也不断地发生变迁，这些居处就是所谓的十法界——包括六凡法界和四圣法界。

六凡法界，即天、人、阿修罗②、畜生、饿鬼、地狱③。畜生、饿鬼、地狱称为三恶道，因为这三道非常痛苦，尤其是地狱。天、人、阿修罗，称为三善道，因为这三

---

① 此据《唯识名词白话新解》。兜率天内院之大菩萨，"五不还天"（无烦天、无热天、善见天、善现天、色究竟天）之圣人，均超越六道轮回。
② 简称为修罗或译为阿素洛，似天而非天，因其有天之福而无天之德。又译作无端，因其容貌很丑陋，性好斗，常与帝释战，虽与天道在一个层次，但不是真正的善类，还不如人道。
③ 随佛教传入中国，"地狱"一词为民间所熟知。在梵文中，"地狱"有两种名称：一是"泥梨"，意为"不乐"，没有喜乐；一是"捺洛迦"，意为"苦具"，不得自在。

道相对较好，特别是天道。

天道又分成若干层，离我们人间最近的一层，叫四天王天；再往上依次是忉利天、夜摩天、兜率天、化乐天、他化自在天（图22）。从他化自在天以下，到人、阿修罗、畜生、饿鬼，一直到地狱，统称为"欲界"，因为这些有情①的生命受欲望所左右；②从梵众天开始到无想天，此为色界诸天，不受欲望支使，但还有物质形式的存在，故称为"色界"。最高的四层天，连物质形式都没有，叫"无色界"。欲界、色界、无色界，统称为三界，实际上就是六凡法界。有情的生命就在天、人、阿修罗、畜生、饿鬼、地狱六凡法界内不断轮回，简称为六道轮回。不过，在兜率天内院、无烦天、无热天、善现天、善见天、色究竟天均有超脱轮回的圣人居住。

通过修学，有情就能从六道轮回中解脱，则进入四圣法界。所谓四圣法界，指声闻、缘觉、菩萨、佛。

2.2.6　因果报应

在六道轮回中，依据所做的善业、恶业，上升或下降：心善、行善则上升；心恶、行恶则往下降。这就是常说的因果报应，具体包括四重含义。

第一，善恶业因，必生同类果报。从性质上区分，业只有两种：善和恶。善业必定感得善的果报，就好像在河流的上游倒清水，河会越来越清一样；恶业必定感得恶的果报，就好像在河上游倒污水，河会越来越污浊一样。显然，这是从性质上区分的，简言之，善有善报，恶有恶报。

第二，果依众缘，报通三世。虽然善业必定会得到善的果报，恶业必定会得到恶的果报，但报应的实现，迟早不定，因为还需要条件具足，所以说，果依众缘。比如说，春天种的水稻，到了夏天，就具备了成熟的条件，所以，夏天就可以收割；如果春天种水果树，当年的夏天，不可能有收成，因为水果往往需要数年才能长成，也就是说，要数年才具备成熟的条件——如果某年虫灾，果树长势不好，则还要等数年才有收成。所以，要等到所有条件都具足了，报应才能出现，这跟前面的缘起观是一致的。站在时间这个维度上讲，生命是无穷无尽的，有前世、今世、后世，这就是所谓的"三世"。三世犹如数学中的数轴，数轴原点是零（今世），原点之前是负数（前世），原点之后是正数（后世）。原点之前的负数是无穷的，所以，所谓的"前世"不只一世，前世还有前世，是无穷的；同样，后世还有后世，无穷无尽。③正因为这样，善报或恶报，最终都会实现。这是从报应的时机说的。

---

① 粗略地讲，有情指一切有情识的生命体，相当于"众生"。
② 儒家观点"饮食男女，人之大欲存焉"，见《礼记·礼运》。意为人的两大基本欲望——饮食和男女淫欲，把人左右，所以人属于欲界。
③ 《楞严经》对三世的存在有明确的说明。据该经记载，波斯匿王有一次问佛："人死后，是不是什么都没有了？"佛说："非也。你第一次看到恒河是什么时候？"波斯匿王："我6岁的时候，我的母亲带我去拜天祈福，经过恒河边，那是我第一次看到恒河。"佛又说："那你现在60岁，还能不能看到恒河？"波斯匿王说："现在也能看到恒河。"佛说："你6岁能够看恒河，60岁依然能看到恒河；但是现在的你跟6岁相比，身体、容颜，相差甚远。然而，你现在看这恒河水的'见性'与你6岁时看恒河水的那个'见性'，并没有变化。"由于机体新陈代谢，所以人在60岁时跟6岁的身体是无法相比的。但是'见'这个本性依然没有变，所以人死亡以后，'见性'是永存的，所以不能说人死了以后什么都没有了。这是"皱面观河"典故的来源。此处，"见性"指能"见"的本性、本能。

第三，自作自受，不由他代。简言之，就是责任自负。这跟儒家观点是相通的，《孟子》："天作孽，犹可违；自作孽，不可活。"① 这句话的意思是：发生天灾，人还有机会逃命；自身做的坏事，则无法逃避，也无人能替代，必定要受到惩罚。一个形象的譬喻，便是"父子上山，各自努力"。有一对父子，两人各推着一辆满载重物的车上山，尽管父亲很疼爱儿子，想帮儿子推车，但也不行——因为如果父亲要帮助儿子，他必定要放下手中的车，那么父亲的车就会滚落山下。所以，即使是最亲爱的人，也无法替代其业报。

第四，业由心造，果亦可由心转。人之所以会造成种种业（尤其是恶业），就是由当初一念造成的。譬如，某人偷东西，就是因为当时的一念贪心生起，迷失自性，便造了偷窃的恶业，故业由心造。正因为这样，其果报也可以由心来转变。假如此人静思己过，真诚忏悔，痛改前非，也可以改变原来的恶的果报。所以，果亦可由心转，这与儒家"过而能改，善莫大焉"的观点，大体相通。

最后要说明的是，即便人修善业，也不能从六道轮回中解脱出来，因为善业所感得的果报是生天，天道依然是六道之一，处在轮回中。

2.2.7 解脱道（获得解脱的方法）

佛教认为，要从六道轮回中超脱出来，必须找到正确的方法，这些就是佛说的解脱道（"道谛"）。主要包括三宝、三皈依、戒定慧三学、三十七道品、四圣果等。

三宝与三皈依 佛教把佛、法、僧，看成世间的珍宝，称其为三宝。因为佛、法、僧能引导众生从六道轮回中获得解脱，所以，三宝就成了佛弟子皈依②的对象。——这样，便有了三皈依③：皈依佛、皈依法、皈依僧，三皈依是修学佛法的第一步。

戒定慧三学 戒、定、慧是整个佛教修学的纲领。"戒"的本意是防非止恶。戒有不同的类型，最常见的是五戒：戒杀、戒盗、戒淫、戒妄、戒酒。简言之，就是不能杀害生命，不能偷窃盗取，不能有邪淫邪欲④，不能欺骗作假，不能喝酒放逸。除了五戒之外，出家的比丘⑤有250条戒律，出家的比丘尼⑥有348条戒律。防非止恶是表象，其实质是摄心为戒。比如，某人看到他人的物品很喜欢，想据为己有，但转念一想：这是偷盗行为，不可以这样！这样，便戒除了偷盗行为。所以，守戒的关键是摄心。戒除了恶行，才能清净安宁，息却虑心，才能得"定"。所以，因戒生定。因定又能发慧，因为内心平静，明明了了，不会被外境的假相所迷惑，此称为"慧"。所以，戒、

---

① 孽，指坏事；违，逃避之意；活，也是逃避、逃脱之意。
② 皈，指皈投；依，指依靠。皈依，或称归依。
③ 三皈依（皈依佛、皈依法、皈依僧），不同的典籍解释不尽相同，此不详述。
④ 戒淫，佛教对在家人和出家人的要求是不同的。对在家人而言，只要求戒除邪淫，即不能有非法的男女性行为，但容许合法的夫妻生活。对出家人而言，则要求戒除一切男女性行为。
⑤ 比丘，男性僧人。
⑥ 比丘尼，女性僧人。

定、慧三者循序渐进、密不可分，没有遗漏，故名三无漏学。

三十七道品　道，是"能通"之意；品，为"品类"之意。三十七道品，指佛教中三十七种具体的修学道路、门径，包括四念处、四正勤、四如意足、五根、五力、七觉分、八正道。"四念处"指观身不净、观受是苦、观心无住、观法无我；"四正勤"指已生恶令永断、未生恶令不生、未生善令生、已生善令增长；"四如意足"指欲如意足、精进如意足、心如意足、思唯如意足；"五根"指信根、精进根、念根、定根、慧根；"五力"指信力、精进力、念力、定力、慧力；"七觉分"指择法觉、精进觉、喜觉、轻安觉、念觉、定觉、舍觉；"八正道分"指正见、正思维、正语、正业、正命、正精进、正念、正定。

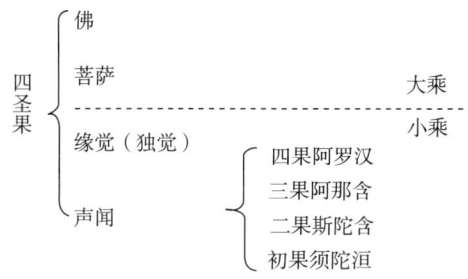

四圣果　通过前面的修学，可以获得解脱，达到圣人的果位。① 其果位又分四种，即声闻、缘觉、菩萨、佛，合称为"四圣果"。所谓"声闻"，就是听闻到佛的言教，并依其言教修学而证得的果位，又分四个等级，由低到高依次为：初果须陀洹、二果斯陀含、三果阿那含、四果阿罗汉。所谓"缘觉"，也叫辟支佛或独觉，是指不经过佛的言教，能够独自悟道、证道而得到的果位②。所谓"菩萨"，即自觉觉他，不仅自己觉悟了，还会帮助他人觉悟，不过做得还不圆满。如果自觉觉他，觉行圆满，就是佛的果位。在这四种果位中，声闻、缘觉通常被认为"小乘"；而菩萨和佛被认为"大乘"。这里"乘"也可以读作 shèng，是车的意思。小乘即小车，比喻只能渡一个人到彼岸；大乘即大车，比喻可以运载很多人到目的地。正因为这样，佛教有时也可分为小乘佛教和大乘佛教。而阿含时的言教，则被认为侧重于小乘。③

不难看出，阿含时的说法，虽然是基础，但指明了人类面临的处境，提出的解决之道和得到的相应果位。用现在的话讲，就是最完备的道德理论体系。

---

① 果位，指修学佛法后所达到的境界。有点像世俗讲的硕士、博士等学位。
② 有点像现在讲的自学成才。
③ 此基于汉传佛教之立场。

第三章　汉传佛教之宗派

佛教在古印度产生后，主要经过三条路线向外传播：第一条是南传，即向南传到斯里兰卡和东南亚诸国。南传始于公元前3世纪，其教义以上座部为主，所以，又称为南传上座部佛教，简称为南传佛教。现主要流行于泰国、缅甸、老挝、斯里兰卡、柬埔寨、越南南部、我国云南傣族地区等地。第二条是北传，即绕开喜马拉雅山，向北经过葱岭①，沿着"丝绸之路"向中国（汉地）传播，所以又称汉传。北传始于公元1世纪，然后，以我国汉地为基础，再向日本、朝鲜半岛，以及越南北部传播。这些都属于北传佛教。第三条藏传，从公元7世纪开始，印度的佛教直接越过喜马拉雅山，传入藏地，演变为藏传佛教。所以，就传播路线，佛教可以分为南传、北传（汉传）、藏传，有时也合称为"三传佛教"。三传佛教之间表面上存在一些差异，但其源头和最终追求的目标是一致的。

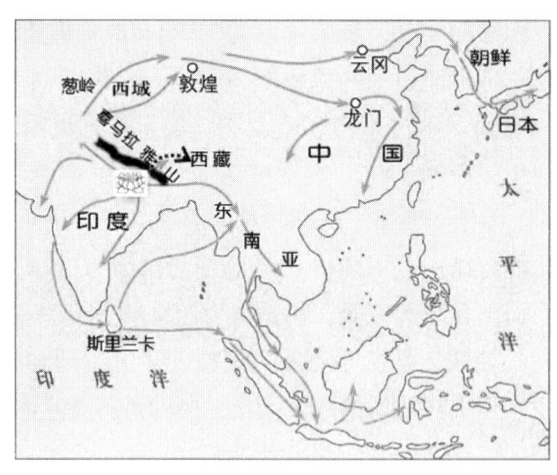

图23　佛教的传播路线图

在三传佛教的基础上，又进一步分化成更多的宗派。其中，汉传佛教进一步分化成八大宗派：法性宗、法相宗、天台宗、华严宗（贤首宗）、禅宗、净土宗、律宗、密宗。合称为"性相台贤禅净律密"。

---

① 今帕米尔高原。

3.1 法性宗

法,指宇宙万有,一切的一切,包括物质现象和精神现象;性,即本性、本体、或者本质。宗,是宗派的意思。所以,法性宗是研究宇宙万有之本性的宗派,简称性宗。又因为该宗依据《中(观)论》《十二门论》《百论》而建立,也叫三论宗。

法性宗的主旨,就是探讨宇宙万有的本性。法性宗认为宇宙万有的本性,是非空非有。我们不妨以图24的月季花为例,略加说明。图24看起来的确是一朵花,而且很漂亮。但是,它真的有一个独立存在的实体吗?没有。这朵花是由五个花瓣和一个花蕊组成的,如果把花瓣和花蕊拆开,其实根本就没有所谓的"花",不存在绝对独存之实体。所以,这朵月季花是缘起的假有,即"非有"。反过来,这所谓的非有,是不是什么都没有的"顽空"①呢?当然不是,因为你看起来还是有一朵花的——只不过是缘起的花、假有的花而已——所以,又不是绝对的空,即"非空"。所以,这朵月季花的本性,就是"非空非有"。非空非有跟前面讲的缘起性空,是同一个意思。因为缘起,所以非空;因为性空,所以非有。要说明的是,缘起与性空,密不可分:缘起的当下就性空,性空的当下就缘起。"非空"跟"非有"密不可分的:"非空"的同时就是"非有","非有"的同时就"非空"。所以,非空非有就是宇宙万有的本性,也称之诸法实相②、法性理体、真如,也称为中道。之所以称为中道,是因为它离了空、有两边,或者说,超越空、有的两个矛盾对立面。

法性宗的基本思想,也可以概括为龙树的"八不"偈③:"不生亦不灭,不常亦不断,不一亦不异,不来亦不出。"其大意是:从来就没有"生起"过,也就没有所谓的"灭亡";正因为这样,所以也就没有"永恒"和"断灭"之区别;没有所谓的"相同",正因为如此,也没有所谓的"不同";没有"来",也没有"去"。

既然宇宙万有的本性是非空非有,那为什么佛经常谈"空"呢?因为,我们凡夫都执着于有,总是贪婪、占有,所以,佛就教我们"空"谛,以对治之。对阿罗汉而言,他们偏执于空,佛就跟他们说"有"谛,以对治之。

这种中道的思想,释迦牟尼佛经常谈及,在早期的《阿含经》中多有记载,后经龙树整理成一个理论体系。其

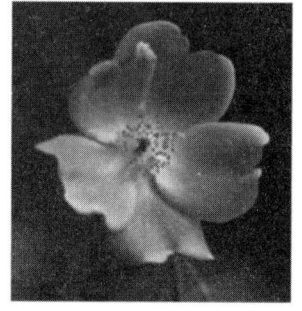

图24 月季花

传承系谱为:龙树→提婆→罗侯罗→青目→须利耶苏摩④→鸠摩罗什→僧肇→僧朗→僧

---

① 冥顽如木石,或空无一物之空。
② 诸法实相,勉强地说,就是"万事万物的真实情况"。
③ 偈,梵语偈陀或伽他,意译为讽颂、重颂,或音义并译为偈颂,通常由固定的字数和音节组成。
④ 须耶利苏摩,古沙车国王子,才学超绝,与其兄共同舍国出家,专弘大乘佛教。

诠（qúan）→法朗→吉藏。其中，鸠摩罗什将其由西域介绍到中国，而吉藏①则是最后的集大成者，也是法性宗实际创立者。此宗建立在隋朝，到唐朝中叶后沉寂，后传至朝鲜半岛、日本。

一般认为，三论宗的祖庭②有三处，即草堂寺、栖霞寺、嘉祥寺。草堂寺位于陕西省户县圭峰山北麓，创建于东晋末年，后秦皇帝姚兴③迎高僧鸠摩罗什居此，"苫（shān）草为堂"，翻译佛经，故名"草堂"。寺内有鸠摩罗什舍利塔，其塔用八色玉石雕刻，俗称"八宝石玉塔"，高2米，建于唐代。此外，还有《定慧禅师传法碑》，碑文是唐朝宰相裴休撰写的。栖霞寺，位于南京栖霞山（古称摄山），483年建，僧朗居此，弘传三宗论，遂成为三论宗祖庭，寺内有《栖霞寺碑》等众多文物。嘉祥寺位于现在浙江省绍兴县三甲乡，秦望山山麓。

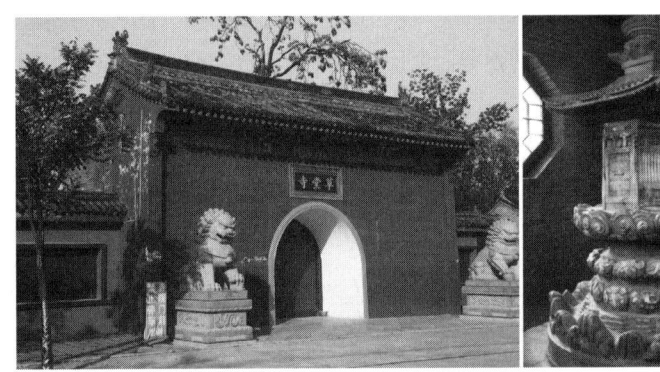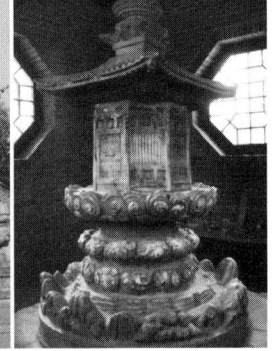

图25　草堂寺（左）和鸠摩罗什舍利塔（右）

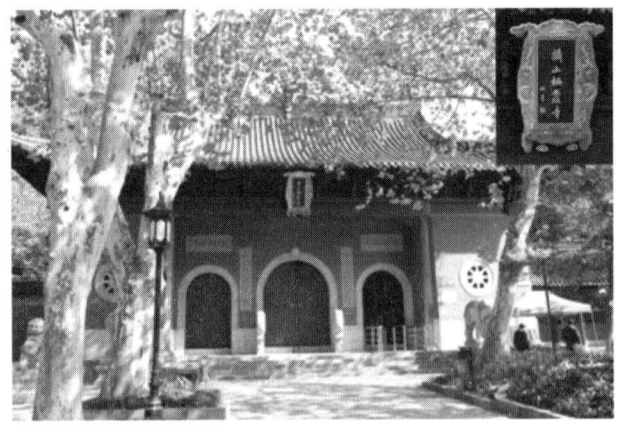

图26　栖霞寺

---

① 吉藏（549—623），本西域人，故又称胡吉藏。其祖先为避世仇移居南海（今广州），真谛为其取名"吉藏"，后迁金陵（今南京）。7岁从法朗出家，后居会稽嘉祥寺，宣讲三论，听众常千余，被尊为"嘉祥大师"，著《中论疏》《十二门疏》《三论玄义》《大乘玄义》《二谛义》等，创立三论宗。

② 祖庭，佛教特指开创各大宗派的祖师（即初祖）所居住、弘法布道的寺院。

③ 后秦（384—417），羌族人姚苌所建，历姚兴、姚泓二主，故又称姚秦，都长安。姚兴（366—416），羌族，394—416年在位。

3.2 法相宗

法相，与法性相对。相，即"相状"之意，浅而论之，相当于人的长相的那个"相"字的含义。所谓法相，就是指宇宙万有的相状、"长相"。如山河大地、花草虫鱼、男女老幼、农村城市、固体液体气体、贪嗔痴……这些都是宇宙万有的"长相"。它们从何而来？探讨其来源、根本的宗派，称为法相宗。又因其用《唯识论》来分析、探讨，所以，又叫法相唯识宗。此外，也称慈恩宗：因为实际创始人窥基①，住在大慈恩寺。

旨在探讨宇宙万有之相的法相宗，其思想体系广博精微，名词术语繁多。简言之，法相宗认为：宇宙现象都由人的第八识（阿赖耶识、含藏识）所变现的，而七识（眼识、耳识、鼻识、舌识、身识、意识、末那识）执着于此，以为实有。因此，宇宙万有的一切现象，就是"唯心所现，唯识所变"。此外，该宗对因明学亦有所发展，法相宗亦有自身的一套修行方法，但仍属于戒、定、慧之修学。

法相唯识宗源于《解深密经》和《瑜伽师地论》。《瑜伽师地论》是弥勒菩萨在兜率天所说，无著上兜率天听法后，记录而得。后无著与其弟世亲，撰写多部论著发挥其义。在印度传承数代，传至那烂陀寺戒贤②。玄奘到印度留学，拜戒贤为师，学习法相唯识学，并将其传到中国。玄奘后来也撰《成唯识论》等著作，其弟子窥基又继续阐扬奥义，建立法相唯识宗。法相唯识宗在成立之初，非常兴旺，被传播到日本、朝鲜半岛。后衰败，现在又有复兴之迹象。

法相唯识宗的祖庭有两处：一是位于西安的大慈恩寺，648 年由唐高宗李治修建，玄奘、窥基居于此寺，从事译经、著书，遂成为法相宗祖庭。大慈恩寺内有大雁塔，塔旁建有玄奘雕像，塔内有唐太宗撰文褚遂良手书的《大唐三藏圣教序》等文物。

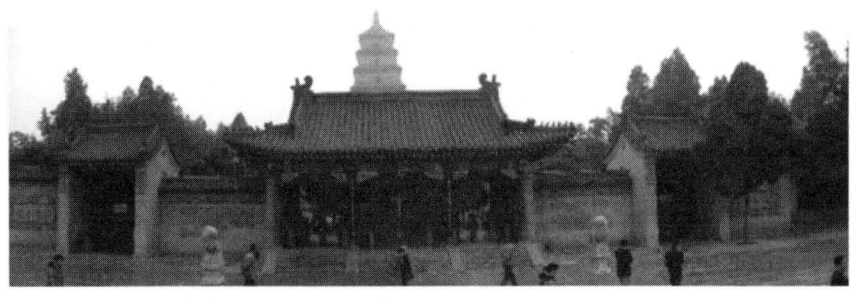

图 27　大慈恩寺（陕西西安）

---

① 窥基（632—682），世称慈恩大师，长安人，为尉迟敬德之侄。17 岁出家，奉敕为玄奘弟子。据玄奘讲述作注疏，著作甚丰，号称"百部疏主"，畅扬玄奘的法相唯识思想，是法相宗的实际创始人。
② 戒贤（7 世纪中叶），印度瑜伽行唯识派的高僧。东天竺人，自幼好学，周游诸国，后到那烂陀寺，拜"护法"为师，学习法相唯识论，后成为那烂陀寺的大长老，深得大众归依。

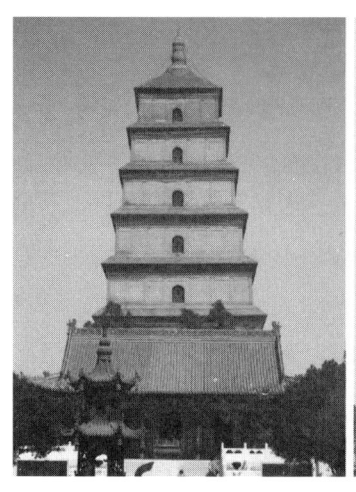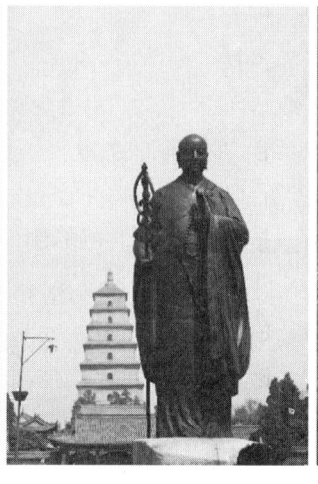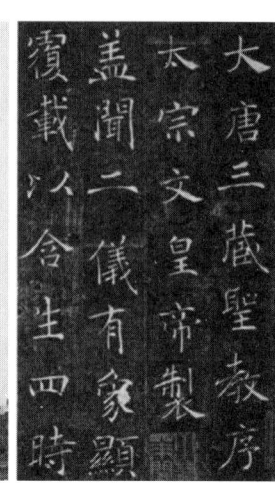

图28 大雁塔（左），玄奘雕像（中），《大唐三藏圣教序》（右）

此外，还有位于西安市的兴教寺，此寺为迁葬玄奘遗骨而建，寺内有玄奘及弟子窥基、圆测①舍利塔，并藏有唐人手写经卷。

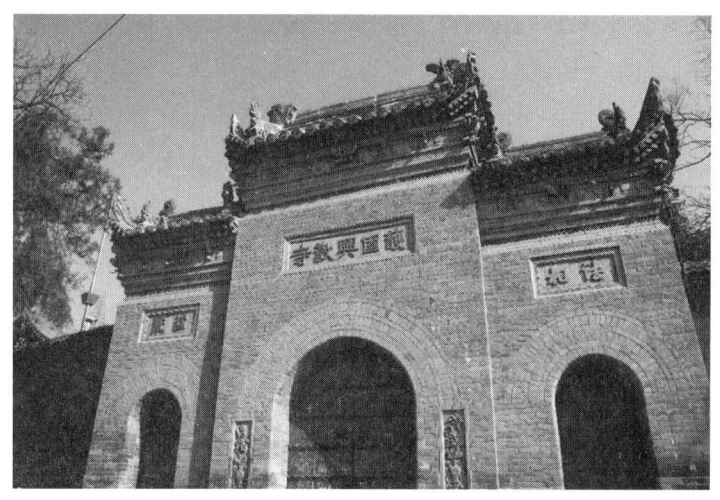

图29 兴教寺（陕西西安）

3.3 天台宗

天台宗，因其实际创始人智颛（yǐ）常住在浙江天台山，而得名。又因其依《法华经》（《妙法莲华经》）建立宗派，故又名法华宗。除《法华经》外，该宗重要典籍还有"天台三大部"，即《摩诃止观》《法华玄义》《法华文句》。

---

① 圆测（613—695），名文雅。原是新罗王孙，唐初来中国。从学于玄奘，是玄奘的著名弟子。著述颇丰。

天台宗的思想深广精妙，可略分为三谛圆融、一念三千、一心三观、六即等。本书限于篇幅，只讨论三谛圆融。

三谛圆融，亦称为"圆融三谛"，实际上是法性宗中论思想的扩展。此处三谛，即空谛、假谛、中（道）谛。如前述，图24的月季花是缘起的假有，此即假谛（或有谛、俗谛）。正因为是假有，所以，空无自性，此即空谛（或真谛、圣谛）。它的实际情况，既不是空，也不是有，是非空非有，此称为中道谛，又被称为第一义谛、诸法实相等。

不过，我们在讨论月季花的空、假、中三谛时，为便于理解，先介绍假谛，再介绍空谛、中谛。实际上，这三谛是密不可分的。比如中谛，为什么叫中谛？因为非空非有，所以，中谛这一谛就包括空、有二谛；同样地，有谛也包涵了空谛和中谛，因为缘起的当下就性空（空谛），所以，就是非空非有（中谛）。简言之，在空、假、中三谛中，任何一谛即是三谛，所谓"一而三"。反过来，空、假、中看似三谛，实际上是一体的。比如说，没有有谛（也就是没有缘起），就不会性空，也没有所谓的非空非有，此即"三而一"。

"一而三"不妨碍"三而一"。以三脚凳为喻，三脚凳虽有三只脚，但彼此密不可分——如果砍掉一只脚，另两只脚也不稳，凳子就倒下，此即三而一。尽管如此，又不妨在凳子安上三只脚（一而三）。假定我们凡夫的手不够长，不能同时抱住三只脚，但我们可以握住任何一只脚，这样也能把整个凳子带走。这个比喻说明，三谛圆融为凡夫成佛之路提供了可行之路。也正因为这样，修"空"的禅宗和修"有"的净土宗，最终都可以成佛。

天台宗的学统以龙树、慧文、慧思、智顗、灌顶、智威、慧威、玄朗、湛然九祖相承。智顗为实际创始人，被尊为"智者大师"。后衰，近代有谛闲法师中兴天台宗。

天台宗的祖庭是国清寺，系杨广（隋炀帝）为智者大师建，取"寺若成，国即清"① 之意。位于浙江省台州市天台山，寺周环境清幽，有丰干②桥、隋代古塔、隋代古梅、一行③墓等，影响远及国内外。

值得一提的是，天台宗对佛教首次进行判教。所谓判教，是根据义理的浅深、说法的先后等方面，对整个佛法进行剖析、判别、归类。天台宗将整个佛法分成五个时期：华严时、阿含时、方等时、般若时、涅槃时——即前述的"五时说法"。天台宗的判教对后世影响深远，其他的宗派也有各自的判教系统。这些判教体系之间并不矛盾：横看成岭，侧看成峰；各得其妙，不相妨碍。

---

① 希望将此寺建成之后，天下重归于太平。
② 丰干，见6.18节。
③ 一行，原名张遂，系密教高僧，从学于金刚智，为密宗传持八祖之一。造《大衍历》，史书多称为僧一行。

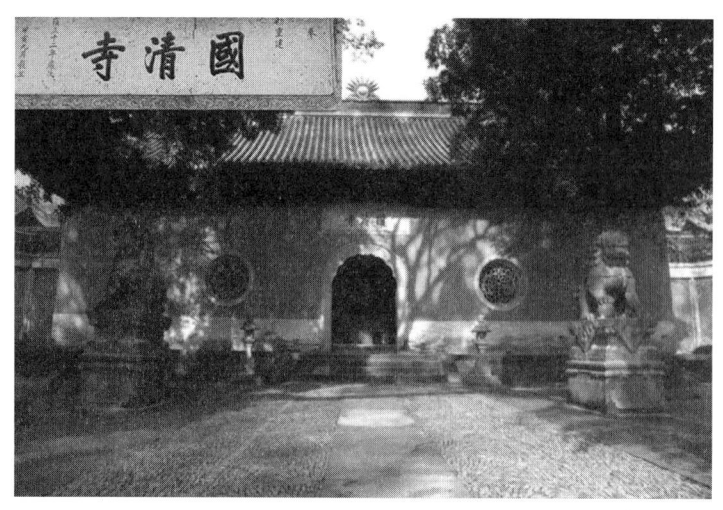

图30　国清寺（浙江天台山）

3.4 华严宗

华严宗，依据《华严经》建宗立派，故名。其实际创始人是法藏①，因法藏被武则天封为贤首国师，所以又名贤首宗。

华严宗的思想，就是佛在华严时所显示的绝对圆融、重重无尽的宇宙观。所以，其思想体系比法性、法相、天台诸宗，更博大精深，故有"不读华严，不知佛家之富贵"之俗语，比较常见的有十玄门、六相圆融、相即相入、性起等哲理。

本书限于篇幅，只介绍"十玄门"的一小部分。玄，是幽玄、玄妙之意；门，是门类、种类之意。十玄门，就是指十种很玄妙的道理，包括：同时俱足相应门、广狭自在无碍门、一多相容不同门、诸法相即自在门、秘密隐显俱成门、微细相容安立门、因陀罗网境界门、托事显法生解门、十世隔法异成门、主伴圆明具德门。这十玄门又可简单地概括为：一多相即、小大相容、广狭自在、延促同时、重重无尽、圆明具德。本书只讨论一多相即、延促同时、重重无尽。

第一，一多相即。即，"就是"之意。一多相即，是说"一跟多就是一样的"。比如互联网上的一台电脑，看起来是一台，但外面连了很多台电脑，多台电脑的信息都可以显示在一台电脑上。一就是多，多就是一。

第二，延促同时。延，指"长时间"；促，指"短时间"。延促同时，就是长时间

---

① 法藏（643—712），华严宗第三祖，其祖康居国人，16岁时诣四明阿育王舍利塔，燃一指，誓学华严。17岁时，入太白山，数年间研究方等，后师事云华寺智俨，学《华严经》。其后为武则天讲《华严经》，赐"贤首国师"。曾参与80卷《华严经》的新译工作，并依《华严经》而立五教十宗的教判。著作颇多，如《华严经探玄记》《华严经五教章》《华严金狮子章》等。

和短时间是一样的。这与科学的观点一致。科学认为,时间是人类的错觉,与空间、运动状态、心的感受三个因素有关。时间与空间有关的典型例子,是《狭义相对论》的"双生子佯谬"。有一对双胞胎,一个乘坐宇宙飞船做接近光速的远程太空旅行;而另一个则留在地球。当太空旅行者回到地球后,结果他比留在地球的同胞更年轻,这也印证了古人说的"洞中方七日,世上已千年"的说法。时间与运动状态有关的典型例子,便是《狭义相对论》"闪电击火车"。一辆高速行驶的火车突然遇到闪电,闪电显然笼罩了整列火车,所以,在地面上的人看来,闪电同时击在火车的前、后两头。但是,在火车内的人看来,并非如此:闪电先打在前头,再打在后头,存在先后之分——这说明时间与运动状态有关。时间还与心的感受有关,有人问爱因斯坦,什么是相对论,他开玩笑说:"当一个人坐在一个漂亮姑娘身边,坐了两小时,感觉上却是一会儿工夫;而当你紧挨着一个火炉时,哪怕只坐一会儿,却仿佛经历了数小时,这就是相对论。""黄粱一梦"则是一个更好的例子:那个梦中的卢生,经历了"娶崔女为妻—高中举人—上任迁官—征战戎场—称相治国—五子显达—子孙满堂"惬意而又漫长的一生。梦醒后,黄粱饭还没做熟呢。正因为这样,所以,所谓的过去、现在、未来都是相对的。《金刚经》云"过去心不可得,现在心不可得,将来心不可得"。

第三,重重无尽。《华严经·华藏世界品》说"华藏世界所有尘,一一尘中见法界"。意即,在华藏世界里,有无数的微尘,而每个微尘之中又有一个世界。简言之,宇宙里有微尘,微尘里又有宇宙:重重无尽。

我们身上的一小块皮肤就能形象地说明这一点。皮肤跟人体比是很小的,跟整个世界比,更是微不足道。① 但是,如果将这块微不足道的皮肤放大,里面同样藏有一个复杂又奇妙的世界。皮肤在显微镜下放大后,看到了皱纹;皱纹再放大,出现了毛孔;② 毛孔再放大,即是组织;组织再放大,就有细胞;③ 细胞很小,但依然是一个世界,可以分细胞膜、细胞质、细胞核什么的。④ 细胞再放大,看到了染色体;染色体再放大,暴露出 DNA 的螺旋结构;⑤ DNA 的螺旋结构通过碱基配对形成:如鸟嘌呤配胞嘧啶(G-C)、腺嘌呤配胸腺嘧啶(A-T),这种配对是通过氢键连在一起的;⑥ 而这些碱基分子内部是碳、氢、氧等原子,通过 σ 键相连;⑦ σ 键或氢键实际上都是电子云重叠。电子云来自于碳原子的最外层电子,最外层电子转移发生化学反应;⑧ 碳原子再

---

① 《菜根谭》"山河大地已属微尘,而况尘中之尘",可互参。
② 这是解剖学或生物学的研究范围。
③ 这是组织学的研究范围。
④ 这是细胞生物学的研究范围。
⑤ 这是医学遗传学的研究范围。
⑥ 这是分子生物学或生物化学的研究范围。
⑦ 这是有机化学的研究范围。
⑧ 这是无机化学或结构化学的研究范围。

放大,就有内层电子和原子核。原子核依然可再分成六个质子和六个中子。① 质子和中子再放大,就出现基本粒子,如夸克等;基本粒子也并非"基本",还可分成更小的基本微粒,标准模型预言存在的希格斯玻色子(Higgs boson)就是其中一种。希格斯玻色子没有质量,不带电荷,自旋为零,很不稳定,生成后立刻衰变。其作用错综复杂,于2013年暂时被证实存在,此项成果获得了诺贝尔物理奖。无疑,希格斯玻色子内又是一个世界,重重无尽。

总之,不论一多相即、延促同时,还是重重无尽,其思想与现代科学的观点相吻合。华严宗的思想,甚至可用于指导科学的发展。当然,华严思想犹如大海,深广无边,以上所述只是大海中的一两朵小浪花。

华严宗始于杜顺(初祖),下传至智俨(二祖)、法藏(三祖)、澄观(四祖)、宗密(五祖)。实际创立者是三祖法藏。唐朝时传入日本、新罗②,晚唐时现萧条之象。现在国内外学者,对华严思想表现出浓厚的研究兴趣。

华严宗祖庭是位于西安的华严寺,建于贞元十九年(803年),内有初祖杜顺(法顺)塔和四祖澄观塔,二者合称为"华严双塔",现存。

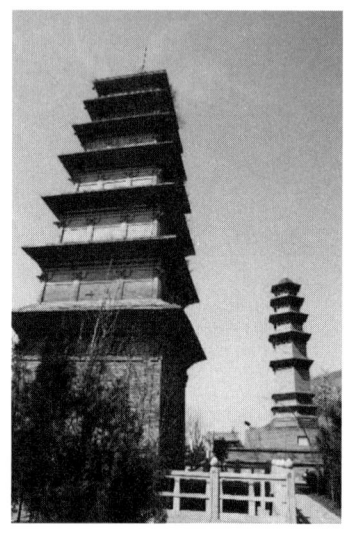

图31 华严双塔(陕西西安)

3.5 禅宗

与前述性、相、台、贤诸宗精妙缜密的推理、论辩相反,禅宗则简洁明了。禅即"明心见性",不过,常人的心过于浮躁,欲明心见性,通常需要一个静心的预备过程,才能找到入处,所以事先要静虑。有些书也将禅,解释为"静虑""静思"。

禅宗的宗旨就是明心见性。此处的心,是指我们每个人的真心;性指本性,或称本有的觉性、佛性等。明心见性,就是明白你的真心,见③到你的本性。当然,从修行的角度讲,明心见性是第一步,属于"见道"位;在此基础上,还要历事练心,进入"修道"位;最后,才能"证道",了脱生死。

禅宗源于"拈花一笑"的公案④。有一次,释迦牟尼佛在灵山⑤说法,他拈起一朵

---

① 这是物理学的研究范围。
② 新罗,在朝鲜半岛上建立的政权。始公元前57年,终至935年,立国达992年,503年开始定国号为"新罗"。
③ 此处的见,并不是眼睛看见的意思,大致上说,相当于"识取""契悟""领悟"。
④ 禅宗认为,历代祖师典范性的言行,可用于判别学人的是非迷悟,故称"公案"。恰如公门的案牍,用于判定罪行。
⑤ 灵山,全称"灵鹫山",或译作"耆阇崛山",位于中天竺摩揭陀国王舍城东北。

花，却不说一句话。大家莫名其妙，只有迦叶微笑。佛就说："吾有正法眼藏，涅槃妙心，实相无相，微妙法门，不立文字，教外别传，咐嘱摩诃迦叶①。"因此迦叶是禅宗初祖，后传给阿难，阿难即为禅宗二祖，再往后传到三祖商那和修……一直传到二十八祖菩提达摩②。然后，菩提达摩将其传到中国，被后世尊为中国禅宗初祖。后经慧可（二祖）③ 传至僧璨（三祖）④，再传至道信（四祖）⑤，再传至弘忍（五祖），⑥ 弘忍门下传神秀和慧能（惠能）。神秀主渐悟，居北方，称渐禅或北禅；慧能主顿悟，居南方，称顿禅或南禅。后来，顿禅异常兴盛，被奉为禅宗之正统，慧能即成为中国禅宗六祖。六祖门下，又分成临济宗、曹洞宗、沩（wéi）仰宗、法眼宗、云门宗，其中，临济宗复分黄龙派和杨岐派，总称为"五家七派"。五家七派后来被传至朝鲜半岛、日本，现在已传播到欧美各国，形成西方化的禅宗。禅宗渗透到各个领域，形成禅诗、禅画、禅曲、禅茶、禅艺等，对中国文化产生极其深远的影响。北宋时，禅宗渗入儒家，形成所谓的"理学"⑦。

禅宗以心传心，不立文字。尽管如此，早期以《楞伽经》《金刚经》印心。慧能出《坛经》⑧ 后，《坛经》即成为顿禅的重要典籍。此后，又存有许多公案、禅史类典籍，如《碧岩录》《指月录》《景德传灯录》《五灯会元》等。

像天台宗一样，禅宗也对整个佛法进行判教，将其分为宗门、教下两部分。所谓宗门就是禅宗，因为禅宗不立文字，以心传心，迥异于他宗。而性、相、台、贤诸宗，被称为教下，因为有言教、有思辨、有论证、有哲理，教下可以看成是禅宗的理论基石。宗门、教下，合称为"宗教"，即整个佛法；显然，此处宗教跟西方的"宗教"（religion），其内涵、外延都不是一码事。

禅宗的祖庭多达十几处，主要有：河南登封少林寺、广东韶关南华寺、江西吉安青原山净居寺、江西宜丰黄檗山黄檗寺、江西宜丰洞山普利寺、江西宜黄曹山宝积寺、江西宜春仰山栖隐寺、湖南宁乡沩山密印寺、湖南衡山南台寺、浙江宁波天童寺、江苏南京清凉寺、广东乳源云门寺（大觉禅寺）、江西修水黄龙寺、江西萍乡普通寺、河北正定临济寺等。

少林寺，位于河南登封少室山，寺周树林茂密，故名。北魏⑨太和二年（496年），孝文帝为天竺禅师佛陀建造。后禅宗初祖菩提达摩来此面壁九年，并传法于二祖慧可，

---

① 摩诃，大。摩诃迦叶，即大迦叶。因为迦叶号称头陀第一，居十大弟子之首。
② 菩提达摩，详见6.8节。
③ 慧可，南北朝高僧，洛阳虎牢人，详见6.9节。
④ 僧璨，又作僧粲，隋大业二年（606年）圆寂，生年及事迹不详。
⑤ 道信（580—651），俗姓司马，永宁县（今湖北武穴）人，隋唐高僧。
⑥ 弘忍（601—674），蕲州黄梅（今湖北黄梅县）人，俗家姓周，东山法门开创者。参见4.4节。
⑦ 理学兴起于北宋，代表人物有周敦颐、程颢、程颐、张载、邵雍，南宋朱熹集其大成，后世的有不少学者指出理学为伪学。
⑧ 详见4.4节。
⑨ 北魏（386—557），南北朝时期北朝第一个王朝，亦称后魏。为鲜卑族拓跋珪所建，共历十四代帝王。

遂成为禅宗祖庭。隋末，少林寺助李世民建立唐朝，从此以武术名闻天下，后数度兴衰。1928 年，被军阀冯玉祥的部下石友三烧毁，现重建。寺中碑刻、塔林甚多。

南华寺，位于广东省韶关，始建于梁天监三年（504 年），初名宝林寺。唐高宗仪凤二年（677 年），六祖慧能来此住持，开南禅法门，遂成为禅宗祖庭。因寺旁有曹溪，亦称曹溪祖庭。寺内有慧能真身、水晶钵盂、北宋木雕罗汉像等。

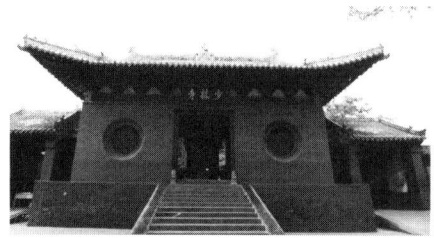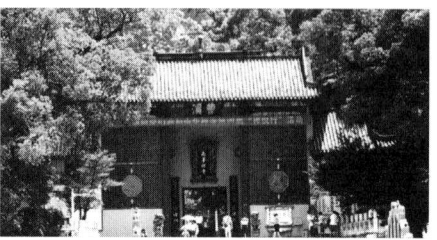

图 32　河南嵩山少林寺（左）和广东韶关南华寺（右）

3.6　净土宗

专修往生佛国净土（尤指阿弥陀佛极乐净土①）的宗派，称净土宗；因其肇始于慧远在庐山建立的"莲社"，所以又叫莲宗。

净土宗所依据的经典，主要是"五经一论"：《无量寿经》《观无量寿经》《阿弥陀经》《楞严经·大势至菩萨念佛圆通章》《华严经·贤菩萨行愿品》，以及《往生论》。此外，历代祖师的著作——特别是善导的"五部九卷"②——也是重要依据。

净土宗的主要思想是，阿弥陀佛的愿力为强缘，凡夫以念佛为因，具足信、愿、行，即可往生阿弥陀佛建立的极乐净土，往生后即可成佛。③

净土宗所说的"信"，指信阿弥陀佛及其愿力；净土宗所说的"愿"，指愿意往生到阿弥陀佛的极乐世界；净土宗所说的"行"，指念佛，念佛方法有持名、观像、观想、实相四种。最常见的是持名念佛法，就是口念"南无阿弥陀佛"佛号，耳朵听清楚自己所念的佛号。特别要说明的是，"南无"读作 nā mó④。"阿弥陀佛"，读作 ā mí tuó fó，阿弥陀佛的意思是无量寿佛⑤。

净土宗也有其自身的判教体系，将其他法门看成"难行道"，因为这些都是靠自力了脱生死，非常困难；视净土法门为"易行道"，因为仗佛力了脱生死，非常容易。正

---

① 或称西方净土、极乐净土、极乐世界、极乐国、安乐国等。
② 《观无量寿佛经疏》（《观经四贴疏》）4 卷、《往生礼赞》1 卷、《观念法门》1 卷、《净土法事赞》2 卷、《般舟赞》1 卷。
③ 广义上讲，还包括其他佛国净土，如弥勒的兜率净土、药师佛的琉璃净土等。
④ 这是古音，这样才与原来的梵音一致，其大意是皈依。
⑤ 当然，还含有多种意思，如：无量光、无量功德、无量相好、无量神能等等，其义无量。

由于简单易行，所以，此宗影响最大，我国（汉地）一向就有"户户阿弥陀，家家观世音"①的说法。

净土宗在其流传过程中，涌现了十三位祖师，即：初祖慧远②、二祖善导③、三祖承远④、四祖法照⑤、五祖少康⑥、六祖永明延寿⑦、七祖省常⑧、八祖莲池袾（zhū）宏⑨、九祖智旭蕅（ǒu）益⑩、十祖行策截流⑪、十一祖实贤省庵⑫、十二祖际醒彻悟⑬、十三祖印光⑭。他们之间没有直接的师承关系，是后人依据其功德业绩追奉的。

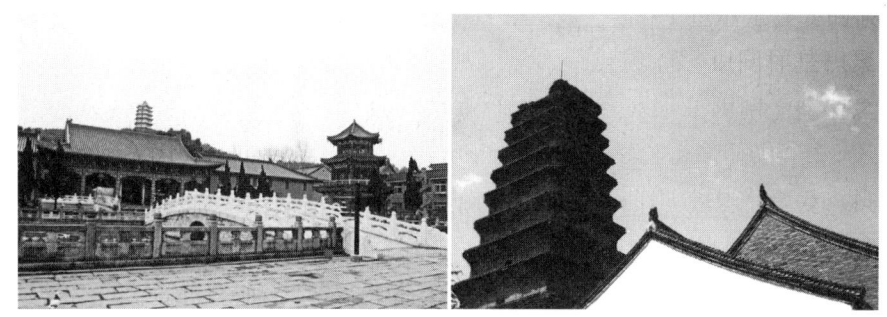

图33　江西庐山东林寺（左）和陕西西安香积寺（右，背景为善导塔）

净土宗的祖庭主要有东林寺、玄中寺、香积寺。东林寺位于江西省九江市庐山，建于东晋。净土宗初祖慧远常年居于此山，修念佛法门，该寺被尊为净土宗祖庭，在国内外影响很大。寺内环境清幽，文物甚多，2013年建成高48米阿弥陀佛像。

---

① 大意：家家户户都念阿弥陀佛，都供奉观世音菩萨。
② 慧远（334—416），晋代高僧，详见6.5节。
③ 善导（613—681），唐代高僧，详见6.14节。
④ 承远（712—802），唐代高僧，汉州人，俗姓谢。居衡山岩石下，专修念佛法门，因机施教，从其而化者数以万计。
⑤ 法照（约747—821），唐代高僧，承远弟子，专修念佛法门。从其教者达万人。
⑥ 少康（688—763），唐代高僧，俗姓周，缙云仙都山人。以善巧方便，教化世人念佛，遂使念佛蔚然成风，被喻为"后善导"。唐贞元二十一年（806年），预知时至，身放数道光明而化，对佛教音乐的世俗化贡献颇丰。
⑦ 延寿（904—975），唐末五代高僧，临安府余杭人，俗姓王。长年居永明寺，故称永明延寿，倡禅净双修之道，四众钦服，对后世影响颇深。
⑧ 省常（959—1020），宋代高僧，俗姓颜，钱塘（今杭州）人。七岁即出家，戒行谨严。住杭州西湖昭庆寺，结白莲社，专修净业。端坐念佛而逝。
⑨ 袾宏（1535—1615），明末高僧，自号莲池，俗姓沈。浙江杭州人。因其长年居住在云栖寺，故又称云栖袾宏，或云栖大师。力行净土，教化四众。
⑩ 智旭蕅益（1599—1655），明末高僧，详见6.21节。
⑪ 行策（1628—1682），清代高僧，江苏宜兴人，俗姓蒋，字截流。住杭州法华山结庵，专修净业。康熙九年，住虞山普仁院，复兴莲社，学者风从。
⑫ 实贤（1686—1734），清代高僧。江苏常熟人，俗姓时，号省庵。严持戒律，不离衣钵，日仅一食，恒不倒单。于真寂寺掩关三年，昼阅三藏，夕课西方佛名。晚年，绝诸外缘，结集莲社，专修净业。
⑬ 彻悟（1741—1810），清代高僧。河北丰润人，俗姓马，字彻悟，号梦东。22岁时因病而悟人生无常，提倡禅净双修。嘉庆五年，退居红螺山资福寺，专说净土。恒常讲演，劝人念佛，为其所化者一时遍于南北。嘉庆十五年，预知时至，念佛示寂。
⑭ 印光（1860—1940），民国时期高僧，详见6.24节。

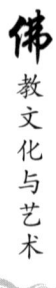

香积寺位于西安市。唐高宗永隆二年（681年），净土宗二祖善导示寂，其弟子怀恽（yùn）建寺以纪念。王维作《过香积寺》诗，因之名闻天下。日本净土宗奉此寺为祖庭。后毁，近年重建，内有"善导塔"（崇灵塔）。

玄中寺，位于山西交城县西北石壁山中，北魏延兴二年（427年）由昙鸾①始建，其后继者道绰②、善导等人皆居此寺，弘扬净土宗。内有历代碑刻，日本净土宗和净土真宗均尊此寺为祖庭。

3.7 律宗

在佛教中，专门研究、传承戒律的宗派，称为律宗。因为实际创始人道宣，常年居住在终南山③，所以又叫南山律宗；又因其依《四分律》建宗，也叫四分律宗。

道宣，生于隋开皇十六年（596年），殁于唐乾封二年（667年），号南山律师、南山大师、澄照律师，著《四分律行事钞》，是律宗的实际创始人，一生严持戒律。《高僧传》记载他"三衣皆纻（zhù），一食唯菽（shū）且一天一食"。他只有三套苎麻（粗布）缝制的衣服，只食用豆类。有一次，他正与人谈话时，突然有个跳蚤跳出来，他并不像常人那样，把这只吸满血的跳蚤掐死，而是向对面的人讨要一张纸，把跳蚤包起来，轻轻地放在地下，怕摔死它，并说跳蚤有佛性，也是一尊佛。正因为他持戒很严，因此广受钦敬，多有感应。如《高僧传》原文所载："武德中，依首习律，才听一遍，方议修禅。頵（jūn）师呵曰：'夫适遐自迩，因微知章。修舍有时，功愿须满。未宜即去律也'。抑令听二十遍。已乃坐山林行定慧，晦迹于终南仿掌之谷。所居乏水，神人指之，穿地尺余，其泉迸涌，时号为白泉寺。猛兽驯伏，每有所依；名华芬芳，奇草蔓延。隋末，徙崇义精舍，载迁丰德寺。尝因独坐，护法神告曰：'彼清官村，故净业寺，地当宝势，道可习成'。闻斯卜焉，焚功德香，行般舟定。时有群龙礼谒，若男若女化为人形，沙弥散心，顾眄（xì）邪视。龙赫然发怒，将抟攫（túan jué）之，寻追悔，吐毒井中，具陈而去。宣乃令封闭，人或潜开，往往烟上。"④

---

① 昙鸾（476—542），详见6.10节。
② 道绰（562—645），净土宗高僧，并州人，俗姓卫，又称西河禅师。上承昙鸾之思想，为净土宗之开拓者。
③ 终南山，简称为"南山"，秦岭近西安一带，山清水秀，是非常适合隐居修学的清净之地。
④ 白话试译：武德年间，道宣投智首律师门下学习戒律，他听了一遍就明白大意，想去习禅。老师说：千里之行始于足下，不要着急；基础牢固了，你才能明白大道理；即便是修布施，也要持之以恒，才能功德圆满。因此，你现在还不能抛弃戒律。听一遍不行，要听20遍。他听了20遍之后，就到山林里去静坐修学，在终南山找到一个狭小山谷。因为没有水，护法神就告诉他挖井的地方，果然才挖一尺多，泉水涌出，所以此地叫白泉寺。因为他修行好、德行高，所以那些猛兽都归服于他。寺旁边还长了很多名花奇草，非常芳香。隋末，他先后迁到崇义精舍和丰德寺。由于他严持戒律，因此护法神就告诉他，旁边有一个清官村，是以前的净业寺，风水很好，容易成就道业。因此他就去了，焚香以表示感谢。他在这里修般舟定（一种很苦的修行方法），因为他修行很好，所以龙变成人，前来礼拜。龙也有雌雄之分，变成龙男跟龙女。那些龙变的女人，很是貌美，寺中的小徒弟，心定不下来了，偷看这些龙女，龙很气愤，就想咬小徒弟，吐点毒。但是后面转念一想：害人不好，所以，龙就将毒吐到井里，走了。龙走后，道宣叫人把井口封了。但有好事者把井盖偷偷打开，就看到毒气像烟一样往上冒。

按照《四分律宗》的记载，道宣之前，有昙无德、昙柯迦罗、法聪、道覆、慧光、道云、道洪、智首八人，所以，道宣是律宗九祖。道宣的再传弟子鉴真，又将律宗传到日本，为日本律宗之始。至宋代，律宗略衰；元明之际，衰微几至无闻；民国时期则有弘一①弘扬戒律。佛在入灭前说"以戒为师"，所以律宗的兴衰，直接关系到佛教的命运。

律宗祖庭是文中提到的净业寺。寺位于西安终南山北麓，始建于隋末，后毁，现重建，内有道宣律师塔。

3.8 密宗

密，就是秘密，类似于现在讲的密码、暗号等。所谓密宗，就是其教法是秘密的，不公开。具体而言，就是手结成特定的手印（身密）、口唱特定的咒语/真言（语密）、意念特定的本尊②（意密），称为身、口、意三密相应。这样，才能与佛感通，获得佛力加持，即身成佛。密宗又因为口诵真言（咒语），称为真言宗。

据密宗所传，大日如来（毗卢遮那佛③）以真言密法付金刚萨埵（duǒ），秘而未出，至释迦佛灭度后800年中，龙树菩萨开南天塔，亲从金刚萨埵受法，后传龙智④，龙智传善无畏⑤、金刚智⑥。唐玄宗开元年间，善无畏、金刚智，以及金刚智弟子不空⑦，相继携经来华，翻译经典，灌顶⑧传法，开创中国密宗，称之为唐密（亦称汉密）。金刚智、善无畏、不空，被称为"开元三大士"，均受唐玄宗礼遇，被尊为国师。后递相传授，弟子众多。精通天文的一行即拜金刚智为师。密宗历玄宗、肃宗、代宗三代，隆盛一时，会昌法难⑨后衰微。

不空的弟子惠果⑩，付法于日僧空海⑪；空海受法之后，回到日本大弘法化，以高野山金刚峰寺为根本道场，创立真言宗，称为东密⑫。东密长期在日本流行，不过，与

---

① 见6.25节。
② 密宗中，根本尊敬的佛或菩萨。
③ 毗卢遮那佛，即法身佛。参照10.1.4节"三身佛"。
④ 南印度人，生卒年不详。
⑤ 善无畏（637—735），唐代高僧，中印度摩伽陀国人，开元四年（716年）来长安。
⑥ 金刚智（669—741），梵名跋日罗菩提，南天竺人，开元七年（719年）与弟子不空来广州，后至长安弘法。
⑦ 不空（705—774），原籍北天竺，一说狮子国（今斯里兰卡），与鸠摩罗什、玄奘、真谛并称中国佛教四大译经师，为金刚智弟子。
⑧ 灌者，大悲护念义；顶者，佛果最上义。灌顶，谓诸佛以大悲水浇灌其顶，能使功德圆满之意。有种种不同的方法，系密教仪式。原为古代印度帝王即位及立太子之一种仪式：国师以四大海之水灌其头顶，表示祝福。
⑨ 指会昌年间的灭佛事件，详见5.1.3节。
⑩ 惠果，受学于善无畏的弟子玄超。
⑪ 空海（774—835），日本高僧，804年来华。
⑫ 东密显然来源于汉密，但已经发生了变化。

当初的唐密比，略有流变。

此外，印度高僧莲花生于公元 8 世纪，将佛教密宗，直接传到藏地，建桑耶寺弘法。后来，逐渐演变，形成藏密（藏传佛教）。现流行于西藏、青海、蒙古等地，典籍浩瀚。

汉地密宗（唐密）的祖庭，主要有大兴善寺和青龙寺。大兴善寺位于西安市，始建于隋开皇二年（582 年），寺中曾设有译经馆，那连提黎耶舍、阇那崛多、达摩笈（jí）多[①]三位印度高僧于开皇年间居此译经，合称为"开皇三大士"。其中，达摩笈多是印度现任总理莫迪的同乡，莫迪在 2015 年访华期间，参观了大兴善寺。756 年，密宗大师不空居此寺，该寺遂成为密宗祖庭，内有不空舍利塔、不空和尚碑。

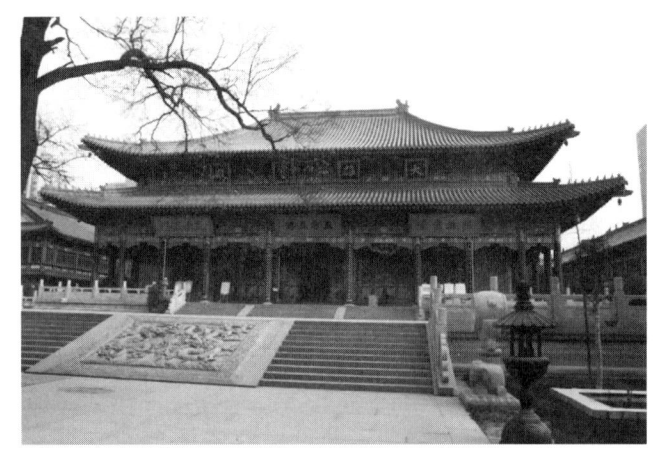

图 34　大兴善寺（陕西西安）

青龙寺位于西安市，始建于隋开皇二年（582 年），当时称"灵感寺"，711 年改名"青龙寺"。密宗大师惠果，长期居此传法灌顶。日本真言宗始祖空海从学于惠果——除空海外，还有朝鲜半岛、越南等地的留学僧。寺内有空海纪念碑、惠果—空海纪念堂。

在结束佛教宗派的介绍之前，有必要作四点说明：其一，表面上看来，佛教是"分化"了，但这并不影响分化后的各宗派的完整性。站在每个宗派自身的角度，其教义依然是圆满的，恰如一滴圆润的水珠，滴到荷叶上，变成无数小水珠，依然粒粒皆圆。又如世俗的综合性大学，虽然内设若干院系，但不同的院系各有其侧重点。化学系侧重于化学研究，但又必须与药学或材料学等其他学科交叉，才构成完整的化学学科体系——如果化学与实际应用一点都不沾边，化学则毫无意义，化学学科也就不存在。但站在化学系这个角度讲，有基础理论，有实验，更有相关的药学、材料学方面的应用，体系完整、圆满。其二，也正因这样，佛教的宗派并不是相互排斥的，而是

[①] 那连提黎耶舍，北天竺人，582 年以 92 岁高龄入住大兴善寺，创建并主持译场。后阇那崛多继任译主，阇那崛多亦天竺人，留居中国多年。达摩笈多（约 6—7 世纪），著名译经师，南天竺人，隋开皇年间（581—600），入主大兴善寺译经。

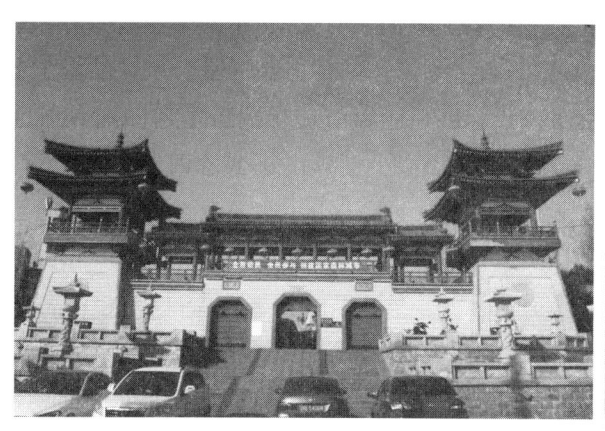 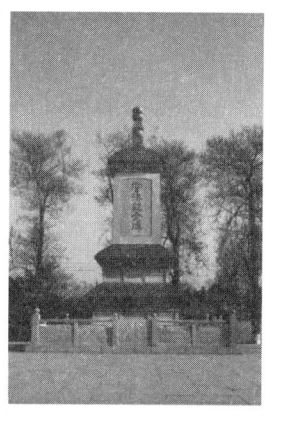

图 35 陕西西安青龙寺（左）和空海纪念碑（右）

彼此相互依存，构成一个完整的佛法。就如同世俗的医科大学一样：有研究中医的中医系，有研究西医的西医系，但不管中医系还是西医系，其目的是一样的，都是为人类的健康服务。唯其如此，才构成了一所完整的医科大学。其三，之所以要分成这么多宗派，是为顺应众生不同的根机——就好比说，在世俗的医科大学里，喜欢中医的人就读中医专业，喜欢西医的人就读西医专业，但其目标都是一样的。佛教称之为"不二法门"。这里，"二"就是不同，有差别；而"一"就是相同。"不二"即"不是不同"，换句话，就是没有差别。不二法门是一个形象的譬喻：同一房间有前、后两扇门，看起来走前、后门不同，但进入房间后，发现走前、后门的结果完全一样。换言之，汉传佛教的八大宗派看似不同，但是其最终的目标毫无二致。其四，除了"性相台贤，禅净律密"八个宗派以外，还有俱舍宗（毗昙宗）、成实宗，合称为中国佛教十宗；也有加上涅槃宗、地论宗、摄论宗的，则合称为中国佛教十三宗。实际上，它们之间有许多相通相融之处，并非截然不同。严格讲，既不是八个宗派，也不是十个宗派，也不是十三个派。借用中论的思想，中国汉传佛教的宗派"非一，非八，非十，非十三"。

第四章　佛教典籍与佛经导读

4.1　佛教典籍概述

释迦牟尼佛灭度后，其所说的佛法①，在古印度仅口耳相传。这种形式易导致流变，如，大约在佛灭后一二十年间，即有人将"若人生百岁，不解生灭法，不如生一日，而得解了之"的偈颂，念成了"若人生百岁，不见水老鹤，不如生一日，而能得见之"。正因为这样，佛的大弟子迦叶，召集五百名圣僧，在王舍城外的七叶窟②，举行经典结集，史称"七叶窟结集"。由号称多闻第一的阿难诵经藏（佛经），持戒第一的优婆离诵律藏（戒律），再经过大会讨论、甄别、审核、认可后，将经藏和律藏确定下来。③ 不过，此次结集的经藏和律藏并未被记录为文字形式。此后，又举了多次结集④。逐渐地，才有文字记载的佛教典籍。当时没有纸，便用铁笔将文字刻写在贝多罗树的叶子上，后世称"贝叶经"。此时的贝叶经已涵盖经、律、论三部分。经，主要是佛所说的教义（佛经、经藏）；律，是指佛所说的戒律（律藏）；论，是佛的弟子（菩萨或高僧）对佛说的经、律的注解（论藏）。经、律、论，合称为三藏，早期记载所使用的语种为巴利文或梵文。

佛教外传后，梵文或巴利文的佛典，必须经过翻译才能被当地民众所接受。我国的佛经译自梵文。我国早期译经系个人行为；后期译经多为官方行为，由朝廷组建译经场。众多顶尖学者参与其中，分工严密，有译主、诵出、笔受、润色、证义、证译、证本、读本、对校、监护等。例如，义净于唐隆元年（710年）译《浴像功德经》时，其译场有证梵义两人、证梵文一人、证梵本一人、读梵本两人、证义六人、受笔两人、证译一人、润色二十人、监护三人等。当然，这些都是有名份的，没有名份的工作人员更多。因此，佛经的翻译水平极高，至今无法望其项背。

---

① 佛法，指佛说的法（真理）。广义上讲，符合三法印"诸行无常、诸法无我、涅槃寂静"的，由他人所说的法都是佛法。见《大智度论》卷2"佛法有五种人说"。
② 七叶窟，是位于王舍城附近的一个洞窟。
③ 一说此次结集也包括论藏。
④ 这些结集在三传佛教中，说法不尽相同。

降至宋代，新译的佛经越来越少，便将已译的所有佛经，及本地高僧的著作，收集在一起，便有了大藏经的雕刻。"大藏经"，亦称为"一切经"；通俗地讲，就是佛教典籍全书。我国在宋代开宝年间（968—976），便雕刻了第一部汉文大藏经——《开宝藏》。此后，历代均刻汉文大藏经。汉文大藏经由于其高度权威性，历史上也被其他国家（或政权）所采用（图36）。目前，比较通用的汉文大藏经是《大正藏（大正新修大藏经）》《龙藏（乾隆大藏经）》《中华大藏经》，其中，又以《大正藏》最常用。

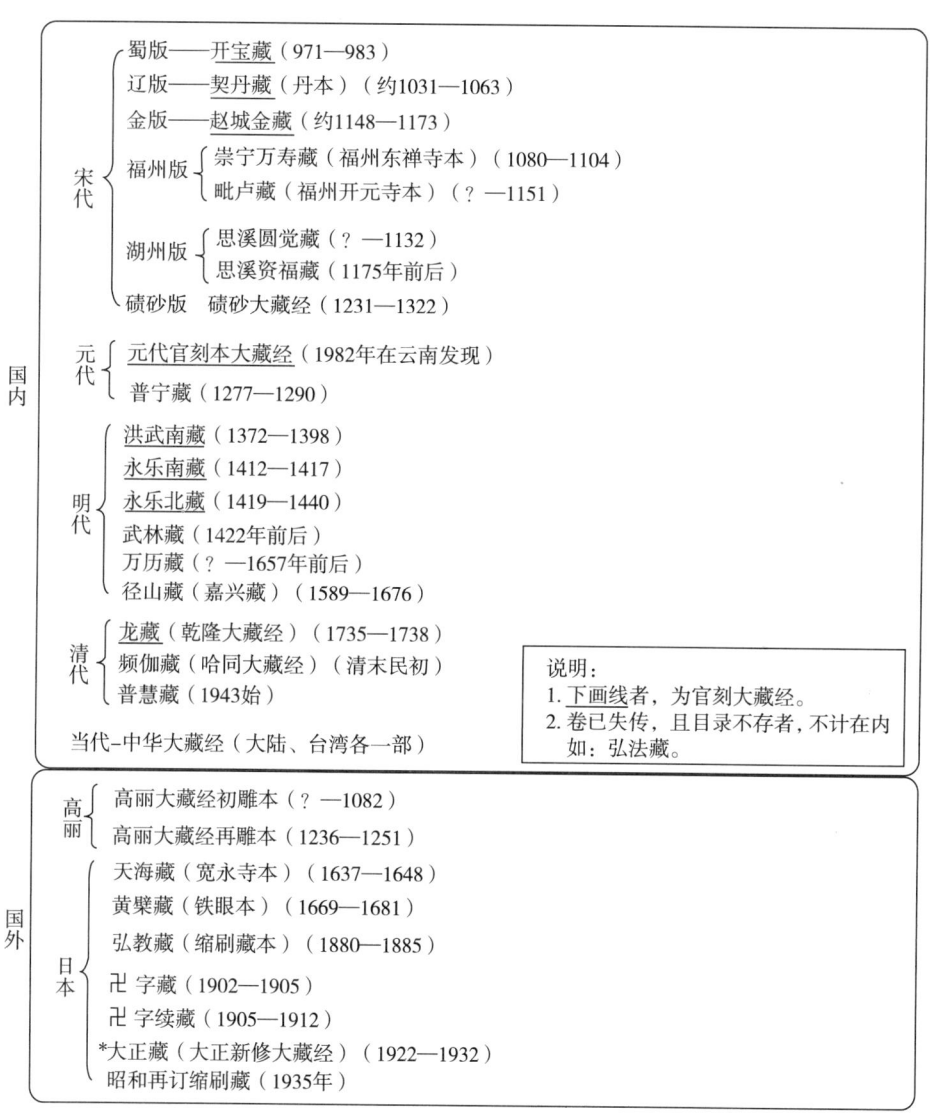

图36 国内外汉文大藏经一览

除汉文外，还有巴利文、藏文、蒙文、傣文、满文、西夏文等大藏经。其中，藏文大藏经包括正藏（甘珠尔）和续藏（丹珠尔），共4000多部，比汉文大藏经还要丰富。多采用贝叶经形式，以夹板束为箧，称"梵夹装"。

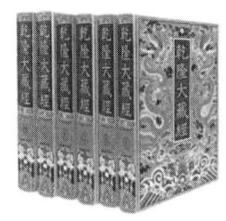  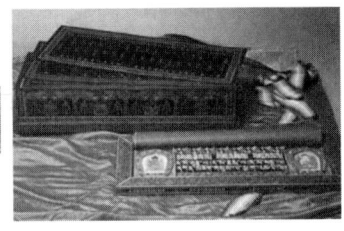

图 37　乾隆大藏经（龙藏，左）、大正新修大藏经（大正藏，中）、梵夹装藏文大藏经（右）

4.2　佛经基本知识

4.2.1　经

经，全名契经，意思是上契合佛的妙心，下契合众生的根性。梵文名"修多罗"。有贯、摄、常、法四重含义：贯，就是逻辑严密，条理清晰，意思连贯；摄，是摄受、吸引之意，谓佛经能摄受人心，具有吸引力；常，即不变之意，谓佛经所阐述的道理，超越时空，永恒不变；法，就是法则、规矩，可为修行者提供修学的方法与轨则。①

4.2.2　经题

每一部佛经都有一个题目（或名称），称为经题（或经名）——就如同每一本书有一特定的书名一样。经题由通题和别题组合而成。以《地藏菩萨本愿经》为例，"经"字，称为通题；"地藏菩萨本愿"，称为别题，以别于其他的佛经。佛经立题方法有七种：单三复三具足一。"单三"，就是以单个因素来立题的方法共有三种，这三个因素是人、法、（比）喻。"复三"，就是以两个因素来立题的方法又有三种，即人法、法喻、人喻；具足一，即三种因素同时具足的立题方法，只有一种。参见下表：

单三 { 以人立题　如《佛说阿弥陀经》
　　　 以法立题　如《涅槃经》
　　　 以喻立题　如《梵网经》

复三 { 以人法立题　如《佛说仁王般若经》
　　　 以人喻立题　如《菩萨璎珞经》
　　　 以法喻立题　如《般若波罗蜜多心经》

具足一：以人法喻立题　如《大方广佛华严经》

4.2.3　佛经的结构

绝大多数的佛经，可以分成三大部分：序分、正宗分、流通分，此所谓"经开三分"。

第一，序分，即佛经的序文部分——类似于现在的绪论、导言。序分是由结经人阿难②后来加上的，佛原来讲经时并没有。佛将入灭时，对阿难说，要把"如是我闻"

---

① 也可以用五义解释：涌泉义、出生义、显示义、绳墨义、结鬘（mán）义，本书从略。
② 佛弟子（主要是阿难）将佛的说法，按一定的格式，整理成一本完整的佛经，称为结经人或集经人。

四字加在佛经之前，以证明经文系佛亲口所说，使听闻者生起信心。此外，还要添加说法的时间、说法人、地点、听众等信息。简言之，就是信、闻、时、主、处、众六种要素，六种要素完备，才结集成一部佛经，故称为"六种成就"。六种成就用于证明佛经的可信，故称为证信序。证信序是一切佛经都有的，属于"通序"。紧接证信序之后，是发起序——说明促使佛说这本经的来由。由于佛每次说法的原由不同，所以，发起序也不同，故亦称"别序"。总之，序分位于佛经的开头部分，由证信序（通序）、发起序（别序）组成。

第二，正宗分，系佛经的主体部分，一般篇幅很长。就文句的形式而言，有长行和偈颂两种。长行，近似于现在的散文句式，句子长短不一，在页面上自然排列，描述较为详细，是主要的叙述方式；偈（颂），扼要重复长行的内容，以加深印象。每句有固定的字数，类似汉诗。但无平仄、押韵之要求。

第三，流通分，相当于结语部分，多称赞此经的利益，劝大家流通此经，并依教奉行。

4.3 《心经》导读

经题大意：本经全名《般若波罗蜜多心经》。"般若"，指大智慧；"波罗蜜多"，指到彼岸，即从生死的此岸，到了脱生死的永恒彼岸。"般若波罗蜜多"，比喻般若这种大智慧，能使人了脱生死。"心"即中心。因此，经题大意是，能使人了脱生死的大智慧的中心（核心）的佛经。通常简称为《心经》。该经是600卷般若经的核心，正因为如此，本经虽然只有260个字，但义理极其丰富。

立题方法：般若，表法；波罗蜜多，是比喻。所以，是以法喻立题。

译者：唐三藏法师玄奘奉诏译。玄奘精通经、律、论三藏，故称"三藏法师"；"奉诏译"，即按皇帝的诏命译经，是官方的译经行为。

判教：按五时说法的划分，《心经》属于般若时，其旨趣为"一切法，无所有，毕竟空，不可得"。

原文及简注：观自在菩萨①，行深般若波罗蜜多时，照②见五蕴皆空，度一切苦厄③。舍利子④，色不异空，空不异色；色即是空，空即是色⑤；受想行识，亦复如

---

① 观自在菩萨：此处的"观"，即观照、回光返照，类似于现在讲的省察，省察自己内心的念头。这时发现这些念头都是虚妄的，从而，从虚妄的痛苦中得到解脱、自在。
② 照，即观照、回光返照。这是本经的核心，实际上也是整个佛法的核心。
③ 用"波罗蜜多"这个甚深广大、圆满无碍的智慧观照内心，发现五蕴皆是虚妄无实的，即度一切苦厄。
④ 舍利子，即舍利弗，佛的十大弟子之一，被誉为智慧第一。
⑤ 色：指物质现象。物质现象当体即空，所以，色不异空。反过来，空不异色。更进一步地，色即是空，空即是色。

是。① 舍利子，是诸法空相，不生不灭，不垢不净，不增不减。② 是故，空中无色，无受想行识，无眼耳鼻舌身意，无色声香味触法；③ 无眼界，乃至无意识界④；无无明，亦无无明尽，乃至无老死，亦无老死尽。⑤ 无苦集灭道。⑥ 无智⑦亦无得⑧，以无所得故，菩提萨埵⑨，依般若波罗蜜多故，心无挂碍。⑩ 无挂碍故，无有恐怖，远离颠倒梦想，究竟涅槃。三世诸佛，依般若波罗蜜多故，得阿耨（nòu）多罗三藐三菩提。⑪ 故知般若波罗蜜多，是大神咒、是大明咒、是无上咒、是无等等咒，能除一切苦，真实不虚。故说般若波罗蜜多咒，即说咒曰：揭谛揭谛，波罗揭谛，波罗僧揭谛，菩提萨婆诃⑫。

4.4 《坛经·行由品》导读

《坛经》，即《六祖法宝坛经》⑬，系禅宗六祖慧能大师口述，其弟子法海⑭笔录，成书于唐代。目前主要有四种版本，但其主旨大同小异，都是主张"见性成佛"，或"即心即佛"的佛性论，"顿悟见性"的修行观。《坛经》是中国僧人唯一名之为"经"的著作，是顿禅⑮的奠基之作，对后世禅宗影响极大。全书共分十品：行由品⑯第一、般若品第二、疑问品第三、定慧品第四、坐禅品第五、忏悔品第六、机缘品第七、顿渐品第八、护法品第九、咐嘱品第十。本书限于篇幅，只介绍"行由品"。所谓行由，

---

① 受、想、行、识，加上前面的色，构成五蕴。受、想、行、识，是建立在"色"基础上，色空，故受想行亦空，故五蕴皆空。
② 诸法，即宇宙一切万有。诸法之空相，即诸法之实相，它不生不灭。此处可与龙树的"八不偈"（不生不灭、不常不断、不一不异、不来不去）互参（3.1节）。
③ 眼耳鼻舌身意，色声香味触法，即"十二处"（2.2.3节）。此十二处亦虚妄不实，故无眼耳鼻舌身意，亦无色声香味触法。
④ 指十八界（2.2.3节），从"眼"→"意"。"乃至"系简略，省去"耳、鼻、舌、身"等。十八界（含十二入处）亦虚妄不实，故冠以"无"字。
⑤ 指十二因缘（2.2.4节），从"无明"→"老死"。"乃至"系简略，省去行、识、名色、六入、触、受、爱、取、有、生等，此句旨在否定十二因缘。
⑥ 此处旨在否定苦、集、灭、道四圣谛。
⑦ 照见五蕴、十八界、十二因缘、四圣谛皆虚妄不实的般若智慧，亦复不可证得。
⑧ 连修证的果位亦不可得。
⑨ 菩提萨埵，菩萨。
⑩ 菩萨依无上的般若妙智，照破一切妄想心，了悟一切法当体皆空，于一切境界不执不取，无一法可得，无一法可缚。
⑪ 菩萨达到生死苦海的彼岸上，而能自觉觉他。自觉觉他之行渐渐圆满，即趋佛果，得阿耨多罗三藐三菩提，即"无上正等正觉"之佛果。
⑫ 咒，为佛之暗语、密语，无从翻译。
⑬ 20世纪初，在敦煌发现的版本，题名为《南宗顿教最上大乘摩诃般若波罗蜜经，六祖惠能大师于韶州大梵寺施法坛经》。
⑭ 法海禅师，曲江人，慧能之弟子。非民间传说《白蛇传》中之人物。
⑮ 顿禅，即顿悟之禅，亦称南禅，与北方神秀所传的渐禅相对。
⑯ 品，即相当于现在的"章"。行由品，亦称作自序品。

就是介绍慧能得法的经过、事由。虽然是叙事，但文中多处直接指明心性，体现顿禅的特点。

[原文及简注]

时，大师至宝林①，韶州②韦刺史③与官僚入山，请师出。于城中大梵寺④讲堂，为众开缘说法。师升座次，刺史官僚三十余人、儒宗学士三十余人、僧尼道俗一千余人，同时作礼，愿闻法要。

大师告众曰：善知识⑤，菩提自性本来清净，但用此心，直了成佛⑥。善知识，且听慧能行由，得法事意。

慧能严父，本贯范阳⑦。左降流于岭南，作新州⑧百姓。此身不幸，父又早亡，老母孤遗，移来南海⑨，艰辛贫乏，于市卖柴。时有一客买柴，使令送至客店。客收去，慧能得钱，却出门外，见一客诵经。慧能一闻经语，心即开悟。

遂问客诵何经，客曰：金刚经。复问从何所来，持此经典。客云：我从蕲州黄梅县⑩东禅寺⑪来。其寺是五祖忍大师⑫在彼主化，门人一千有余，我到彼中礼拜，听受此经。大师常劝僧俗，但持金刚经，即自见性，直了成佛。

慧能闻说，宿昔有缘，乃蒙一客，取银十两与慧能，令充老母衣粮，教便往黄梅参礼五祖。慧能安置母毕，即便辞违。不经三十余日，便至黄梅，礼拜五祖。

祖问曰：汝何方人，欲求何物？慧能对曰：弟子是岭南新州百姓。远来礼师，惟求作佛，不求余物。

祖言：汝是岭南人，又是獦獠⑬，若为堪作佛？慧能曰：人虽有南北，佛性本无南北。獦獠身与和尚不同，佛性有何差别。五祖更欲与语，且见徒众总在左右，乃令随众作务。慧能曰：慧能启和尚，弟子自心，常生智慧，不离自性，即是福田。未审和尚教作何务？祖云：这獦獠根性大利。汝更勿言，着槽厂⑭去。

---

① 宝林，即宝林寺，今名南华寺，在广东韶关境内。
② 韶州，今韶关。
③ 刺史，官职名。名韦璩（qú）
④ 大梵寺，在韶关市内，今名大鉴禅寺。
⑤ 善知识，即"善友"，指能引导、帮助学人修学佛法的师友、良友。此处系慧能对在座听众的尊称。
⑥ 此处开门见山，直接指示。体现顿禅特点。
⑦ 范阳，今北京、保定一带。
⑧ 新州，今广东省新兴县。
⑨ 南海，今广州一带。
⑩ 蕲州黄梅县，今湖北黄梅县。
⑪ 东禅寺，又名东山寺，位于黄梅县东山，现名五祖寺。故五祖所传之顿禅，称"东山法门"。
⑫ 弘忍（601—674），蕲州黄梅（今湖北黄梅县）人，东山法门开创者，被尊为禅宗五祖。
⑬ 獦獠（gé liáo），此处指南方少数民族。
⑭ 槽厂，舂米、劈柴之处。

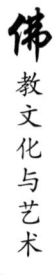

慧能退至后院，有一行者①，差慧能破柴踏碓②。经八月余，祖一日忽见慧能，曰：吾思汝之见可用，恐有恶人害汝，遂不与汝言，汝知之否？慧能曰：弟子亦知师意，不敢行至堂前，令人不觉。

祖一日唤诸门人总来：吾向汝说，世人生死事大。汝等终日只求福田，不求出离生死苦海。自性若迷，福何可救？汝等各去自看智慧，取自本心般若之性，各作一偈，来呈吾看。若悟大意，付汝衣法，为第六代祖。火急速去，不得迟滞。思量即不中用，见性之人，言下须见。若如此者，轮刀上阵，亦得见之。

众得处分，退而递相谓曰：我等众人，不须澄心用意作偈，将呈和尚，有何所益？神秀③上座，现为教授师④，必是他得。我辈谩作偈颂，枉用心力。诸人闻语，总皆息心，咸言我等已后，依止秀师，何烦作偈。

神秀思惟：诸人不呈偈者，为我与他为教授师，我须作偈，将呈和尚。若不呈偈，和尚如何知我心中见解深浅。我呈偈意，求法即善，觅祖即恶，却同凡心，夺其圣位奚别？若不呈偈，终不得法，大难大难。

五祖堂前，有步廊三间，拟请供奉卢珍⑤，画楞伽经变相⑥，及五祖血脉图⑦，流传供养。神秀作偈成已，数度欲呈，行至堂前，心中恍惚，遍身汗流，拟呈不得，前后经四日，一十三度呈偈不得。秀乃思惟：不如向廊下书著，从他和尚看见，忽若道好，即出礼拜，云是秀作；若道不堪，枉向山中数年，受人礼拜，更修何道。是夜三更，不使人知，自执灯，书偈于南廊壁间，呈心所见。偈曰：

身是菩提树，心如明镜台⑧。

时时勤拂拭，勿使惹尘埃。

秀书偈了，便却归房，人总不知。秀复思惟：五祖明日见偈欢喜，即我与法有缘；若言不堪，自是我迷，宿业障重，不合得法。圣意难测，房中思想，坐卧不安，直至五更。

祖已知神秀入门未得，不见自性。天明，祖唤卢供奉来，向南廊壁间，绘画图相，忽见其偈。报言：供奉却不用画，劳尔远来。经云：凡所有相，皆是虚妄。但留此偈，与人诵持。依此偈修，免堕恶道。依此偈修，有大利益。令门人炷香礼敬，尽诵此偈，即得见性。门人诵偈，皆叹善哉。

---

① 泛指一般佛法之修行者。也指在寺院服杂役尚未剃发的出家者、方丈侍者。
② 踏碓（duì），踩踏杵杆一端，使杵头起落舂米。
③ 神秀（606—706），俗姓李，汴州尉氏（今属河南）人，为弘忍之高足，后成为北宗渐禅之创始人。
④ 教授师，相当于学长、助教之类。
⑤ 供奉，系官职名；卢珍，系人名。
⑥ 楞伽，指《楞伽经》；经变相，简称为经变或变文，系描绘佛经内容或佛传故事的图画。
⑦ 此处血脉，盖指法脉源流。
⑧ 过去的镜子是用铜台磨出来的。一块铜台，将其粗糙的表面磨平、磨光后，就可以发生光的反射，变成镜子，故合称为明镜台，实际上，就是一大块铜镜。

祖三更唤秀入堂，问曰：偈是汝作否？秀言：实是秀作，不敢妄求祖位。望和尚慈悲，看弟子有少智慧否？祖曰：汝作此偈，未见本性，只到门外，未入门内。如此见解，觅无上菩提，了不可得。无上菩提，须得言下识自本心，见自本性①。不生不灭，于一切时中，念念自见。万法无滞，一真一切真。万境自如如，如如之心，即是真实。若如是见，即是无上菩提之自性也。汝且去一两日思惟，更作一偈，将来吾看。汝偈若入得门，付汝衣法。神秀作礼而出。又经数日，作偈不成，心中恍惚，神思不安，犹如梦中，行坐不乐。

复两日，有一童子，于碓坊过，唱诵其偈。慧能一闻，便知此偈，未见本性。虽未蒙教授，早识大意。遂问童子曰：诵者何偈？

童子曰：尔这獦獠不知。大师言，世人生死事大，欲得传付衣法，令门人作偈来看。若悟大意，即付衣法，为第六祖。神秀上座，于南廊壁上，书无相偈。大师令人皆诵，依此偈修，免堕恶道。依此偈修，有大利益。

慧能曰：我亦要诵此，结来生缘。上人，我此踏碓八个余月，未曾行到堂前。望上人引至偈前礼拜，童子引至偈前礼拜。

慧能曰：慧能不识字，请上人为读。时有江州别驾②，姓张名日用，便高声读。慧能闻已，遂言：亦有一偈，望别驾为书。别驾言：汝亦作偈，其事希有。

慧能向别驾言：欲学无上菩提，不得轻于初学。下下人有上上智，上上人有没意智。若轻人，即有无量无边罪。别驾言：汝但诵偈，吾为汝书。汝若得法，先须度吾，勿忘此言。慧能偈曰：

菩提本无树，明镜亦非台。

本来无一物，何处惹尘埃。

书此偈已，徒众总惊，无不嗟讶，各相谓言：奇哉，不得以貌取人。何得多时，使他肉身菩萨？祖见众人惊怪，恐人损害，遂将鞋擦了偈。曰亦未见性。众以为然。

次日，祖潜至碓坊，见能腰石舂米，语曰：求道之人，为法忘躯，当如是乎？乃问曰：米熟也未？慧能曰：米熟久矣，犹欠筛在。

祖以杖击碓三下而去，慧能即会祖意，三鼓入室。祖以袈裟遮围，不令人见。为说金刚经，至"应无所住，而生其心"。慧能言下大悟：

一切万法，不离自性。

何期自性，本自清净？

何期自性，本不生灭？

何期自性，本自具足？

何期自性，本无动摇？

---

① 此处直接指示，体现顿禅特点。
② 别驾，官职名。

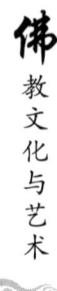

何期自性，能生万法？①

祖知悟本性，谓慧能曰：不识本心，学法无益。若识自本心，见自本性，即名丈夫、天人师、佛②。三更受法，人尽不知，便传顿教及衣钵。云：汝为第六代祖，善自护念。广度有情，流布将来，无令断绝。听吾偈曰：

有情来下种，因地果还生。

无情亦无种，无性亦无生。

祖复曰：昔达摩大师③，初来此土，人未之信。故传此衣，以为信体，代代相承。法则以心传心，皆令自悟自解。自古佛佛惟传本体，师师密付本心。衣为争端，止汝勿传。若传此衣，命如悬丝。汝须速去，恐人害汝。

慧能启曰：向甚处去？祖云：逢怀则止，遇会则藏。④

慧能三更，领得衣钵。云：能本是南中人。素不知此山路，如何出得江口？五祖言：汝不须忧，吾自送汝。祖相送直至九江驿⑤。祖令上船，五祖把橹自摇。慧能言：请和尚坐，弟子合摇橹。祖云：合是吾度汝。慧能曰：迷时师度，悟了自度；度名虽一，用处不同。慧能生在边方，语音不正。蒙师付法，今已得悟，只合自性自度。祖云：如是如是。以后佛法，由汝大行，汝去三年，吾方逝世。汝今好去，努力向南，不宜速说，佛法难起。

慧能辞违祖已，发足南行，两月中间，至大庾岭⑥。

五祖归，数日不上堂。众疑，诣问曰：和尚少病少恼否？曰：病即无，衣法已南矣。问：谁人传授？曰：能者得之。众知焉。

逐后数百人来，欲夺衣钵。一僧俗姓陈，名惠明，先是四品将军，性行粗糙，极意参寻，为众人先，趁及慧能。慧能掷下衣钵于石上，曰：此衣表信，可力争耶？能隐草莽中。惠明至，提掇不动，乃唤云：行者行者，我为法来，不为衣来。慧能遂出，盘坐石上。惠明作礼云：望行者为我说法。慧能云：汝既为法而来，可屏息诸缘，勿生一念，吾为汝说。明良久，慧能云：

不思善不思恶，正与么时，那个是明上座本来面目。⑦

惠明言下大悟，复问云：上来密语密意外，还更有密意否？慧能云：与汝说者，即非密也。汝若返照，密在汝边。明曰：惠明虽在黄梅，实未省自己面目。今蒙指示，如人饮水，冷暖自知。今行者即惠明师也。慧能曰：汝若如是，吾与汝同师黄梅，善

---

① 此处直接指示即心即佛，体现顿禅特点。
② 此处直接指示即心即佛，体现顿禅特点。
③ 达摩大师，即禅宗初祖菩萨达摩。
④ 怀，指广东怀集；会，指广东四会。
⑤ 九江驿，地名，或以为是现在江西九江市，恐非。
⑥ 大庾岭，五岭（南岭）之一。
⑦ 此处直接指示明心见性，体现顿禅特点。

自护持。明又问：惠明今后向甚处去？慧能曰：逢袁则止，遇蒙则居①。明礼辞。明回至岭下，谓趁众曰：向陟崔嵬②，竟无踪迹，当别道寻之。趁众咸以为然。惠明后改道明，避师上字③。

慧能后至曹溪④，又被恶人寻逐，乃于四会⑤，避难猎人队中。凡经一十五载，时与猎人随宜说法。猎人常令守网，每见生命，尽放之。每至饭时，以菜寄煮肉锅。或问，则对曰：但吃肉边菜。

一日思惟，时当弘法，不可终遁，遂出至广州法性寺⑥，值印宗法师⑦讲涅槃经，时有风吹幡动。一僧曰风动，一僧曰幡动，议论不已。慧能进曰：不是风动，不是幡动，仁者心动。⑧ 一众骇然。

印宗延至上席，征诘奥义。见慧能言简理当，不由文字。宗云：行者定非常人。久闻黄梅衣法南来，莫是行者否？慧能曰：不敢。宗于是作礼，告请传来衣钵，出示大众。宗复问曰：黄梅咐嘱，如何指授？慧能曰：指授即无，惟论见性，不论禅定解脱。宗曰：何不论禅定解脱？能曰：为是二法，不是佛法，佛法是不二之法。宗又问：如何是佛法不二之法？慧能曰：法师讲涅槃经，明佛性是佛法不二之法。如高贵德王菩萨⑨白佛言：犯四重禁⑩，作五逆罪⑪，及一阐提⑫等，当断善根佛性否？佛言善根有二，一者常，二者无常；佛性非常非无常，是故不断，名为不二。一者善，二者不善，佛性非善非不善，是名不二。蕴之与界，⑬ 凡夫见二，智者了达，其性无二。无二之性，即是佛性。

印宗闻说，欢喜合掌，言某甲讲经，犹如瓦砾；仁者论义，犹如真金。于是为慧能剃发，愿事为师。慧能遂于菩提树下，开东山法门。

慧能于东山得法，辛苦受尽，命似悬丝。今日得与使君、官僚、僧尼、道俗，同此一会，莫非累劫之缘，亦是过去生中，供养诸佛，同种善根，方始得闻如上顿教，得法之因。教是先圣所传，不是慧能自智。愿闻先圣教者，各令净心，闻了各自除疑，如先代圣人无别。

一众闻法欢喜，作礼而退。

---

① 袁、蒙，皆地点，今已不可考证。
② 比喻山势险峻，道理崎岖。陟，zhì；嵬，wéi。
③ 慧能亦作惠能。为避讳，"惠明"改名"道明"。
④ 曹溪，在韶关宝林寺前面。
⑤ 四会，今广东省四会市。
⑥ 法性寺，今广州光孝寺。
⑦ 印宗（627—713），唐代高僧，俗姓印，吴郡（今苏州）人，通《涅槃经》。
⑧ 顿悟见性，体现顿禅特点。
⑨ 高贵德王菩萨，《涅槃经》中的菩萨名号。
⑩ 四重禁：指淫、杀、盗、妄语。
⑪ 五逆：指杀父、杀母、杀阿罗汉、出佛身血、破和合僧五种大逆不道的重罪。
⑫ 一阐提，指不具信心、断成佛善根的人。
⑬ 蕴，五蕴；界，十八界。

[白话试译] 行由品　第一

某日，慧能大师来到位于韶州曲江县南华山的宝林寺。这时，韶州刺史韦璩，与他的同僚们，一起上山，恭请大师出山弘法。大师来到曲江县城的大梵寺讲堂，为众多善信，开缘演说妙法。大师登上宝座后，韦刺史和同僚约30多人，及儒门宗师、知名学者30余人，还有出家比丘、比丘尼等，道俗共计约1000人，同时向大师恭敬顶礼，渴望大师启迷开悟，指示佛法的精髓。

慧能大师便对大众说："各位善知识呀！我们的觉悟之性、本心，自无始以来，本来就是清净。我们应善用本来清净的本心，直了成佛。"大师接着又说："善知识呀！且听我得法的经过吧。"大师说："我（慧能）的父亲本来籍贯是范阳，后来被降职流放到岭南，成为广东新州的普通百姓。很不幸，我父亲死得早，留下年迈的母亲和我。我们只好迁居到南海这一带，以砍柴、卖柴为生，日子过得异常艰难。有一天，有位顾客买柴，嘱咐我把柴送到他经营的客栈去。买主把柴收下后，我得了钱，正要走出门外，见一位客人正诵佛经。我一听此经，心即开悟。

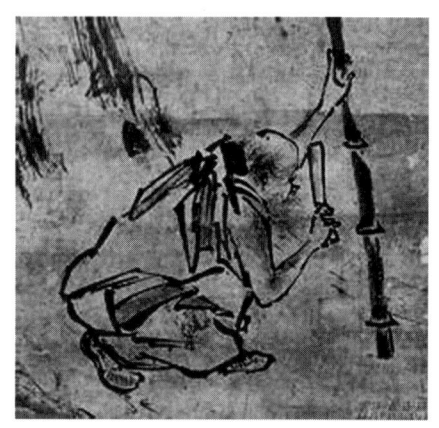

图38　慧能砍柴

"于是，我就问那位客人，诵的是什么经？客人回答说是《金刚经》。我又问他是从什么地方来的？怎样得到这部经典？客人回答说：'我是从蕲州黄梅县东禅寺来。东禅寺由五祖弘忍大师主持教化，门下有弟子1000余人。我也常到寺里顶礼参拜，恭听领受《金刚经》奥义。大师经常劝出家人和在家人，说只要坚持读诵《金刚经》，自然就能够见自本性，直了成佛。'

"听了他的话，我也想去参拜五祖。由于前世种的善缘，我得到这位客人慷慨施予的十两纹银，作为我母亲的生活费用。我很快就将母亲安顿好了。然后辞别母亲，经过30余日，便赶到了黄梅东禅寺，礼拜五祖。

"五祖问我：'你是哪里人？来这里求什么？'我回答说：'弟子是岭南新州的百姓，远道而来，礼拜大师，只求作佛，不求其他。'

"五祖说：'你是岭南人，又是獦獠，怎么能作佛呢？'我说：'人虽有南北之分，佛性根本没有南北之分！獦獠我虽然身与您不同，但是佛性有什么差别呢？'

"五祖还想和我谈话，但看见其他弟子随侍左右，于是命令我跟随大众去劳作。我问：'启禀和尚！弟子我自心，常常涌现智慧，不离自性，这就是福田。不知您，还要教我做什么事务，以种福田？'五祖说：'你这獦獠根性太利，不必再多说，到槽厂去干活吧！'

"我退到后院，有一位行者支使我劈柴、踏碓、舂米，如此经过了八个多月。有一天，五祖突然来到后院看我，说：'我认为你的见解可取，恐怕有恶人嫉妒、加害你，所以故意不和你多说，你知道吗？'我恭敬地回答说：'弟子也知道师父的意思，所以一直不敢走到大堂前，以免引起他人猜疑。'

"有一天，五祖召集所有的门下弟子，说：'你们大家要知道呀！人生在世，生死是迫切需要解决的第一等大事。可是你们整天只知道修福，不知道出离生死苦海。如果迷失自己的自性，修来的福报怎能救度生死之苦呢？你们大家回去，各自观照自己的智慧，领悟自心本有的超脱生死的自性，然后各作一首偈颂，呈上来给我看。如果能悟得佛法大意，我就给他传法付衣，成为第六代祖师。大家赶快去！不得延迟停滞！佛法一经思量，就不中用。明心见性的人，一言之下就能见性。这样的人，即使在挥刀作战的紧急关头，也能立见自性。'

"众人得到吩咐后，都退回来互相商量，说：'我们大家也不必费尽心力，作偈颂给和尚看。这有什么用呢？神秀上座现在是我们的教授师，想必是他得法。我们轻率地作偈，也只是枉费心机。'大家都这么说，打消了作偈的念头，便说：'我们以后依止神秀上座就好了，何必多此一举作偈呢？'

"神秀暗想：他们都不愿再作偈，是因为我是他们的教授师，所以，我必须作偈，上呈和尚；否则，和尚怎知我心中见解的深浅呢？不过，话又说回来，我这样作偈，如果旨在追求佛法，那当然好；但是，如果为得到祖师的名位，那就是一种恶行，与争名夺利的凡夫，没有差别。但如果我不上呈偈颂给和尚，终究不能得法。真是左右为难！

"在五祖居室前，有三间走廊，原打算请名叫'卢珍'的供奉官，绘画《楞伽经》的变相图，及五祖道统法脉图，以便后世流布，恭敬供养。神秀作好偈颂后，曾经数次想呈交五祖，但走到五祖居室前，总是心中恍惚，遍身汗流，想要呈上去，却又退回来。经过四天，犹豫了13次，最终未能呈偈给五祖。神秀转念一想：还不如把偈颂写在那走廊上，等五祖从走廊经过，如果见偈称好，那我就出来顶礼，说是我作的。假如五祖认为偈颂不好，那我枉在山中修学多年，愧受他人的尊敬及礼拜，我还修什么道呢？于是，神秀就在当天夜半三更时，自己掌灯，把偈颂偷偷地写在走廊的墙壁上，以表达自己的心得体会。偈颂说：

"身是菩提树，心如明镜台，时时勤拂拭，勿使惹尘埃。①

"神秀写好偈颂后，回到自己的寮房②，大家都不知道。神秀又想：如果明天五祖见偈欢喜，说明我与佛法有缘；如果说不好，自然是我迷失自性，宿昔业障深重，不该得法。五祖的圣意，实在难以测度。神秀在房中左思右想，坐卧不安，直到

---

① 大意：此身就像菩提树一样，心就像是明镜一样（但是，镜子易沾染尘埃，如果沾染了，就很难光亮照人，所以），我们要时时需要擦洗，不要让镜子沾有太多的尘埃。我们的心也是这样：要不断地省察内心，如果沾染了名利、烦恼，就要及时清除掉。这样，才能恢复本有的觉性，成就菩提之果。笔者以为，这体现了渐禅的特点。

② 寮房，僧人的宿舍。

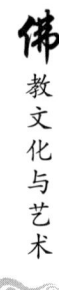

五更。

"其实，五祖早就知道神秀未曾契悟自性，对于佛法还没有真正入门。天亮后，五祖请卢供奉来，要他在走廊墙上绘画，忽然看到神秀那首偈颂，于是对卢供奉说：'供奉！不用画了，劳驾你远道而来。《金刚经》说：凡所有相，皆是虚妄。所以只留下这首偈颂，让大家受持读诵。如果能依这首偈颂修行，可免堕三恶道；依这首偈颂修行，也能获得大利益。'于是五祖令门下弟子对着偈颂，焚香恭敬礼拜。说大家只要尽心地诵持这首偈，也可以见性。弟子们读诵此偈后，都赞叹说：善哉！善哉！

"当晚三更，五祖把神秀叫入室内，问道：'那首偈是你写的吗？'神秀答道：'确实是弟子所作，弟子不敢妄求祖师的名位。只是祈求和尚慈悲，看弟子有一点智慧否？'五祖说：'你作的这首偈，还没有见性，还在门外，未入门内。这样的见解，想觅求无上菩提，终究不可得。无上菩提必须是，言下（当下）就能识取自己的本心，见到自己的不生不灭的本性。无论何时何地，念念自见其本性。一切万法无滞无碍，只要能识取真如自性，其他一切法自然也是真实的。一切境界，无生无灭，如如不动。这如如不动的心，亘古亘今，真实无伪。若能这样见性，即契入无上菩提的自性。你暂且回去"思惟"①一两天，再作一偈送来给我看，如果你的偈能入门，我就把衣法传付给你。'神秀行礼退出。经过好几日，神秀仍未作成偈颂，心中恍惚，犹如梦中，行走坐卧，闷闷不乐。

"又过了两天，有一童子从我舂米的碓坊经过，口诵神秀的偈颂，我一听就知道：这偈还没见性。虽然没有教我，但我已略知此偈之大意，便问童子：'你诵的是什么偈呢？'

"童子说：'你这獦獠不晓得。五祖大师说，生死是人生最重要的大事。大师要传付衣钵佛法，所以要弟子们每人作一首偈给他看，如果谁悟得佛法大意，就传付衣法给谁，让他作第六代祖师。神秀上座在南边走廊的墙上，写了这首无相偈，大师教大家念诵，说依这首偈去修，可得大利益。'

"我说：'我也要礼拜、念诵这首偈，以结来生之法缘。上人！我在这里舂米已经八个多月，还不曾走到正堂前，请您引我到偈颂前礼拜。'这位童子便带我到偈颂前礼拜。

"我说：'我本来就不识字，请您读给我听。'这时有位名叫张日用的江州别驾，便高声朗诵偈颂。我听了后，对张别驾说：'我也有一首偈，请别驾您代我书写。'张别驾说：'你也会作偈，甚是稀奇！'我就对他说：'要学无上正等正觉的佛法，不可轻视初学之人。下下等人也会有上上等的智慧，上上等人也会有没意智②。如果随便轻视他人，就会造无量无边的罪。'张别驾说：'你就把偈颂念诵出来吧！我替你写，如果你

---

① 此盖五祖方便之说，实则自性不用"思惟"。
② 没意智，是指舍弃了自我意识的大智慧。此据圣严法师。

将来得法，务必先来度我，不要忘了喔。'我的偈颂是：

菩提本无树，明镜亦非台，本来无一物，何处惹尘埃？①

"偈颂写完后，在场的门人弟子无不惊讶、赞叹，都说：'奇哉奇哉！实在不能以貌取人！才过多久，他竟然变成了一尊肉身菩萨，作了这么好的偈颂！'五祖见大家如此诧异，恐怕有人嫉妒加害于我，于是就用鞋擦了偈，说：'也没怎么见性。'大家就信以为真。

"第二天，五祖悄悄地来到碓坊，看见我腰上绑着石头正在舂米，说：'求道之人，为法忘身，正是应当这样。'于是问我说：'米白（熟）② 了没有？'我回答：'早就白（熟）了！只是还未过筛③。'

"于是，五祖拿杖在碓上敲了三下，就回去了。我当下就领会五祖的意思，于是在夜半三更时，进入五祖的丈室④。五祖用袈裟遮围，以免外人看到，然后亲自为我讲解《金刚经》，当讲到'应无所住，而生其心'时，我言下即悟入'一切万法不离自性'的真理。于是就向五祖汇报说：'原来自性，本来就是如此清净的呀！原来自性，本来就是没有生灭的呀！原来自性，本来就是圆满具足的呀！原来自性，本来就是没有动摇的呀！原来自性，本来就能生出万法的呀！'

"五祖听了，知道我已彻悟自性，便对我说：'不能识取自己的本心（自性），学法无益。如果能识取自己的本心，契悟自己本有的自性，即可称为调御丈夫、天人师、佛。'

"我在三更时分接受五祖的传法，其他人都不知道。五祖就把顿教心法及衣钵传授给我，并嘱咐我说：'你现在已经是第六代祖师，要好好地自行护念⑤，广度众生，将此法流传到后世，不要使它断绝！听我说偈：

有情来下种，因地果还生。无情亦无种，无性亦无生⑥。'

"五祖又说：'当初达摩祖师来中国，世人不识，不知信向，所以流传这衣钵作为凭证，代代相传。其实佛法重在以心传心，自悟自解。自古以来，诸佛只是传授自性本体，祖师也只是密付自性本心。衣钵是争夺的祸端，止于你身，不可再传！否则，必将危及生命。你必须赶快离开这里，恐怕有人要伤害你。'

"我听了后，问五祖说：'我应该向什么地方去呢？'五祖说：'你到广东怀集这个地方就可停留，行到广东四会这个地方则隐藏。'

"我在三更时分领得衣钵后，对五祖说：'我原是南方人，素来不熟悉这里的山路，

---

① 字面上的意思：菩提树原本就没有树，明亮的镜子也并不是台。自性本来空无一物，又在哪里染尘埃呢？
② 将谷舂成米，由黄变成白。
③ 过筛，为双关语。表面上是讲，舂过的米未过筛。实际上，是指慧能的见解，还没有得到五祖的印证。
④ 佛寺住持的居室，称"方丈""丈室"，其居室面积长宽各一丈，故名。现"方丈"代指佛寺住持本人。
⑤ 通俗地说，就是保护好念头。
⑥ 大意：（你要）在有情大众中传播这个无上的禅法，就恰如在众生的自性中播种成佛的种子，当因缘成熟时，自然会在众生心田里生出佛果。尽管这样，不要着相："无情亦无种，无性亦无生。"

如何才能走到江口呢？'五祖说：'你不必忧虑，我亲自送你去。'五祖一直送我到九江驿①，让我上船。五祖自己把橹摇船，我说：'和尚请坐！弟子应该摇橹。'五祖说：'应该是我度你。'我说：'迷的时候由师父度，悟了就要自己度；"度"的名称虽然一样，但它的用处不一样。我生长在偏远的南方，语音不正，承蒙师父传授心法，现已开悟，只应自性自度。'五祖说：'是的！是的！以后佛法要靠你弘传。三年以后，我就要示寂，你要珍重，一直向南走，也不要急于说法，佛法（顿禅）很难弘兴。'

"我叩别五祖，就迈步向南走，大约走两个月，行至大庾岭。

"五祖回去以后，好几天都不上殿，大家感到怀疑，便向五祖请安：'和尚您是否有病而不愉快？'五祖说：'病倒没有，只是衣法已经传到南方了。'有人立刻又问：'那么是什么人得了衣法呢？'五祖回答说：'能者得之。'这时，大家才恍然大悟。

"不久，果然有数百人追赶而来，想夺取衣钵。其中有一位僧人，俗姓陈，名叫惠明，曾做过四品将军，性情粗鲁，参禅求道的心却很积极。他一马当先赶上了我，我把衣钵扔在石头上，说：'这袈裟乃传法的信物，哪能用暴力来争夺呢？'说完，我就隐藏到草丛中。惠明赶到，看见石上的衣钵，却提掇不动，大惊，于是大声喊道：'行者！行者！我是为求法而来，不夺衣钵。'于是，我从草丛中走出来，盘坐在石上。惠明作礼，并说：'希望行者您为我说法。'我说：'既然你是为求法而来，先要摒除心中的一切杂念，当一念不生时，我再为你说法。'惠明默然而立。经过许久，我说：

"'不思善，不思恶，就是这当下，一念不生，即又了了分明，这个了了分明的灵知，就是你惠明的本来面目。'②

"惠明言下大悟，又再问道：'除了已经说过的密语、密意以外，还更有其它的密意吗？'我说：'既然已经对你讲了，就不是秘密。你如果能回光返照，佛法的无尽秘藏，就在你那里。'惠明说：'我虽然在五祖座下参学，实在未曾省悟自己的本来面目，今承蒙指示，如人饮水，冷暖自知。现在您就是我的师父了。'我说：'既然你这样说，我和你都尊五祖为师，请好好自行护念。'惠明又问：'我今后要向什么地方去？'我说：'逢袁则止，遇蒙则居。'于是惠明作礼而别。惠明回到山下，迎面碰上尾随而来的人，就对他们说：'这里山岭峻险，道路崎岖，我都找过了，未见踪迹，还到别处去找吧。'众人点头称是。惠明后来为避免与我上字相同，改名为道明。

"后来我到曹溪，又被恶人追寻，于是就避难于四会，隐藏在猎人队中15年。在此期间，我时常为猎人随机说法。猎人要我给他们守猎网，每当我看见禽兽落入猎网中，便将它们统统放生。每到吃饭的时候，我就以蔬菜寄煮在肉锅中，有人问起，就对他说：'我只吃肉边的蔬菜。'

"一天，我暗想：'应当是出来弘法的时候了，不能总这样隐遁下去。'于是我离开

---

① 九江驿：古地名。有人认为是现在的九江市，恐非。
② （1）此据元音老人《略论明心见性》。（2）有些人认为，原文中的"那个"，应该是现代文中的"哪个"（which），元音老人认为，二者其实并无二致。

了猎人队,来到广州法性寺,正逢印宗法师讲《涅槃经》。当时有一阵风吹来,旗幡随风飘动。一僧说是'风动',另一僧说是'幡动',两人争论不休。我走上前去说:'不是风动,也不是幡动,是二位的心在动。'大众听到了,十分惊骇。

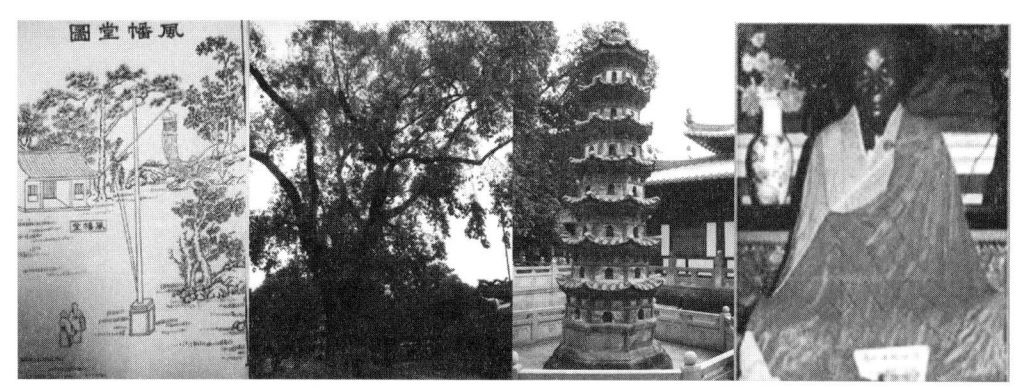

图39 广州光孝寺风幡堂图(左一)、菩提树(左二)、六祖瘗(yì)发塔(左三)①,以及南华寺六祖真身(右)

"印宗法师于是请我坐到上席,询问佛法奥义。他听我说法,言辞简洁,说理透彻,并非从书籍文字中来。于是问道:'行者必定不是常人!很早就听说黄梅五祖的衣法已经传到南方,莫非您就是?'我说:'不敢!'印宗于是恭敬顶礼,请求我出示所传的衣钵给大家看。印宗法师又再问说:'黄梅五祖传付衣法时,有什么指示吗?'我说:'要说指示,是没有的;只是教人识取本心,见自本性,更莫求别法,而且也不讲禅定、解脱的事情。'印宗法师问:'为什么不论禅定、解脱呢?'我说:'因为讲禅定、解脱,就有能求和所求,这是二法,不是佛法;佛法是不二之法:见性即是禅定解脱,禅定解脱即是见性。'印宗法师又问:'什么是佛法的不二之法呢?'我说:'法师您讲的《涅槃经》,阐明佛性就是佛法的不二之法。譬如高贵德王菩萨问佛说:犯四重禁和五逆罪,及不信佛法的一阐提,是否就永断善根佛性呢?佛陀说:善根有二种,一者常,二者无常,佛性非常、非无常,是故不断,所以才能称之为"不二"。其次又有善与不善,但佛性既不是善,也不是不善,因此称之为不二之法。五蕴与十八界,在凡夫看来,是二(是不同的两个),但在通达事理的智者看来,二者的本性没有差别,这没有差别的本性就是佛性。'

"印宗法师听了我所说的法,心生欢喜,合掌恭敬地说:'我给别人讲经,犹如瓦片石砾;仁者您论述义理,犹如那精纯的真金。'

"那时我还是一个居士,于是他为我剃除须发(完成出家仪式),并且愿意拜我为

---

① 详见作者论文:Xican Li, Guangxiao Temple (Guangzhou) and its Multi Roles in the Development of Asia - Pacific Buddhism. Asian Culture and History, 2016, 8 (1): 45 - 56.

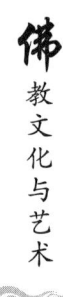

师。我就在菩提树①下，开演五祖的东山法门（顿禅）。

"我自从在东山得法以后，受尽千辛万苦，命如悬丝。今天能够和刺史官僚，及僧尼道俗，共聚于此法会中，既是多劫以来所结的法缘，也是宿昔供养诸佛，共同种下的善根。这样，才能听闻顿教的得法因缘。教法是过去圣人所传，并不是我慧能的自创。但愿听闻古圣教法的人，各自先行净心；听完之后，各自去除疑惑，就像过去的圣人一样没有差别了。"

大众听完慧能大师的说法后，心生欢喜，作礼而去。

4.5 《金刚经》导读

《金刚经》共有六种译本：《金刚般若波罗蜜经》（鸠摩罗什译）、《金刚般若波罗蜜经》（菩提流支②译）、《金刚般若波罗蜜经》（真谛③译）、《金刚能断般若波罗蜜经》（达摩笈多译）、《大般若波罗蜜多经·能断金刚分》（玄奘译）、《能断金刚般若波罗蜜经》（义净④译）。其中，以鸠摩罗什译本《金刚般若波罗蜜经》最流行，本书即依此为据。

本经《金刚般若波罗蜜经》（鸠摩罗什译）以法喻立题："金刚"，比喻像金刚石一样，无坚不摧；"般若波罗蜜"指能了脱生死，达到涅槃彼岸的大智慧。

依"经开三分"原则，《金刚般若波罗蜜经》可以分为序分、正宗分和流通分。序分，即第一品。"如是我闻，一时佛在舍卫国祇树给孤独园，与大比丘众，千二百五十人俱"为证信序；号称解空第一的须菩提提出"应云何住？云何降伏其心"？佛为回答，由此引出全经，为发起序。第二品至第三十一品为正宗分；第三十二品为流通分。《金刚般若波罗蜜经》的分品始于昭明太子。⑤

大意与主旨：须菩提困惑于人心的浮躁不安，提出如何才能降伏浮躁的心。佛说，这是因为众生"着相"，执着、追逐、沉迷于外在的东西。因此，要降伏浮动不已的心，就要"离相"或"破相"。

经中多言离相。比如，第二十品"如来说，具足色身，即非具足色身，是名具足色身"。大意是讲，表面上看，我们有一个完整的身体，但实际上，这个身体是缘起的假有，只是有一个"身体"的名字而已。其实，我们的身体当体即空，没有实体。

---

① 此树为天竺高僧智药三藏手植。参见作者论文：Xican Li, Guangxiao Temple (Guangzhou) and its Multi Roles in the Development of Asia–Pacific Buddhism. Asian Culture and History, 2016, 8 (1): 45–56.

② 菩提流支，北印度人，著名佛教学者、译经师，博通经、律、论三藏，于北魏年间（386—557）提来洛阳从译经工作，受到北魏宣武帝（499—515年在位）礼遇。

③ 真谛，南朝时著名译经师，详见6.11节。

④ 义净，汉传佛教四大译经师之一，详见6.15节。

⑤ 昭明太子：南北朝时期梁武帝之子，原名萧统，著有《萧统文选》，《金刚经》原来并没有分品。对昭明太子的分品，历代褒贬不一。

如果能明白这个道理，就不会执着于身体，称离身相或破身相。比如，不懂事的儿童会被五颜六色的肥皂泡迷住，认为那是实有，便去追逐，结果伸手一抓，却是空的——很伤心。成年人明白事理，不会这样，任由其生灭，内心不会有涟漪，所以，成年人就离了肥皂泡的相。

不仅对外面的物质世界，要离相，对自己所坚持的理论（包括佛法），也不能执着，也要离相，称之为"去法执"。如第六品"知我说法，如筏喻者，法尚应舍，何况非法"；第七品"如来所说法，皆不可取，不可说，非法非非法"。完全离相的人，内心寂静，般若之智现前，此智是每人本有的，故无坚不摧，如同金刚，这就合了经题"金刚般若"之意。

但是，站在大乘佛教的立场，菩萨契悟金刚般若后，还要广度众生，践行"六度"（"六波罗蜜"）即：布施、持戒、忍辱、精进、禅定、智慧。因此，经中多次提到布施、持戒、忍辱等。如，第六品"如来灭后，后五百岁，有持戒修福者"；第十五品"初日分，以恒河沙等身布施"；第二十八品"若菩萨以满恒河沙等世界，七宝布施"。这就合了经题"波罗蜜"之意。

反过来，即便广行六波罗蜜，依然不能着相，佛在经中屡有告诫。如，第四品"菩萨应如是布施，不住于相""若菩萨不住相布施，其福德不可思量"；第十四品"菩萨为利益一切众生，应如是布施。如来说一切诸相，即是非相""住于法而行布施，如人入暗，则无所见，若菩萨心不住法而行布施，如人有目，日光明照，见种种色""须菩提，忍辱波罗蜜，如来说非忍辱波罗蜜"；第十七品"庄严佛土者，即非庄严，是名庄严"。甚至连被度的对象——众生，这个概念都不能有。如，第十七品"众生众生者，如来说非众生，是名众生"。

总之，本经主旨就是：离一切相，修一切善。离一切相，方显般若之智，方能修一切善，广度众生。为广度众生，应修一切善；虽修一切善，却依然要离一切相。不难看出，《金刚经》的主旨颇合中道。其主旨亦契合经题：

<u>经题</u>　　金刚般若　　波罗蜜　　经

<u>主旨</u>　　离一切相　⇌　修一切善

4.6　《观世音菩萨普门品》导读

《观世音菩萨普门品》，简称为《普门品》。实际上是鸠摩罗什译的《妙法莲华经》中的第二十五品，所以，全名为《妙法莲华经·观世音菩萨普门品》。之所以将《普门品》从《妙法莲华经》抽出单独印行，是因为观世音菩萨信仰非常广泛。单行本更便于流通。经题中的"普"是普及的意思；"门"，指门类、种类。"普门"，指所有种类的众生。"品"，章。"观世音菩萨普门品"，可以解读为：观世音菩萨大慈大悲泽及万物的一章。因为仅是《妙法莲华经》中的一品，所以，没有序分。

本经一开始，记述无尽意菩萨①与佛的问答。"尔时，无尽意菩萨，即从座起，偏袒右肩，合掌向佛，而作是言：'世尊，观世音菩萨，以何因缘，名观世音？'佛告无尽意菩萨：'善男子，若有无量百千万亿众生，受诸苦恼，闻是观世音菩萨，一心称名。观世音菩萨，即时观其音声，皆得解脱。'"无尽意菩萨向佛询问观世音菩萨得名的来由。佛答，如果众生陷于苦厄中，只要一心称念"观世音菩萨"名号，观世音菩萨"观其音声"（听到了呼救声），即予慈悲救度，令其获得解脱，因此，得名"观世音菩萨"。其后，又详述并赞扬了观世音菩萨"千处祈求千处应，苦海常作渡人舟"的不可思议的神通道力，诸如：救七难②、解三毒③、应二求④、普现三十三种应化身⑤等。最后，劝众生忆念、归敬观世音菩萨。观世音菩萨之所以具有如此的神通道力，是因为菩萨通过"反闻闻自性"法门的修学，已获得圆通⑥。

4.7 《地藏经》导读

《地藏经》，全名《地藏菩萨本愿经》，以人法立题。译者是实叉难陀⑦。本经第一品为序分，第二到第十品为正宗分，第十一到第十三品为流通分。

本经叙述佛上忉利天为母说法，以报母恩。在此盛大的法会上，与会者无量无边，其中，佛母摩耶夫人、定自在王菩萨、地藏菩萨、普广菩萨、阎罗天子、鬼王、坚牢地神⑧等，围绕地藏菩萨的大愿，向佛提问，佛一一予以回答。对答大致涵盖四个方面内容：第一，佛赞扬地藏菩萨誓度众生的弘愿，即"众生度尽，方证菩提；地狱未空，誓不成佛"；第二，介绍地藏菩萨因地的事迹，如在一切智成就如来世时，"一王发愿：若不先度罪苦，令是安乐，得至菩提，我终未愿成佛"；第三，地藏菩萨因地时，曾做光目女和婆罗门女，彼时，光目女之母、婆罗门女之母，不信佛法，或讥毁三宝，或食鱼鳖之子，死后堕入地狱，故经中描述了地狱的生存状况并提出能使亡亲脱苦的方法；第四，佛再三嘱托地藏菩萨，担起未来教化度脱世人的重任：

现在未来天人众，吾今殷勤付嘱汝；

---

① 无尽意菩萨：八大菩萨之一，又译作无尽慧菩萨，无量意菩萨。
② 七难：火难、水难、罗刹难、王难、鬼难、枷锁难、怨贼难。
③ 三毒：贪、嗔、痴。
④ 二求：求生男，求生女。
⑤ 又作三十三应化身，即观世音菩萨为度脱众生而示现的三十三种化身，包括：（1）佛身；（2）辟支佛身；（3）声闻身；（4）梵王身；（5）帝释身；（6）自在天身；（7）大自在天身；（8）天大将军身；（9）毗沙门天身；（10）小王身；（11）长者身；（12）居士身；（13）宰官身；（14）婆罗门身；（15）比丘身；（16）比丘尼身；（17）优婆塞身；（18）优婆夷身；（19）长者妇女身；（20）居士妇女身；（21）宰官妇女身；（22）婆罗门妇女身；（23）童男身；（24）童女身；（25）天身；（26）龙身；（27）夜叉身；（28）乾闼婆身；（29）阿修罗身；（30）迦楼罗身；（31）紧那罗身；（32）摩睺罗伽身；（33）执金刚身。
⑥ 见《楞严经》卷6。
⑦ 实叉难陀（652—710），又作施乞叉难陀，唐代译经师，于阗人，曾译八十《华严》和《楞伽经》。
⑧ 坚牢地神：意为坚牢如大地，职责是保护大地及地上一切植物免受灾害。

以大神通方便度，勿令堕在诸恶趣。

之所以再三嘱托地藏菩萨，因为"南阎浮提①众生，其性刚强，难调难伏""我观是阎浮提众生，举心动念，无非是罪"。

通过这些对话，佛教导世人愿、信、孝、施，因此，本经被誉为"佛门孝经"。

4.8 《阿弥陀经》导读

《阿弥陀经》，全名《佛说阿弥陀经》。以人立题，译者是鸠摩罗什。经文开头至"今现在说法"为序分；从"舍利弗，彼土何故名为极乐"到"即得往生阿弥陀佛极乐国土"为正宗分；剩下的属于流通分。就其内容而言，开始讲"二有"：有极乐世界，有阿弥陀佛。进一步地，描述了极乐世界的状况，"其国众生，无有众苦但受诸乐"。最后，劝信劝修，"汝等皆当信受我语，及诸佛所说""闻说阿弥陀佛，执持名号，若一日，若二日，若三日，若四日，若五日，若六日，若七日，一心不乱，其人临命终时，阿弥陀佛，与诸圣众，现在其前。是人终时，心不颠倒，即得往生阿弥陀佛极乐国土"。《佛说阿弥陀经》是一本净土宗的经典，在我国汉地流传很广，其特点是难信易行。

---

① 阎浮提，为须弥山四大洲之南洲，故又称南阎浮提，我们这个世界被认为处于南阎浮提洲。

第五章　中国佛教史

虽然，我国是南传、北（汉）传、藏传三传佛教共存之邦，但是，三传佛教在我国的发展轨迹，却大相径庭。

5.1　汉传佛教史

佛教在印度产生后，先沿"陆上丝绸之路"，稍后又经"海上丝绸之路"，向汉地传播，并被中国所接纳、吸收，形成所谓的汉（北）传佛教。汉传佛教的历史逾两千年，大致可以分为七个时期。

5.1.1　传入与初期发展（汉末）

众所周知，产生于印度的佛教，很早就传入中国汉地。但因年代久远，且情况错综复杂，所以，其传入的确切年份难以定论。不过，"伊存授经"和"永平求法"两说，影响最大。

所谓伊存授经，是指西汉哀帝元寿元年（公元前2年），西域大月氏国①的使臣伊存口授浮屠经②。由于系口头传授，所以，没有文本佛经传世。其事载于史籍③，故为可信之史实。正因为这样，在1998年，中国佛教协会举办了"中国佛教两千年"的大型纪念活动。

永平求法一说，亦载于史册④，被世人熟知。东汉永平七年（公元67年），汉明帝⑤夜梦金人飞空而至，召集群臣，以占所梦。大臣傅毅进言："此是西方大圣人（释迦牟尼佛）出世。"汉明帝便遣使臣蔡愔（yīn）、秦景等⑥，西行求法，遇见印度高僧摄摩腾（迦摄摩

---

① 月氏（yuèzhī），或作月支，原住中国西北部，后迁徙到中亚地区，由游牧民族所建。
② 浮屠，佛之旧译；浮屠经，即佛经。
③ 伊存授经一事，最早记载于三国史学家鱼豢（生卒年不详）所著《魏略·西戎传》，南北朝裴松之（372—451）《三国志注》复引用之。
④ 见牟子《理惑论》。牟子系东汉末学者，苍梧（今广西梧州）人，著《理惑论》（37章）阐扬佛法。或题名牟融，注云"苍梧太守牟子博"。
⑤ 汉明帝刘庄（57—75年在位），东汉第二位皇帝，光武帝刘秀第四子。
⑥ 亦有张骞、王遵之异说。

腾）和竺法兰，① 邀其来东土弘法。二人誓愿东往，故以白马驮载佛经佛像，远涉流沙②，不惮疲苦，终至洛阳。汉明帝躬亲迎奉，为其在洛阳建僧院，取名白马寺③，以铭记白马之功。白马寺遂成为我国第一座佛教寺院，二人在白马寺译出《四十二章经》等。

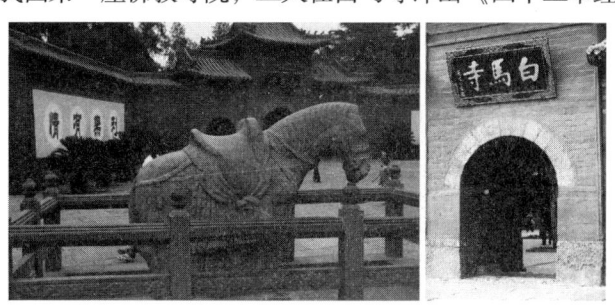

图40　白马寺（河南洛阳）

至东汉末汉桓帝、灵帝时期，④ 西域安息国安世高⑤和月支国支娄迦谶⑥，亦相继来华，翻译佛经。至此，义理之学滥觞，佛教渐被世人所了解。

5.1.2　发展与融入期（三国两晋南北朝）

三国时期，支娄迦谶的弟子支亮，及再传弟子支谦⑦，均精研佛法，弘扬佛教。支谦居孙吴⑧，译出佛经三十余部。继支谦之后，西域康居国⑨高僧康僧会⑩，亦来孙吴译经弘法，受到孙权信敬，并为其建寺筑塔。不过，其学说与安世高、支娄迦谶略有差别。在北方曹魏国，则有僧人朱士行⑪西行求法，止于于阗⑫，得佛经梵本。

两晋（266—420）和南北朝（420—589）时期，外族入侵，内战不止，王朝更迭，生灵涂炭。广大民众，身心摧碎。此时慈悲济世的佛教思想，无疑给苦难众生，以极大的心灵慰藉。西域高僧佛图澄⑬，自西域龟兹国⑭来，见"五胡乱华"⑮，遂劝化后赵国

---

① 详见6.1节。
② 过葱岭之后，即进入沙漠地带，再沿河西走廊进入中原，故"远涉流沙"。
③ 寺，皇帝直属国家办事机构，如大理寺、兰台寺。以"寺"命名，足见佛教在当时受到重视与尊崇。
④ 汉桓帝刘志（132—167），东汉第九位皇帝，公元146—167年在位。汉灵帝刘宏（156—189），东汉第十一位皇帝，168—189年在位。
⑤ 安息，伊朗高原古代国家，西方人称其为"帕提亚"。安世高，原为安息国太子，汉人以其来自安息国，故冠以"安"姓。详见6.2节。
⑥ 支娄迦谶（chèn），简称支谶，西域月支国人，167年来华，译出《般若道行经》等十余部佛经。因系月支国人，故冠以"支"姓。
⑦ 支娄迦谶、支亮、支谦，均以博学著称于世，时有"天下博知，不出三支"之美誉。
⑧ 孙吴（229—280），三国时孙权所建之吴国，或称东吴。
⑨ 康居国，东汉时期的西域三十六国之一，领地很大，与安息国相邻。
⑩ 康僧会（？—280年），亦名康僧铠，祖籍康居国。于吴赤乌十年（247年）来东吴，终生居此。佛经多标以"曹魏康僧会"，盖因史家多以曹魏代称三国时期。
⑪ 朱士行（203—282），曹魏颍川（今河南禹县）人，甘露五年（260年）出家为僧。
⑫ 于阗（tián），今新疆一带。
⑬ 佛图澄，详见6.3节。
⑭ 龟兹（qiū cí），我国古代西域大国之一，在今新疆库车一带。
⑮ 晋代时，北方的匈奴、鲜卑、羯、羌、氐五个游牧民族（"五胡"）趁晋内乱之际，大举入侵中原。

主石勒和石虎①，停止暴行，归信佛教。至此，佛教被汉地帝王所崇信、扶植，首次成为国家的主流意志。佛图澄的弟子道安②，组织僧团，整理典籍，弘扬佛教。道安高徒慧远③在庐山，接众安僧，结社念佛，造《沙门不敬王者论》，阐述政教关系、维护佛教僧人独立地位。著名译经大师鸠摩罗什，被后秦国主姚兴尊为国师，并组织官方译场，翻译出大量佛经（史称"旧译"）。大量佛经的译出，使得佛教思想进一步明朗、流传。传统士大夫亦好读佛经、辩佛理（尤其是般若学），并结交名僧，推动佛教广泛传播。这激起本土道教的不满，西晋道士王浮作《老子化胡经》④，以贬低佛教。尽管如此，佛教最终在汉地扎下不拔之根基，与本土固有之儒、道文化逐渐融合。至南朝时，梁武帝⑤定佛教为国教，大兴佛寺，形成了"南朝四百八十寺，多少楼台烟雨中"的场面。不过，由于僧尼数量猛增，北魏、后秦等便开始设立僧官制度，加以管理。

佛教的迅速发展，促成了佛教艺术的辉煌。在北方，大量开凿石窟⑥，雕塑佛像，成为留存至今的珍贵文化遗产。

佛教的过快发展，也导致毁佛事件的发生。第一次是北魏太武帝拓跋焘毁佛（446—452）；大约一百年后，北周武帝宇文邕亦毁佛（574—578）。佛教将毁佛事件，称为"法难"。

5.1.3 鼎盛期（隋唐）

北周武帝毁佛后不久，朝中权臣杨坚，即取而代之，建立相对统一稳定的隋王朝，史称隋文帝（581—604年在位）。隋文帝甫即位，诏令天下，复佛兴寺，创建以儒为主，佛、道为辅的格局，此格局一直延续到清朝。隋亡，李唐王朝兴起，除继承隋朝大一统的稳定局面外，亦沿袭其崇佛政策，给佛教发展资以良好的外部条件，所以，隋唐时期，佛教鼎盛。

不过，佛教的发展也并非一帆风顺。唐初，即有佛、道之争。因唐王朝李姓皇帝，欲借道教创始人老子（李耳），抬高身份、巩固君权，故将道教置于佛教之前。但佛教义理更完备，势力更盛，于是，佛、道二教明争暗斗。佛教的发展速度因此在一定程度上受到抑制，但总体趋势是上升的。贞观（guàn）十九年（645年），玄奘于西行5万里、历经17年后，自天竺取回大量佛经佛像，轰动朝野，把唐初的佛教推向了一个新高潮。玄奘在唐太宗、唐高宗支持下，翻译带回的大量佛经，其译经风格忠实于梵文原本，史称"新译"。至武则天时代，佛教又被推向另一个新高度。其中，禅宗（尤其是六祖慧能的顿禅）风行天下，标志着佛教完全中国化。稍后，密教亦于开元年间传入汉地，至此，汉传佛教的宗派体系臻于完善。在佛教教制方面，唐朝除沿袭僧官

---

① 后赵（319—351），十六国之一，羯族石勒所建。石勒卒，石虎继位。
② 道安详见6.4节。
③ 慧远详见6.5节。
④ 《老子化胡经》，系伪书。元世祖至元二十二年（1285年），下令焚毁，从此亡佚。
⑤ 梁武帝萧衍（464—549），南朝时期梁朝政权的建立者，在位48年，期间大兴佛教，被后世称为"佛教皇帝"。
⑥ 最著名的三大石窟都建于此时，详见10.4节。

制度外，还建立试经、度牒、戒牒制①。总之，这时期的教理、教制高度成熟、完备，是中国佛教的鼎盛期。

高度成熟的中国佛教，此时开始向朝鲜半岛、日本、西藏等周边国家（地区）传播，最典型的是鉴真东渡日本。

但法难亦有发生。在会昌年间（841—846），唐武宗李炎发起大规模拆毁佛寺和强迫僧尼还俗的毁佛运动，史称"会昌法难"。会昌法难使中国佛教元气大伤，从巅峰走向没落，从此一蹶不振。

5.1.4 延续及略衰期（宋代）

唐亡，佛教在战乱的五代十国时期，屡遭破坏。955年，后周国主周世宗（柴荣）发动的大规模禁佛运动，② 即是一例。当然，佛教格局和政策大体保留，延续到新建的赵宋王朝。

宋代开国之初，宋太祖即支持佛教，后历代帝王均延续这一政策。③ 不过，相比隋唐，略有衰落。由于此时印度本土佛教已渐成绝响，因而新传来的佛经很少，译经亦少。为汇集已译的佛经，宋代开宝年间（968—976），便雕刻了我国第一部大藏经《开宝藏》④（图41）。与宋代同时并存的两个政权辽（916—1125）、金（1115—1234），也用汉文雕刻大藏经《契丹藏》和《赵城金藏》（图42）。

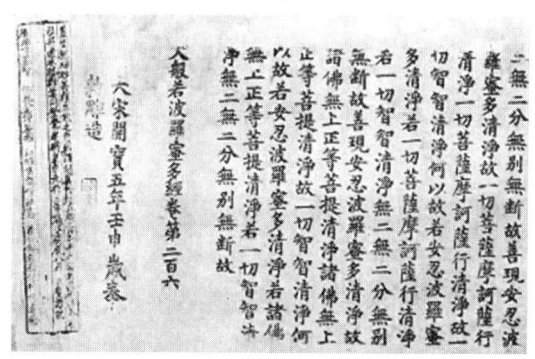

图41　开宝藏（内页）

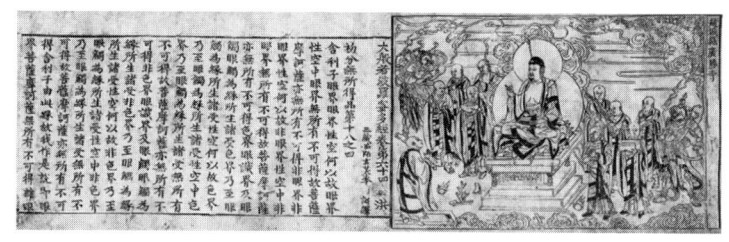

图42　赵城金藏（内页）

---

① 试经，以佛经为内容进行考试，通过者方可出家；度牒，出家身份的证书；戒牒，出家人受戒的证书。
② 后周世宗毁佛，加上北魏太武帝、北周武帝、唐武宗毁佛，合称"三武一宗"毁佛。
③ 除排佛的宋徽宗外，宋代诸帝多保护佛教。
④ 开宝藏，因刻于宋代开宝年间而得名，又因其在四川成都刻成，故又名蜀藏，现存世甚少。

宋代，禅宗继续风行，并向儒家渗透，形成所谓的"理学"。

5.1.5 崇密期（元代）

13世纪，蒙古人推翻宋朝，建立元朝。藏传佛教的首领八思巴①，因帮助忽必烈建国有功，被元朝封为国师，统领天下佛教。藏传佛教密宗（俗谓喇嘛教）受到元朝的特别保护，盛极一时，不过，也滋生不少腐败。其他教派则逐渐式微，唯禅宗与净土宗相对兴旺。其中，元代的高峰原妙和中峰明本②是当时最杰出的两位禅师；两位佛教居士耶律楚材、刘秉忠对元朝建国治国，都有莫大之功。元宪宗八年（1258年），举行佛、道大辩论，认定《老子化胡经》为伪经，遂将其焚毁，这是历史上最后一次佛、道大交锋。

5.1.6 衰落期（明—前清）

约100年后，早年出家为僧的朱元璋，取代元朝，建立统一的朱明王朝。虽然明朝大体上扶持佛教，③但又担心密教的神通搞垮江山，便在永乐年间（1403—1424）全面禁止汉地密教。此后，汉地密宗再也未能重建法系。

明初，即雕刻大藏经：刊版于南京者，称《南藏》④；刊版于北京者，称《北藏》⑤。在明代，融合儒禅、始于宋代的"理学"，却继续繁衍，而正统的佛教则日形衰退。明朝末年，云栖袾宏、紫柏真可、憨山德清、蕅益智旭⑥，相继而起，匡扶佛教，史称"明末清初四大高僧"。

明亡后，素崇喇嘛教的满人入关，推翻明朝，建立大清王朝。清初，对佛教各教派颇为宽容、优待。顺治、康熙、雍正、乾隆诸帝均好佛，以顺治、雍正二帝为甚。雍正禅悟颇深，曾亲自撰写《御制拣魔辨异录》，拣别邪正。雍正十一年（1733年）始修《大藏经》（图37），于乾隆三年（1738年）竣工，世称《乾隆大藏经》（"龙藏"）（图37），至今流行。为兴隆佛教，雍正在位时废除试经、度牒制，听任出家，——但此措施，深伏祸胎，是导致晚清佛教衰落至极的重要原因。

5.1.7 低谷期（晚清—近现代）

至嘉庆（1796—1820）时，大清国力已衰，佛教亦随之颓废。道光（1821—1851）年间，外国列强入侵，国运多舛，世道艰难。世之无力生存者或无赖之徒，均借废除试经、度牒、戒牒制的方便，轻易混入佛门，赖佛偷生，只做经忏佛事，不修学、不

---

① 八思巴（1235—1280），或译作八合思巴、发思巴，西藏萨迦人，藏传佛教萨迦派五祖。
② 原妙（1238—1295），号高峰，吴江（江苏苏州）人，俗姓徐，15岁出家。危坐枯岩几十年，深入禅法，超出常流。中峰明本，详见6.20节。
③ 明朝晚期，嘉靖和崇祯两位皇帝排佛。
④ 南藏，明洪武五年（1372年）始刻，至洪武三十一年（1398年）完成，于京师应天府（今南京）蒋山寺开始点校，史称洪武南藏。洪武南藏被焚后，又于永乐十年（1412年），至永乐十五年（1417年）在南京大报恩寺刻永乐南藏。
⑤ 北藏，永乐十九年（1421年）始刻，明正统五年（1440年）完成，在北京雕造，故名北藏。
⑥ 袾宏，见34页注9。真可（1543—1603），明末高僧，吴江（江苏）人。俗姓沈，法名达观，中年后改名为真可，晚号紫柏，故又称紫柏真可。憨山（1546—1623），明末高僧，安徽全椒人，俗姓蔡，号憨山，法号德清，世称憨山德清，与真可至交，殁后肉身不坏，现供奉于广东南华寺。蕅益智旭，详见6.21节。

讲学，素质低下，严重损伤了佛教形象。降至咸丰、同治年间，"太平天国"①（1851—1864）占领南方，毁寺破像、焚经逐僧，江南佛教一毁无余。

当此之时，有志于拯救佛教的居士，纷纷而起。最杰出的是杨文会②。他募款重刻佛经，设佛教研究会培养人材，促进中外佛教文化交流，为近现代中国佛教复兴贡献甚巨，被尊为"近代佛教复兴之父"。虚云、印光、弘一、谛闲③，则以他们的真实修持，匡扶佛教，被尊为"清末民初四大高僧"。

"太平天国"运动后，佛教遭受的重创尚未平复，洋务运动已经兴起。为创办实业和开办西式教育，清末重臣张之洞于光绪二十四年（1898年）作《劝学篇》上书慈禧太后，主张用寺庙三分之一的产业办学。此次上书，触发了持续数十年的"庙产兴学"风波。

光绪二十五年（1899年），日本僧人见有机可乘，便怂恿中国僧人，仿效基督教的做法，将中国寺院以不平等条约的形式，置于日本东本愿寺庇护之下。事件迅速蔓延，引起清廷震惊，于是采取措施予以制止。1912年，民国始肇，袁世凯便颁布觊觎庙产、歧视佛教的《管理寺庙条例》二十一条。在佛教界的抗议下，此条例亦被废止。在1926—1931年的国民党执政时期，邰爽秋④等以"庙产兴学促进会"名义，提出在全国范围内没收寺院财产的动议，遭到以圆瑛⑤为首的"中国佛教会"猛烈抨击，后他们又拟订了《寺庙管理条例》，亦未能生效。至此，庙产兴学风波，最终归于平息。庙产兴学风波，由于涉及佛教生死存亡，对佛教刺激很大。1912年，佛教内部便自发组织，成立中华佛教总会。与此同时，太虚倡导佛教革命，创办多所佛学院。

近代以来，由于科技发达，交通和信息便利，藏传佛教已开始向汉地传播。

1966—1976年爆发的"文化大革命"，实际上也是一场全国范围内的毁佛运动。历时十年之久，因此对佛教的打击是致命的。在"文革"中，佛教被贴上"牛鬼蛇神"、"封建迷信"的标签。少不更事的青少年，被充当"革命"的主力军，以破"四旧"之名，肆意拆毁佛寺、捣砸佛像、焚烧佛经、迫害僧人。本来处于历史低谷期的佛教，至此几乎销声匿迹。无疑，"文革毁佛"是导致现代人对延续两千年的佛教，倍感陌生的直接原因。

总之，从晚清到近现代，中国佛教（汉传）衰落到了最低点。时至今日，伴随传统文化复兴，佛教方有慢慢复苏之迹象。

5.2 藏传佛教史

藏传佛教史可以分成两个时期，即前弘期和后弘期。

---

① 佛教界称"太平天国"运动为"洪杨之乱"，因其对佛教破坏太甚。
② 杨文会（1837—1911），详见6.22节。
③ 谛闲（1858—1932），浙江黄岩人，号卓三。教通三藏，学究一乘，为天台泰斗。对近代佛教有扶衰起弊之功，且梵行高尚，弟子甚众。亦有将太虚换作谛闲，称四大高僧者。
④ 邰爽秋（1897—1976），江苏省东台人，美国哥伦比亚大学教育博士，教育家。
⑤ 圆瑛（1878—1953），法号宏悟，别号韬光，又号一吼堂主人，福建古田县人，高僧，近代佛教领袖。

5.2.1　前弘期

前弘期始于松赞干布（617—650）时期，跨度约200年。7世纪中叶，松赞干布建立以拉萨为都城的吐蕃（bō）王朝，先后从尼泊尔和唐王朝，迎娶尺尊公主和文成公主。这两位公主，虔诚信佛，载去许多佛经、佛像。为供奉这些佛教圣物①，松赞干布和两位公主，主持修建了大昭寺和小昭寺。其中，文成公主所携的释迦牟尼像②，即供奉在小昭寺（后移入大昭寺，至今犹存）。这被认为是佛教传入藏地之始。

8世纪初，赤德祖赞（704—755）成为新的吐蕃赞普③，他又从唐王室迎娶金城公主，复大兴佛教。佛教的高速发展，引发信奉苯教④的王公大臣不满，反佛大臣杀死赤德祖赞，禁止佛教，驱逐僧人。

其后，第三十七世吐蕃赞普赤松德赞（742—797）又恢复佛教。从印度迎请寂护论师⑤和莲花生大士，并为其建桑耶寺，弘扬佛教密宗（密教）。不久，赤松德赞在桑耶寺，召集全藏王公大臣，发誓永远崇信佛教，史称"桑耶大誓"。自此，佛教在藏地居于统治地位。

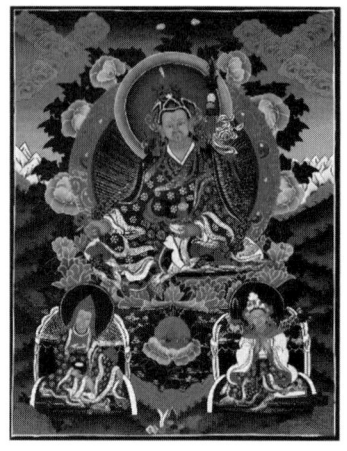

图43　莲花生大士

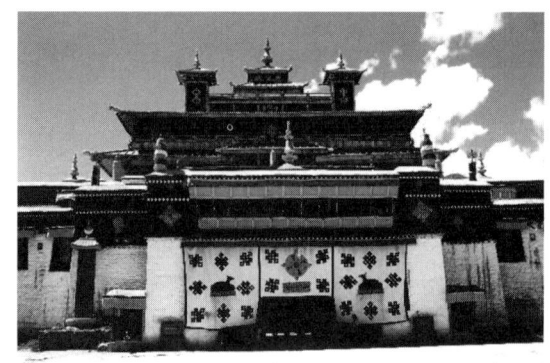

图44　桑耶寺（桑伊寺、桑鸢寺）（西藏扎囊县）

至第四十世赞普赤祖德赞⑥时期（约815—838年在位），规定每七户人家，须供养一僧，任用僧人（俗称"喇嘛"）执掌政权，再次激化佛教与苯教的矛盾。苯教大臣杀死赤祖德赞，赤祖德赞之兄朗达玛继位，旋即封闭佛寺，焚毁佛像佛经，驱逐僧人。

---

① 圣物，具有宗教神圣价值的物品。
② 此像为释迦牟尼十二岁等身像，世称觉沃（卧）佛，意为"至尊至贵至圣"。
③ 赞普，吐蕃王朝之首领，意为君权神授，其权力来自上天。
④ 苯教，亦称本波、钵教、笨教，全称雍仲苯波教，俗称黑教，系流行于藏地的原始宗教，崇奉鬼神和大自然。
⑤ 寂护论师（约8世纪），东天竺人，瑜伽中观派的创始人，曾主持那烂陀寺。
⑥ 赤祖德赞（803—838），或写作墀足德赞，又译为可黎可足，号热巴坚。

此次毁佛,从838年始,至842年止,史称"朗达玛灭佛"。自此,佛教在藏地中心地带渐趋萧索,最终消亡。

5.2.2 后弘期

大约100年后,保存在藏地边远地区的佛教,又向藏地中心回传;稍后,印度高僧阿底峡,翻越喜马拉雅山,进入藏地弘法。佛教再次勃兴,一直持续到现在,称为后弘期。后弘期经过千余年发展,形成五个教派,即宁玛派、噶当派、萨迦派、噶举派、格鲁派。

在这五个教派中,宁玛派历史最悠久,它实际上源于前弘期的莲花生和无垢友①。宁玛,即"古旧"之意。其僧人穿红衣,戴红帽,其寺院墙壁亦多红色,故俗称"红教"。

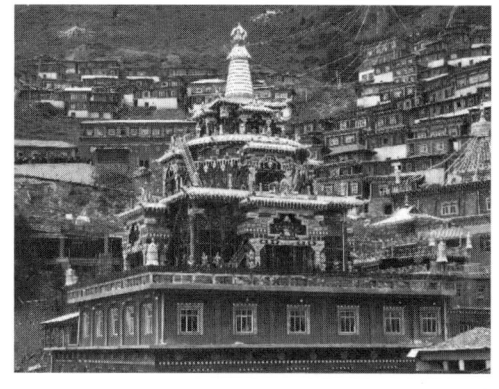

图45　宁玛派寺院噶陀寺(四川省甘孜白玉县)

噶当派是后弘期创立的新教派。噶(gá),指佛语;当,教戒、教授之意。其教法源于阿底峡,实际创始人是仲敦巴居士(1005—1064)。15世纪,噶当派演变成格鲁派。

第三个教派是萨迦派。萨迦派以源于卓弥译师(993—1075)的亲口宝敕和道果法为核心,融合宁玛派,显密结合,教义颇丰。1073年,贡却杰布居士(1034—1102)建萨迦寺作为弘教基地,其寺呈红、白、青三色,故俗称"花教"。萨迦派五祖八思巴,辅佐成吉思汗,建立元朝,被封为国师,统领天下佛教,盛极一时。

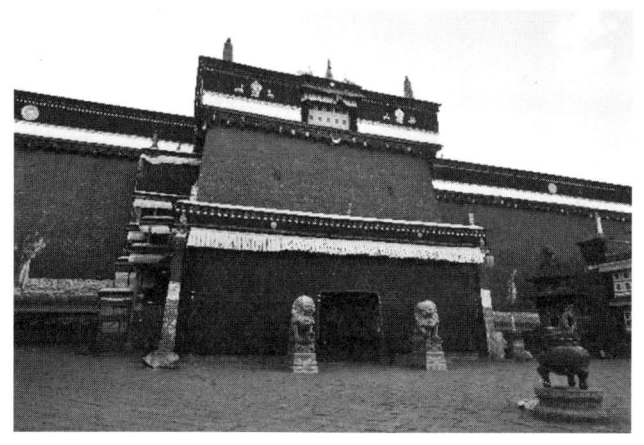

图46　萨迦寺(西藏日喀则市)

---

① 无垢友(约8世纪末),亦作"比马拉米扎",天竺高僧,吐蕃赞普赤松德赞迎请到藏,传旧密《大圆满心点》等法要。

第四个教派是噶举派。噶，为指师长之言教；举，意为传承。该教派非常注重口传。其远祖是玛尔巴（1012—1097）以及米拉日巴（1052—1135）。修法财时，僧人穿白色僧衣、僧裙，故俗称"白教"。噶举派分为香巴噶举、达波噶举两大派；达波噶举复分为噶玛噶举、帕竹噶举、蔡巴噶举、霸荣噶举等支派。

最后一个教派是格鲁派。该派非常重视戒律，故亦称为善律派（或善规派）；又因其僧人着黄衣黄帽，俗谓"黄教"。15世纪初，宗喀巴①在噶当派基础上，融合其他教派优点创立，被认为是新噶当派。该派主张以龙树《中观论》为中心，学行并举，显密并重。喇嘛严持戒律，在藏区影响很大。清初，受顺治皇帝册封，该派遂成为藏传佛教总领，形成四大活佛系统：达赖喇嘛②、班禅额尔德尼③、章嘉④、哲布尊丹巴⑤。大体上，达赖喇嘛负责前藏事务；班禅额尔德尼负责后藏事务；章嘉负责内蒙古事务；哲布尊丹巴负责外蒙古事务。其中，以达赖和班禅两个系统，影响最大。至今，达赖已传至十四世，班禅已传到十一世。格鲁派寺院众多，主要有六大寺，即甘丹寺（西藏拉萨）、哲蚌寺（西藏拉萨）、色拉寺（西藏拉萨）、札什伦布寺（西藏日喀则）、塔尔寺（青海湟中县）、拉卜楞寺（甘肃夏河县）。

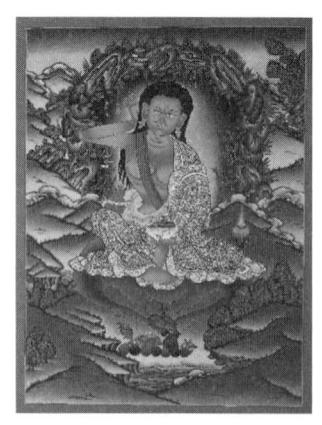

图47 米拉日巴

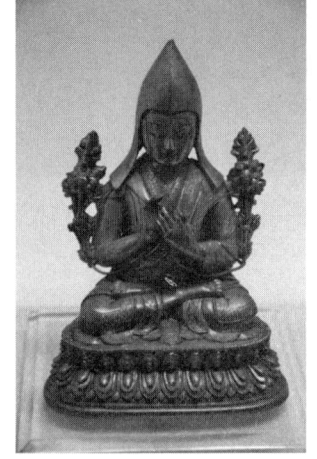

图48 铜鎏金宗喀巴大师像
（北京雍和宫）

宁玛、噶当、萨迦、噶举、格鲁五个教派，名虽不同，但同属密宗，故统称为藏传佛教密宗、藏传佛教密乘，简称为藏密。藏密（尤其是格鲁派）对西藏社会的政治、经济、文化，乃至生活习俗，影响非常深远。值得一提的是，藏传佛教后弘期的繁荣与汉传佛教自宋后千余年的颓势，形成了鲜明的对比——因为二者在时间上是大致平行的。这种此消彼长也从一个侧面反映了佛教的强大生命力。

---

① 宗喀巴（1357—1419），青海湟中县人，藏传佛教格鲁派的创立者、佛教理论家。

② 达赖，蒙古语之音译，意为大海；喇嘛，系藏语之音译，意为大师、上人。达赖喇嘛，意为：融通显教和密教，学问渊博犹如大海之上师。

③ 班，梵语的省略音译，意为精通佛学五明（内明、因明、声明、医方明、工巧明）的学者；禅，藏语之音译，意为大或大师。额尔德尼，系满语，意为珍宝。班禅额尔德尼，大意为：精通五明的佛学大师，或精通五明学问的世间珍宝。

④ 章嘉，全称章嘉呼图克图。活呼图克图即活佛，所以，亦称章嘉活佛或章嘉大师。此封号始于康熙，至清末共传六世。

⑤ 哲布尊丹巴，全称哲布尊丹巴呼图克图，意为尊者圣士转世活佛。1650年，由达赖授予此法号。

5.3 南传佛教史（云南上座部佛教史）

云南，古称南蛮，素为少数民族聚居地。元代之前，此地先后建有南诏国（738—902）和大理国（937—1254）等少数民族政权。元朝时，此地始归入中国版图，所以，内地如日中天的隋唐宋佛教，未能传入云南。其佛教主要来自毗邻的缅甸和泰国。缅甸和泰国，向来崇奉南传上座部佛教，所以，云南很盛行南传上座部佛教——尤其是在西双版纳等少数民族地区。云南上座部佛教的教制，大抵与泰国、缅甸相同：儿童须在寺院里出家学习，然后还俗；亦有终身出家为僧者，但为数不多，僧人有严格的僧阶晋升制度。现有润、摆庄、多列、左抵等派别，彼此之间，大同小异。佛典使用巴利语或傣语。其寺院颇具东南亚特色，如勐泐（měng lè）大佛寺。

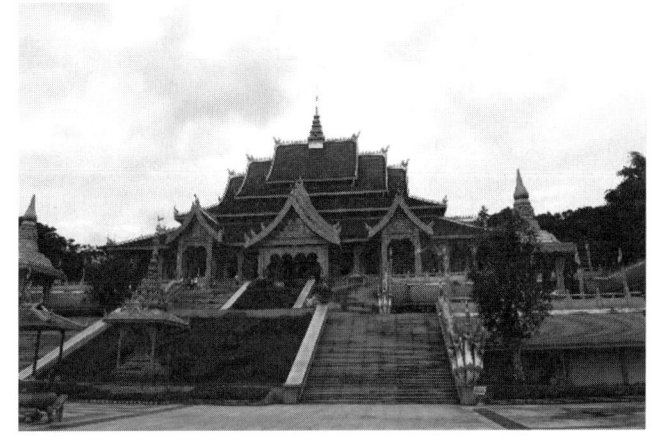

图49　勐泐大佛寺（云南西双版纳景洪市）

总之，佛教在印度消亡之后，我国大体继承了三传（南传、汉传、藏传）的法系，因此，被誉为"佛教的第二故乡"。

第六章　佛门人物传略

在中国佛教 2000 多年的历史长河中，涌现了无数道德高迈、学行并举的杰出人物。本书依时间顺序，简要介绍约 30 人的生平；其事迹取材于《高僧传》《宋高僧传》《续高僧传》《景德传灯录》《中华百科全书》等可信之典籍。

6.1　摄摩腾（竺叶摩腾）与竺法兰①

摄摩腾与竺法兰，二人均生于中天竺，且为学者之师，博通大小乘经论，常四处游化，弘扬佛法。一次，摄摩腾往天竺的一个附庸小国讲《金光明经》，恰逢此时，邻国入侵这个小国。摄摩腾便说："《金光明经》上说，能讲这部经的，必能为地神所庇护，使其国土安乐。现在敌人的前锋已至，这不正是要我挺身而出，来庇护这个小国吗？"于是，他冒着生命危险，亲自到前锋去劝解。最后，两国和解，摄摩腾由此名声鹊起。永平年间，汉明帝派蔡愔、秦景等，出使西域，访寻佛法，遇摄摩腾与竺法兰游化，便邀二人来东土②弘法。摄摩腾承诺愿远涉流沙，来东土弘法；竺法兰则被其学徒挽留、阻难，只好抄小路，暗地潜行。最后，二人以白马驮载佛经、佛像，抵达洛阳，同住白马寺，被认为是佛教传入中国之始——史称"永平求法。"

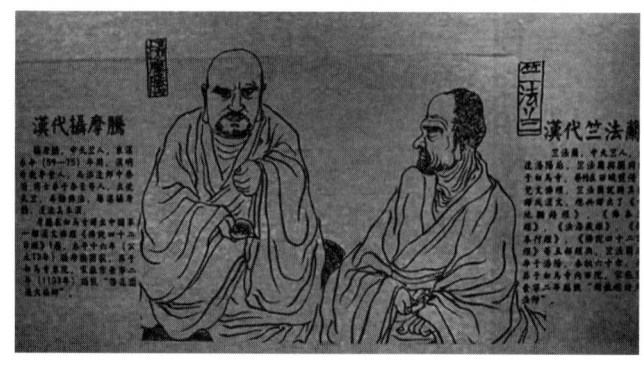

图 50　摄摩腾（左）与竺法兰（右）

---

① 译自《高僧传》，并略加整理。
② 西域人称中国为"东土"，中国人自称为"中土"。

二人来华后不久，即学会汉语，共同译出《四十二章经》（现存）。摄摩腾圆寂后，竺法兰还译出《十地断结经》《佛本生经》《法海藏经》《佛本行经》（今不存）。

6.2 安世高[①]

安世高，又名安清，中国早期佛教的奠基者，约公元2世纪人，系安息国王正太后之太子。年少时，就以孝行著称。聪明好学：天文地理、内外典籍，无不涉猎。通医术，甚至懂鸟语。安世高的学问、道德、奇术，早已闻名西域诸国。父王去世后，他顿感人世无常，将王位让给叔父，栖心佛乘，出家修道。东汉桓帝初年，经西域诸国，至东土洛阳。来华后不久，即学通汉语，宣译众经。所译之经"义理明晰，文字允正，辩而不华，质而不野"，《八大人觉经》即是一例。

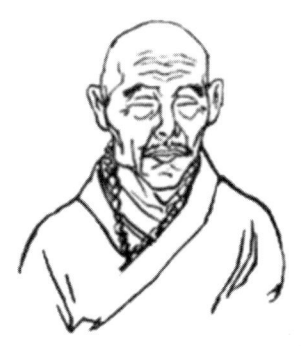

图51　安世高

安世高一生颇多传奇。据《高僧传》载，他前生已出家为僧。当时他有一个同学，性情粗暴，乞食时若施主分食不均，则生怨恨。安世高（前生）屡加劝勉，亦不见听。一天，安世高（前生）向其同学辞别："我必须到广州，了结宿世的业报。你在其他方面都胜过我，不过，性情暴戾，容易发怒，怨恨他人，死后必定会变成丑恶的形体。如我得道成就，一定来度你。"后来，安世高（前生）就来到广州，此时正值寇贼作乱。安世高（前生）走在路上，恰遇一少年，少年唾手拔刀说："真逮住你了！"安世高（前生）笑道："我过去生，欠你一条人命，所以千里跋涉，特地前来偿还。你现在之所以忿怒不平，就是过去生怨气积累所致。"于是，安世高（前生）引颈就戮，毫无惧色，那少年毫不迟疑地挥刀斩杀安世高（前生）。此时，街上挤满了看热闹的人，没有不心惊肉跳的。安世高（前生）的神识，便回到安息国投胎，做了安息国太子，即今世的安世高。安世高（今世）来到中原，南行到庐山，在一个亭湖庙，遇到形甚丑异的大蟒，安世高为大蟒说法，大蟒"悲泪如雨，须臾还隐"。后来，安世高再次到达广州，寻找前生杀害自己的那位少年。当时的少年，如今已是白发老人，乍见安世高，似曾相识，却又想不起来。安世高对老人述说数十年前偿命的事，两人从此握手言欢。安世高说："我还有残余的罪报，现在我应当赶往浙江会稽偿还。"老人察觉此人非凡夫之辈，便细心聆听因果报应的道理，并下跪向其谢罪。老人随后与安世高一起到达会稽。谁知刚到会稽市，就遇上乱杀，肇事者误打安世高头部，安世高随即倒地身亡。老人亲见眼前这一幕，又忆起往日亲手执刀报仇的情景，不觉毛骨悚然，深信因果报应丝毫不爽，老人从此精进学佛。

[①] 译自《高僧传》，并略加整理。

6.3 佛图澄①

（竺）佛图澄（232—348），西域龟兹人，少年出家学道，清真务学，善解文义。晋永嘉四年（310年），云游东土。当时正值"五胡乱华"，生灵涂炭。佛图澄悯念苍生，化导后赵国主石勒和石虎实行德政。他第一次见石勒时，烧香诵咒，其钵内现出一朵莲花。石勒很信服，他趁机劝谏石勒："作为国主，应该以道德感化天下。如果这样，国家就会出现很多吉祥的征兆；相反，如果施政残暴，多行不义，那么，就会显现像彗星、孛星②这类凶兆，国家就很危险。"石勒听从他的劝告，释放了剩余待杀的俘虏。一次，佛图澄与石虎在大堂共坐，佛图澄忽然大惊失色地说："不好了！不好了！幽州发生火灾了！"于是，他就取一些酒，洒在大堂内。过了很久，他才笑着说："火灾已灭，幽州得救。"石虎派人到幽州去查验此事。幽州人说，那天，火从四城门生起，形势危急。幸好，西南方涌出一片黑云，洒下骤雨，浇灭大火。不过，雨中带有酒气。后人将"幽州灭火"的故事绘在莫高窟323号洞窟北窟上。

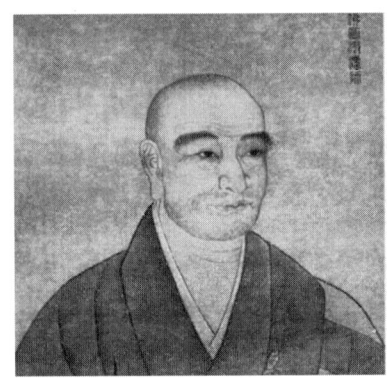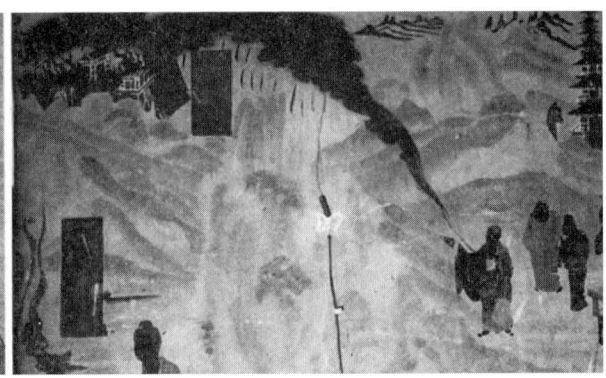

图52　佛图澄（左）和幽州灭火壁画（莫高窟洞窟323号北窟，右）

佛图澄的神通多如此类。这是他弘扬佛法的善巧方便，其本意是劝化国主皈依佛教，实行德政，救黎民于水火。佛图澄在被石虎尊为"国师"后，即在后赵国大兴佛化，开创以依国主弘教之先例。终其一生，佛图澄兴建佛寺近900所，门徒近万，为中国佛教发展奠定了坚实的基础。

---

① 译自《高僧传》，并略加整理。
② 彗星和孛（bèi）星，在古代被认为是凶兆。

6.4 道安①

道安（312—385），常山扶柳②人，生逢永嘉之乱世。早年父母双亡，12岁出家。神智聪敏，但长相丑陋。老师不看重他，长年累月叫他做粗重的杂活，道安任劳任怨。一天，他向老师借一本长达万字的佛经，"一日诵之，不差一字"。老师惊讶于他的天赋，便为他授具足戒③。后来，他游学到邺都④，遇佛图澄，即拜其为师。佛图澄讲完后，道安便能复述一遍，并能巧答他人的问难，有"漆道人，惊四邻"之美誉⑤。后来，他又到处参学访道，在太行山、恒山等地建寺立塔。晋武帝⑥宁康年间（373—375），为躲避战乱，率领弟子慧远等400余人到襄阳，建立佛寺铸造佛像。其间，襄阳名士习凿齿⑦见访，出语"四海习凿齿"，道安以"弥天释道安"妙答。晋武帝听说道安的大名，欲给高官厚禄，让他出仕。道安固辞不受。晋太元四年（379年），前秦⑧主苻坚⑨攻破襄阳，迎取道安，喜不自胜地说："我以十万军队攻打襄阳，最终获得一个半人：道安一人，习凿齿半人⑩"。道安后来迁到长安，大兴教化，门下僧徒数千人。后来，苻坚谋划攻打南方的晋朝，道安劝阻。苻坚不听，后在淝水之战中，果然大败。道安注释佛经，每每期望得到圣人的印证。因其精诚所致，一天，感得宾头卢尊者⑪降临，赞叹他的注疏甚符原经旨意。前秦建元二十一年（385年）示寂⑫，寿七十二。道安的左臂生有肉，隆起如印，时称"印手菩萨"。

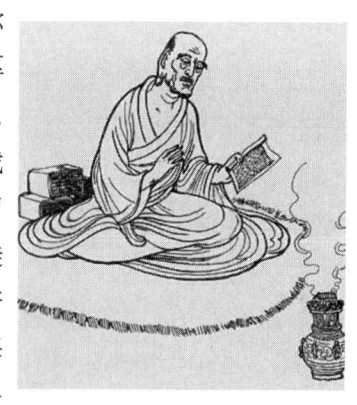

图53 道安

道安是我国东晋时期的佛教领袖，德望巍巍，功绩昭然，其对佛教的建树主要包

---

① 译自《高僧传》，并略加整理。
② 今河北冀州。
③ 比丘、比丘尼所应持之戒律，因戒品具足（完整），故称"具足戒"。受持具足戒即正式取得比丘、比丘尼之资格。
④ 在今河北省临漳县，始筑于春秋时期，后曹操击败袁绍，占据邺（yè）城，营建王都，先后为曹魏、后赵、冉魏、前燕、东魏、北齐六朝都城。
⑤ 大意：这个其貌不扬的年轻人，语惊四座。
⑥ 晋武帝司马炎（236—290），晋朝开国皇帝，司马懿之孙，265—290年在位。
⑦ 习凿齿（328—412），字彦威，襄阳人，魏晋精神的重要代表人物，精通玄学、佛学、史学。
⑧ 前秦（350—394），又称苻秦，氐族人苻健（苻罴）所建，十六国之一，都长安。351—355年苻健在位。
⑨ 苻坚（338—385），氐族，前秦世祖宣昭皇帝。357—385年在位。
⑩ 习凿齿跛脚，故称半人。
⑪ 宾头卢尊者，即住世十六罗汉之一，全名"宾度罗跋罗惰阇"。尊者，系对罗汉、祖师、高僧之尊称，可参见122页注2。
⑫ 示寂，示现圆寂。虽然"圆寂"一词其意与"涅槃"无异，涅槃一般用于佛，僧人则用圆寂、示寂、灭寂。

括：组织僧侣并制定相关的戒规、倡导以"释"为僧人之姓①、主持译经事业、整理佛教典籍、编纂佛教典籍目录、首次提出"经开三分"的观点。道安在新野、襄阳遭遇战乱时，遣散徒众，使之分赴各处弘法，加速了佛教的传播，此举极富远见和胆识。

6.5 慧远②

慧远（334—416），俗姓贾，雁门③人。初学儒，21岁出家，听道安讲《般若经》，即领悟大乘佛法之奥旨，遂以道安为师。道安非常器重他，常感叹说："使道流东国，其在远乎④。"后襄阳战乱，道安便遣散他的众多弟子。慧远辞别道安，拟往罗浮山，路过浔阳时，望见庐山清静，宜于修行，便止于庐山，住东林寺。慧远与隐士刘遗民、雷次宗等123人，结白莲社，于无量寿佛像前修净业。后来，白莲社的123人全部往生西方净土。慧远自己在念佛定境中，三次见到阿弥陀佛（无量寿佛）。慧远居山30余年，足不出山，送客以"虎溪"为界。有一天，陶渊明、陆修静两人，同去拜访慧远。三个人在一起高谈阔论，直至日暮，慧远就送他俩走，边走边谈、边走边谈，不知不觉跨过虎溪，溪旁老虎大叫，三人哈哈大笑，这就是"虎溪三笑"的典故⑤。慧远持戒精严，晋义熙十二年（416年）七月三十日预知时至⑥，至八月六日即病笃。寺中僧人恳请慧远饮用豉酒（或米汁、蜜浆）之类的食品，他命人去查律本，看是否可饮，卷未查完，便安坐而化。

慧远著书立说，补充和完善佛教报应思想体系，同时作《沙门不敬王者论》，树立佛教沙门独立的地位。慧远也是净土宗的首倡者和实践者，被尊为中国净土宗初祖。慧远以庐山为基地，翻译、流通佛经，并培养大量僧才，为佛教进一步发展奠定了坚实基础，被认为是佛教中国化的开拓者。

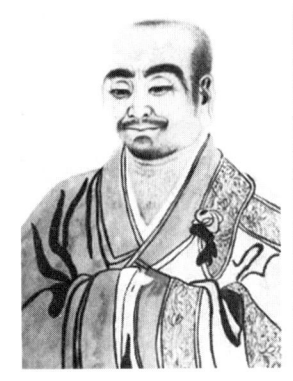 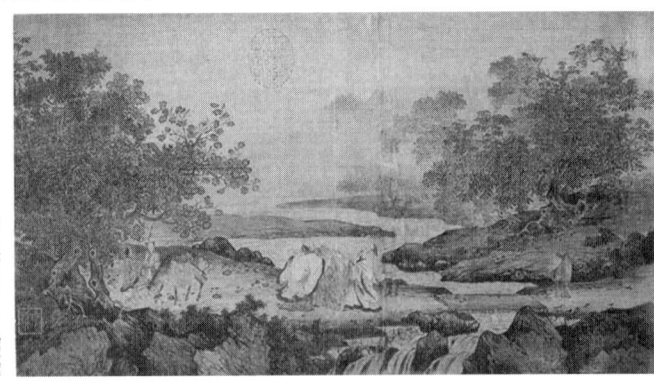

图54　慧远（左）和虎溪三笑（右）

---

① 如，道安，正式姓名为"释道安"。
② 译自《高僧传》，并略加整理。
③ 位于山西境内。
④ 大意：将来使佛教在中国广泛流传，这个重任恐怕落在慧远的身上。
⑤ 今人对此存疑，见"主要参考文献"〔2〕。
⑥ 自己知道自己哪天去世。

6.6 鸠摩罗什①

鸠摩罗什（344—413），亦名鸠摩罗什婆，略称罗什，生于西域龟兹国。7 岁随母出家，从师受教。初学小乘，日诵千偈，很快通达其义。后遇大乘名僧须利耶苏摩，改学大乘佛法，对大乘经论赞叹不已。其聪明善辩，早已驰名于西域诸国。据记载，每到他讲经时，"诸王长跪高座之侧，令什践其膝，以登焉"②。其母预知龟兹国将有国难，于是，辞别鸠摩罗什至天竺，临行时说："方等深教应大阐真丹，传之东土，唯尔之力，但于自身无利③。"鸠摩罗什说"大士之道，利彼忘躯，若必使大化流传，能洗悟蒙俗，虽复身当炉镬（huò），苦而无恨"④。他誓愿到东土弘法，所以留在龟兹国。前秦国主苻坚欲得鸠摩罗什，命大将吕光率军攻龟兹国。383 年龟兹国被攻破。吕光欲班师回国，不料苻坚已被杀，前秦瓦解。吕光便自立为王，在凉州建立后凉⑤政权。这样，鸠摩罗什在后凉居留 17 年，其间多次遭到吕光的羞辱，但均忍辱负重。401 年，后秦主姚兴灭后凉，将鸠摩罗什迎请至长安，尊以国师，住逍遥园。至此，开始了他稳定的译经生涯，其间，与弟子共译出《大品般若经》《法华经》《金刚经》《阿弥陀经》《中论》《大智度论》《十住毗婆沙论》《成实论》等重要经论。鸠摩罗什具有超凡的悟性和语言能力，其译笔辞意圆通，影响极为深广，史称"旧译"。即便如此，据说，他所译出的典籍还不到他学问的十分之一。临终曰："吾所传无谬，则焚身之后，舌不焦烂。"后火化，果然如此：身体已火化为骨灰，但舌头不坏，其舌舍利现保存于武威鸠摩罗什寺。鸠摩罗什门下，弟子号称三千，其中，僧肇、僧睿、道融、道生被称为"四杰"。

鸠摩罗什一生颇多灵异之事，现略举两例：其一，他 12 岁时，在沙勒国⑥的佛寺中，看到一个很大的佛钵，当时想都没想，就将钵戴在头上，后转念一想："这么大的一个钵，为什么这么轻呢？"这时，他就感到佛钵异常沉重，佛钵随即掉落在地上。他母亲追问原因，他说："那可能是由于我那时有分别心，所以，钵也有轻重之分。"其二，鸠摩罗什在吕光的军营中，吕光打算将部队安扎在山脚下，这时有些将士已经休整。鸠摩罗什说："不可在此，否则必定狼狈不堪。"他建议将部队驻扎在山陇上，吕光不听。当晚，果然大雨骤起，山洪暴发，水深数丈，死者数千。

---

① 译自《高僧传》，并略加整理。
② 大意：那些国王跪在两侧，以便鸠摩罗什能踩着他们的膝盖，登上高座说法。表示极恭敬。
③ 大意：释迦佛广大深博的大乘佛法，应该使其精髓流布天下，并传播到东土（中国）。这恐怕只能靠你的力量，不过，这对你个人是不利的（你会因此遭受很多磨难）。
④ 大意：菩萨的精神就是舍己为人，舍身为法。如果大乘佛法的流传，能启迪世人，化导世俗悟入佛法，我即使身赴烈火油锅，受尽苦难，亦无怨恨。
⑤ 后凉（386—403），氐族人吕光（337—399）建立的政权，因地处凉州，故名。
⑥ 沙勒国，邻近龟兹国的西域小国。

鸠摩罗什的最大贡献就是翻译佛经。通过译经,将大乘佛教的般若中观法系,完整地介绍到中国汉地。被尊为汉传佛教最伟大的译经师之一。当然,他的一生也受尽苦难和屈辱,正如他在《赠法和颂》中所言:"心山育明德,流薰万由延;哀鸾孤桐上,清音彻九天①。"

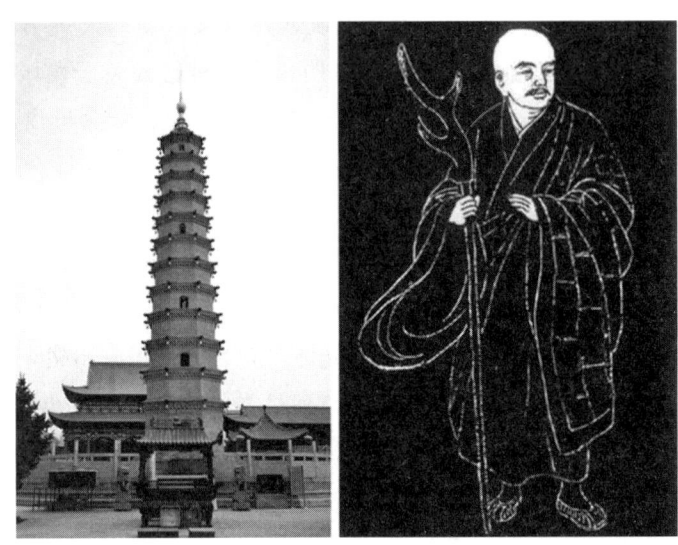

图55　鸠摩罗什寺塔(舌舍利,左),法显(右)

6.7　法显②

法显(340—423?),本姓龚,平阳武阳③人。年少时,他便出家学佛。法显志向明晰,品行高洁,严持戒律,常常感叹佛教的经书律本之缺乏。于是,在60岁那年,他就约集慧景等十多个同学,西行求法。从长安出发,历尽艰辛,于义熙九年(413年)携带梵文佛经回国。回国后,还翻译《摩诃僧祇律》等佛教经典,并将西行见闻撰写成《佛国记》④。示寂于荆州,寂年不详。

法显是我国到海外成功求法取经第一人。《高僧传》较详细地记载了他西行求法的艰辛与危险。兹摘录一段:"西渡沙河。上无飞鸟,下无走兽,四顾茫茫,莫测所之。唯视日以准东西,人骨以标行路耳。屡有热风恶鬼,遇之必死。显任缘委命,直过险难。有顷,至葱岭。岭冬夏积雪,风雨沙砾,山路艰危,壁立千仞。昔有人凿石通路,

---

① 大意:人的自性(本心),如同灵山一样,可以培育妙明的德性,这妙明之德,犹如流薰,香飘万里,无所障碍。我恰如神话中的一只凤凰,独自地栖止于孤桐之上,在哀鸣和孤独中度日,但我相信我的译经,连同佛法的妙音,最终会响彻云天、流传万世。

② 译自《高僧传》,并略加整理。

③ 今山西临汾。见作者论文:Xican Li, Faxian's Biography and His Contributions to Asian Buddhist Culture: Latest Textual Analysis. Asian Culture and History, 8(1): 38-44, 2016.

④ 又名《法显传》《历游天竺记》,为研究中亚、南亚古代史,及中外交通的重要资料。

旁施梯道，凡度七百余梯。又蹑悬絙过河数十余处。仍度小雪山，遇寒风暴起，慧景噤战不能前，语显曰：'吾其死矣，卿可时去，勿得俱殒。'言绝而卒。显抚之号泣曰'本图不果，命也奈何！'①。"法显返回时，取道海路，经过斯里兰卡，在无畏山僧伽蓝处，见到产自中原故土的一面白扇，想到此行求法中十几位同学，或死或阻或留，自己孑然一身，百感交集，不禁潸然泪下。现斯里兰卡还保留法显的一些遗迹（如法显村、法显洞）。法显的事迹还促成今日亚洲的和平，加深中国与东南亚诸国的友谊。2014年，习近平访问斯里兰卡时称，法显开启了中斯两国的千年佛缘。

6.8 菩提达摩②

菩提达摩（？—536），亦称达摩、达磨、达摩祖师，南天竺人。小时候，便神慧疏朗，从经学教，一闻即悟。梁普通八年（527年）③，经"海上丝绸之路"乘船到达南海（广州）。梁武帝遣使把他请到建康（南京），梁武帝问达摩："我即位后大量建寺、写经、度僧、造像，那我有多大的功德呢？"达摩却说："无功德。"武帝又问："为什么没有功德？"达摩说："因为这些都是有为之法，不是实在的功德。"又问达摩："如何是圣谛第一义？"摩云："廓然无圣。"帝曰："那我对面的这个人是谁？"达摩答："不识。"梁武帝无法领悟达摩的禅机。达摩觉得话不投机，便拔出一根芦苇，渡过长江北上，此即"一苇渡江"典故。后行至北魏嵩山少林寺，九年面壁而坐，整日不说一句话，被称为"壁观婆罗门"，此即"九年面壁"之典故。后来，他传禅法于二祖慧可，其禅法得北魏孝明帝④推崇，信向修学的人很多。据《景德传灯录》卷3，达摩于北魏孝文帝太和十九年（495年）坐化，葬于熊耳山，起塔于定林寺。三年后，北魏使臣宋云奉命出使西域，回国时，在葱岭遇见达摩，看见他手上提着一只鞋，翩翩独行。宋云问达摩师去哪里。达摩师答去西天，并对宋云说："你过去的国主已去世。"宋云不解其义，与达摩师辞别后，继续东行。回国后，发现孝明帝已去世，继位的是新皇帝孝庄帝⑤。宋云把他在葱岭遇见达摩的事，告诉了孝庄帝。孝庄帝当初不

---

① 大意：向西度过沙河之后，（就到了一个人烟罕至的荒野），此地上无飞鸟，下无走兽，四顾茫茫，无法辨别方位。只好依靠太阳来确定东西方向，沿路留有前人遇难的尸骨，就靠这些尸骨确定前进的路线。此地气候诡异，时常有热风恶鬼，如果遇到，则必死无疑。法显听天由命，度过了一道又一道险关。又经过一段时间，才达到葱岭。葱岭常年积雪，传说有吐毒的恶龙盘绕，狂沙暴雨经常不期而至，山路艰险，悬崖高耸。（前人）曾开山凿径，在悬崖上修筑天梯。法显共爬过700多条天梯，还有几个地方要踩着悬空的大绳索才能渡河。（翻越葱岭后）又度小雪山，恰好遇上凛冽的寒风。慧景被冻得哆哆嗦嗦，无法前行，对法显说："我是必死无疑的了，你一个人走吧，不要管我，否则，会同归于尽的。"慧景言绝而卒。法显抚摸着他的遗体大哭，说："你的愿望无法实现，命该如此，奈何奈何！"
② 出自《续高僧传》《中国百科全书》，略加整理。
③ 一说大通元年（520年）。
④ 北魏孝明帝（510—528），名元诩，516—528年在位。
⑤ 北魏孝庄帝（507—531），元子攸，528—531年在位。

信,还判宋云罪。后来,打开达摩的棺材一看,不见尸体,只有一只鞋,举朝惊叹,这便是流传后世的"只履西归"的典故。

达摩开创的禅法,经弟子慧可、僧璨、道信、弘忍四代禅师的阐发,到慧能时正式形成禅宗(顿禅),因此,达摩被尊为中国禅宗初祖。唐朝以后,禅宗风靡天下,所以,菩提达摩的故事被后人津津乐道。一苇渡江、九年面壁、只履西归的典故广为人知,构成我国传统文化的一部分。不仅如此,菩提达摩还常成为文学艺术作品的素材。当然,外道攀附假托,其数亦不少。如,道藏即有《达摩大师住世留形内心妙用诀》;而世俗流传的《达摩易筋经》《达磨一掌金》,竟将主张"见性成佛"的禅宗祖师,附会到武侠、占卜中去了。

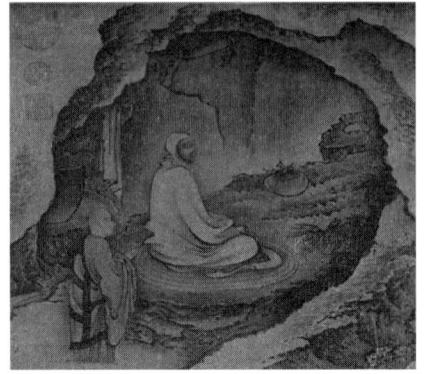

图 56　菩提达摩与慧可

6.9　慧可①

慧可(487—593),又作僧可,初名神光。河南洛阳人,幼时出家,受具足戒。参禅冥想,精研孔老之学。北魏正光元年(520年),到少林寺拜谒菩提达摩。据《景德传灯录》记载:神光第一次求见达摩祖师时,天下大雪,达摩并不理会,神光坚立于雪中,直至第二天天亮后,积雪过膝。达摩便问:"你立在雪地里这么久,到底想求什么?"神光悲泪,说:"恳请大师慈悲,广开甘露法门,普度众生。"达摩说:"诸佛无上妙道,是无量劫来精勤修学,难行能行,难忍能忍,始得此道,岂能以小德小智的轻慢心,随便获得?"神光听到这话,便暗地里取了一把刀自断左臂,呈现给达摩,这便是"立雪断臂"典故的来源②——后少林寺建有立雪亭。达摩知道他是堪受大法之人,就说:"诸佛最初求道,也是为法忘躯,你今于我面前自行断臂,我答应给你传法。"于是,达摩将神光改名为慧可。慧可便向达摩求法:"我心未宁,乞师与安。"达摩曰:"将心来,与汝安③。"良久,慧可曰:"觅心了不可得。"摩曰:"我与汝安心竟④。"慧可深悟其旨,达摩向慧可传法。慧可从学六年,遂成禅宗二祖。

达摩西归后,慧可授法予僧璨(三祖),然后,自己一个人赴邺都,演说《楞伽经》,乔装打扮成常人模样,要么到酒家,要么去屠宰场,要么在街边同他人闲谈,要么跟着众人做粗重的杂活。有知道底细的人就问:"像您这样有身份的祖师,为什么到

---

① 译自《景德传灯录》,并略加整理。
② 《续高僧传》卷 16 记载,"师之手臂系遭贼所断"。
③ 此据《续高僧传》卷 16。大意:"将你的心拿来,我给你安好。"
④ 我已经把你的心安好了。

这种地方来呢？"慧可说："我自己在这里历事练心，不关你的事。"隋开皇十三年（593年）示寂。

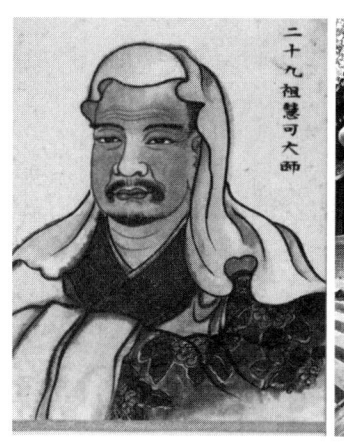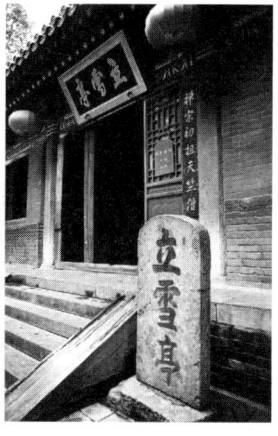

图 57　慧可（左）和立雪亭（右）

6.10　昙鸾①

昙鸾（476—542），亦名昙峦，生于雁门②。早年喜欢研读《大集经》，感觉此经词义深奥不易领悟，即着手注释。写了一半，忽然得"气疾"之病，只好停笔，外出寻医问药。寻至汾州③，入城东门，忽见异境，不药而愈。于是前往江南隐士陶弘景④处求学仙术。陶弘景也早慕昙鸾的高名，即授与仙经10卷。昙鸾便携仙经回到北魏，欲往名山如法修炼。途中，遇见印度三藏法师菩提流支，即向他陈述自己的愿望，并问佛法能胜过仙经的长生不死之法否。菩提留支说："此方何有不死之法？纵得成仙，终受轮转。"即授给他《观无量寿经》，说："此真不死法也，依此修行，便能解脱生死。"昙鸾受此番教化，即把随身所带的仙经烧掉，从此精修净业，自行化他。后来，信向和皈依的人越来越多，东魏孝静帝⑤尊他为"神鸾"。

昙鸾晚年移住汾州北山石壁玄中寺。魏兴和四年（542

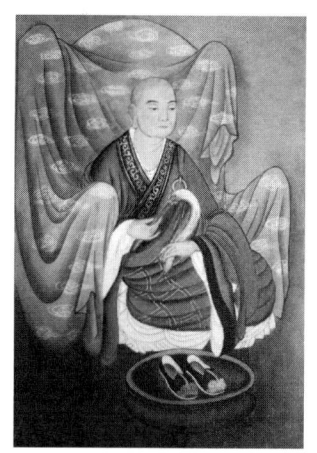

图 58　昙鸾

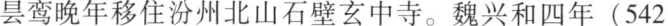

①　译自《续高僧传》，并略加整理。
②　一说并州汶水。
③　汾州，山西太原一带。
④　陶弘景（456—536），字通明，南朝梁时丹阳秣陵（今江苏南京）人，号华阳隐居（自号华阳隐居）。著名的医药家、炼丹家、文学家，人称"山中宰相"。
⑤　东魏孝静帝元善见（524—552），鲜卑族，北魏孝文帝元宏之曾孙。

年），昙鸾终于平遥山寺，时年 67 岁。临终时空中幡花幢盖，高映院宇，异香天乐，盈满空中。昙鸾在日本极受尊崇，被日本净土宗尊为"初祖"，玄中寺则被奉为日本净土宗祖庭。

6.11　真谛①

真谛（499—569），音译波罗末陀、拘罗那陀，西天竺人。聪敏强记，辩才不竭；"风神爽拔，悠然自远"。年少时便到各国参学，遍访名师，学识渊博，内外兼通。后在扶南②一带游化，应梁武帝之请，于大同元年（546 年）携佛经抵广州（南海）。太清二年（548 年）到达南京（建业），梁武帝深加敬礼，将其安置在华林园宝云殿供养，准备译经。不幸的是，就在当年八月，侯景叛乱，梁武帝被饿死。真谛只好辗转南方各地，虽居无定所，颠沛流离，但他始终坚持译经。

真谛晚年定居广州光孝寺③。在光孝寺时，他常独居小沙洲上，粗衣粗食，生活俭朴。其弟子等受其熏陶，也大都勤奋禀学，晨夕不懈，专事译述。与其弟子共译出经、论、记、传 64 部 278 卷，被尊为汉传佛教四大译经师之一④。由他主译的《摄大乘论》《俱舍论》后成为摄论宗的根本典籍。真谛殁后，弟子们分归各地，弘传其学，因而形成摄论宗。

6.12　智𫖮⑤

智𫖮（538—597），俗姓陈，生于荆州华容。天台宗的实际创始人，天台宗三祖。诞生之日，室内光明洞然。诞生时眼有重瞳⑥。年纪稍大，就合掌而卧，面西而坐，嘴巴不随便吃东西，看到佛像和僧人，就恭敬礼拜。7 岁时，流连忘返于佛寺。为人俊朗、通达、颖悟，表情温和、恭让。17 岁，到湘州果愿寺出家。后来，又到光州大苏山见慧思（二祖）。慧思一见就说："我俩过去一起在灵鹫山，听释迦佛讲《法华经》，到底是有缘，今天你又来了。"然后，智𫖮就在此山修法华三昧⑦。大约过了三天，当他读诵到《法华经·药王品》"是真精进，是名真法供养如来"时，身心豁然入定，得法华三昧，并亲见释迦牟尼佛还在灵山说法，法会未散。后入天台山，依据《法华

---

① 译自《续高僧传》，并略加整理。
② 扶南，位于东南亚的古国，其位置大致在现在的柬埔寨附近。
③ 光孝寺当时名叫制旨寺。为纪念真谛，光孝寺现建有"真谛图书馆"。
④ 汉传佛教四大译经师，有不同的说法，大致上讲包括鸠摩罗什和玄奘，另外则为不空、真谛、义净三人中的两人。
⑤ 译自《续高僧传》，并略加整理。
⑥ 一只眼睛里有两个瞳孔。
⑦ 三昧，正定。

经》撰"天台三大部"(《法华玄义》《法华文句》《摩诃止观》),建立天台宗。开皇十七年(597 年),与弟子话别后,即端坐如定,于天台山大石像前入灭,春秋六十,僧腊①四十。

临终前,有僧问其所证果位,智顗答"吾不领众,必净六根。为他损己,只是五品内位耳"②。智顗一生精进修行,道德高迈、瑞相昭著,故感化甚众。据记载,他一生造大寺 35 所,写经 15 藏,金檀画像 10 万多幅,亲手度僧 4000 余人。全国 50 余州道俗,依他受菩萨戒者,不可称计。晋王杨广(后来的隋炀帝,569—618 年在位)亦从受菩萨戒,奉以名曰"智者",故世多称"智者大师"或"天台大师"。

6.13 玄奘③

玄奘(602—664),俗名陈祎(yī),洛阳缑氏县④人。13 岁时,参加试经。立志"远绍如来,近光遗教"。贞观三年(628 年)离长安,西行取经,九死一生,终至印度那烂陀寺,拜戒贤为师,学习《瑜伽师地论》等。后欲东返时,戒日王⑤于曲女城,做大法会,邀其为大会论主。会上,玄奘称扬大乘,撰文《真唯识量颂》,悬于门外,经 18 日无人发难,被尊为"大乘天""解脱天"。贞观十九年(645 年),携经回国,得到唐太宗、高宗支持,组建译经场,与众多高僧译出经论 73 部 1330 卷,包括 600 卷《大般若经》和 100 卷《瑜伽师地论》等。译《老子》成梵文,传入印度。著《大唐西域记》,记录其西行见闻。麟德元年(664 年)二月五日,舒足右胁示寂。高宗哀恸不已,罢朝三日。出殡之日,京邑及诸州送葬者,达百万人,葬于白鹿原,后迁葬西安兴教寺。

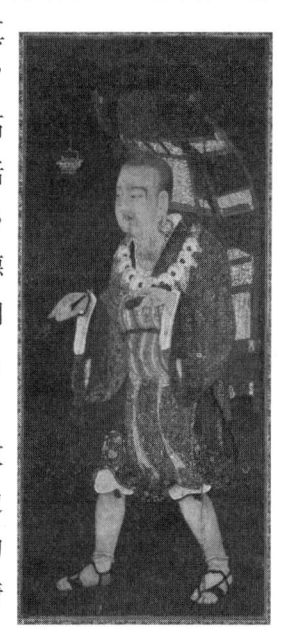

图 59 玄奘

说玄奘西行求法"九死一生",毫不为过。实际上,玄奘数次陷入绝境,但每次都奇迹般生还。据记载,玄奘到达凉州边关后,即被守关人员强行遣返;玄奘在试图越过唐王朝设置的烽火台时,到沙漠的泉眼中取水,被暗箭射杀两次;被临时请的向导(石磐陀)暗算一次;在沙漠腹地,不小心打翻水袋,处于绝境,数度昏迷,后凉风吹来,其马狂跑数里,找到隐蔽

---

① 僧腊,出家为僧的年数,犹如时下的"工龄""教龄"等。
② 大意:我如果不做佛教首领管理僧务的话,必定可以证得六根清净;因为我要管理教化他人,这减损了我的功夫,我现在只证得五品内位的果位。
③ 自《续高僧传》《玄奘西游记》。
④ 洛阳缑(gōu)氏县,今河南省偃师市南境。
⑤ 戒日王(589—647),印度戒日朝建立者(606—647 年在位),印度古典文化的集大成者,定都曲女城。

在沙漠深处的野马泉；到达高昌①国时，被国王鞠文泰留难，绝食数日才得以脱身西行；在离开龟兹国后，遭遇一大伙强盗，准备抢劫财物，强盗内部却因分赃方案的分歧，发生内斗，玄奘才得以抽身；途中遭遇的一场大雪崩和严重的高原反应，夺去了绝大多数取经队员的性命，只有玄奘和另两名弟子幸存；到佛影窟，路遇五个持刀强盗，玄奘脱去帽子，从容应答，感化了强盗；达到印度恒河边的树林，玄奘又被一群强盗俘获，被置于土石台上准备"祭天"，正要被杀时，"黑风四起，折树飞沙，河流涌浪，船舫漂覆"，强盗惊恐万状，释放了玄奘并皈依佛教；当玄奘在印度获得极大成功，欲东返回国时，又遭遇戒日王千方百计阻难；终于成功地取回佛经后，他又面临被唐王朝以"偷越国境"判罪的危险。

玄奘具有常人难以企及的智慧、道德、毅力、学问，对中国佛教做出了极大的贡献。第一，他的译经，数量庞大，填补了佛教诸多空白；就风格而言，其译经更忠实于原著，被称为"新译"。玄奘的"新译"与鸠摩罗什的"旧译"，并列为汉传佛教译经的两大高峰——玄奘也被认为是汉传佛教最伟大译经师之一。第二，玄奘与弟子窥基等，创立法相唯识宗。第三，他舍身求法的精神感动了后代中国人，被称为"民族的脊梁"。此外，作为历史文化名人，玄奘的西行纪录，填补印度和周边亚洲国家的历史空白，加强了中国与印度等亚洲国家的友谊。唯其如此，玄奘的故事才能感人至深，家喻户晓。明代吴承恩即以此为原型，创作小说《西游记》。不过，站在正统佛教的立场，《西游记》的描写存在不少问题。

6.14 善导②

善导（613—681），俗姓朱，临淄（今山东淄博）人③。年少出家，诵《维摩诘经》和《法华经》。偶读《观无量寿经》，遂归心净土，期生极乐国。后隐修于终南山悟真寺。贞观十五年（641年），拜道绰为师，尽得《观无量寿经》奥旨。道绰西逝后，移居长安，承师遗志，专弘净土，广度民众。一生写数万卷《阿弥陀经》，画300卷极乐净土图。晚年住长安实际寺，监造龙门石窟奉先寺。

善导一生严持戒律，心不念名利，也未曾举目视女人。平生粗衣淡饭，以乞食为生，对人慈爱宽恕，信念坚强。每日修念佛，非力竭不止。念佛一声，有一光明从口出，十声至百千声，也是如此，被称为"光明和尚""弥陀化身"。永隆二年

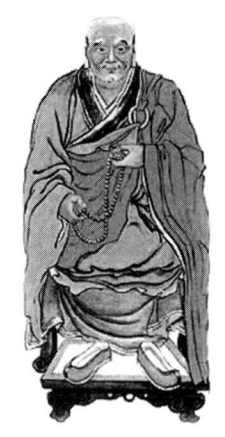

图60 善导

---

① 位于吐鲁番市东45公里处火焰山南麓木头沟河三角洲，始建于公元前1世纪，是丝绸之路的必经之地。
② 摘自《善导大师全集》。
③ 一说安徽泗县。

(681年)示寂,异香满室。弟子怀恽,为纪念其师高德,建香积寺。善导为昙鸾、道绰派之集大成者,著有《观无量寿佛经疏("观经四贴疏")》《往生礼赞偈》《净土法事赞》《般舟赞》《观念法门》(以上统称为"五部九卷")。创建净土宗理论系统,为该宗实际创始人。日本尊其为高祖、宗家。1980年5月14日,中日两国高僧大德在香积寺,共同举办法会,纪念善导大师往生1300周年。

6.15 义净①

义净(635—713),范阳人,髫龀②之时,辞别亲人,落发为僧,修学佛法。后遍访名师,博览佛教典籍,通达佛学乃至古往今来的世间学问。他非常仰慕法显和玄奘西行求法的壮举,并发愿效法。唐高宗咸亨二年(671年),准备启程,在番禺③约集志同道合者数十人。可真要上船时,其他人又临身退却。义净孤身一人,励志前行,经历千辛万苦后,终于达到天竺。他遍访天竺所有的佛教圣迹,于武周证圣元年(695年)返回至洛阳,武则天亲自到洛阳上东门外迎接。义净此行,历时25年,经过30余国,获得梵本经、律、论近400部,金刚座真容一铺,舍利300粒。义净晚年则专注于佛经翻译,先参与实叉难陀译场译《华严经》,后又主持译事,译出《金光明最胜王经》《根本说一切有部毗奈耶》《法华论》等,共计61部239卷,被后世奉为汉传佛教四大译经师之一。又撰《南海寄归内法传》《大唐西域求法高僧传》等书,记述西行求法的见闻。

义净是继法显、玄奘之后,第三位成功西行求法的高僧。法显去时经陆路,回时走海路;玄奘去、回都是取道陆路;义净去、回都是走海路。但他们所经历的艰辛与危险则大抵相同。义净的《求法诗》可略见一二:

晋宋齐梁唐代间,高僧求法离长安。
去人成百归无十,后者焉知前者难。
路远碧天唯冷结,沙河遮日力疲殚。
后贤若不谙斯旨,往往将经容易看④。

6.16 鉴真⑤

鉴真(687—763),广陵江阳人⑥,俗姓淳于。早岁参学长安、洛阳,后于扬州大

---

① 译自《宋高僧传》,并略加整理。
② 髫龀(tiáo chèn),指幼童。
③ 今广州。
④ 最后两句大意:后人如果不体察当年取经的艰险,还以为这些佛经很容易得到。前数句可以参见6.7节"法显"。
⑤ 译自《续高僧传》,并略加整理。
⑥ 今江苏扬州。

明寺讲律传法。开元二十一年（733年），日僧荣睿①等来唐留学，请鉴真东渡，鉴真慨然相允。但五次东渡，或因障缘，或因海贼、暴风等，均未成行，其间颠沛达11年之久。后鉴真双目失明，亦未减其志。唐天宝十二年（753年），第六次启航于张家港，成功渡海，抵达日本，此时他已66岁。日本国王将其迎入佛寺中安住，鉴真依道宣《戒坛图经》设坛，为国王、王子等授菩萨戒，为日本传戒律之始祖。日本天平宝字元年（757年），敕号"大和尚"，居奈良招提寺。鉴真通中医药，曾主持大云寺的悲田院②，为人治病，亲自为病者煎调药物，医道高尚。天平宝字七年（唐代宗广德元年，763年），结跏趺（jiā fū）坐，无疾而终。此前，其弟子用干漆夹法，塑造一坐像，供奉招提寺内，现为日本国宝，该像于1980年和2010年两度回国巡展。

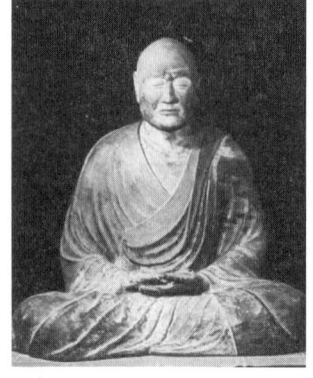

图61　鉴真坐像

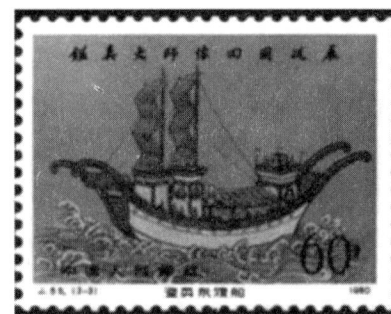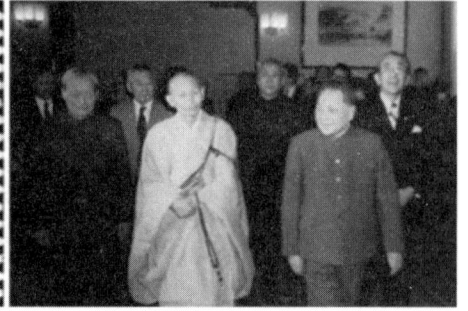

图62　鉴真坐像回国省亲邮票（左）和1980年邓小平、赵朴初迎请坐像（右）

6.17　王维③

王维（701—761），字摩诘④，河东蒲州⑤人。从小孝顺母亲，并因此名闻乡里。王维的弟弟王缙，跟他一样博学多艺，俊朗高才。开元九年（721年）王维考取进士，

---

①　荣睿（？—749年），日本美依（今岐阜县）人，奈良兴福寺僧人。唐开元二十一年（733年）入唐，留学三年后，欲与普照同行归国，道出扬州，访鉴真于大明寺，恳请东渡传戒，鉴真允之。荣睿与鉴真一起，五次起航均告失败，749年染病，圆寂于肇庆鼎湖山龙兴寺，现该处建有荣睿大师纪念碑。

②　悲田院，相当于现在的佛教慈善诊所。参见作者论文：Xican Li, Faxian's Biography and His Contributions to Asian Buddhist Culture: Latest Textual Analysis. Asian Culture and History, 8（1）：38－44，2016.

③　译自《旧唐书》《居士传》，略加整理。

④　佛教中有一个著名的居士，叫维摩诘。其中，"维"是无的意思，"摩"是垢的意思，"诘"是称的意思。维摩诘，意思是说这个居士品行高洁，称得上毫无污垢，《维摩诘经》即以此命名。王维很推崇维摩诘居士，便依其名"维"，取了一个字"摩诘"。但这实际上是一个笑话，字摩诘，就含有"称得上有污垢"之意。

⑤　今山西运城。

不久升为右拾遗①。天宝末年,任给事中②。安史之乱(755-762)时,他被安禄山俘获,被迫担任伪职。安史之乱平定后,他被判罪,弟王缙请求"愿削己职为兄赎罪",唐肃宗便赦免王维的罪。此后,王维归隐,屏绝尘累,30年孤居一室,室中无所有,唯茶铛、药臼、经案、绳床而已。常焚香独坐,以禅诵为事,妻亡亦不再娶。其诗作《春日上方即事》"好读高僧传,时看辟谷方。鸠形将刻杖,龟壳用支床。柳色春山映,梨花夕鸟藏。北窗桃李下,闲坐但焚香",描写的大约就是此时的情形。乾元二年(759年),王维在写完给弟王缙的辞别信后,掷笔而逝。王维因诗极负盛名,号称"诗佛"。其诗澹泊深远,富田园之趣及山水自然之美,多寓禅机。

6.18 丰干、寒山、拾得③

丰干(8世纪),或作"封干",天台山国清寺僧人。身高有七尺多,平日剪发齐眉,舂谷作炊,夜则唱歌讽诵。有人问他,则只答"随时"两字。一次他骑虎直入寺门,寺僧惊异。他常发预言,后来大多应验,与寒山、拾得颇有交往。台州太守闾丘胤,即将到丹阳上任,刚好患头痛,丰干吮水、喷洒到他身上,病即痊愈。丰干要闾丘胤上任后,再寻访寒山和拾得两人,并说寒山和拾得,都是菩萨化身。——后来,又有人讲,丰干其实是阿弥陀佛化身。

寒山(子),不知其来处,是一个疯狂的僧人,独自住在天台山寒岩中,一贫如洗。当时,国清寺内有个叫拾得的僧人,负责国清寺内的食堂杂务。拾得总是捡取寺僧遗弃的残食菜滓,然后,破巨竹为筒,将其投放于竹筒内,如果寒山来,就要寒山带去。寒山来寺后,要么在廊下经行,要么大声地叫唤指使他人,要么朝天漫骂。国清寺的僧人不胜其烦,便用棍杖逐赶,寒山翻身抚掌,呵呵徐退。后来,太守闾丘胤,

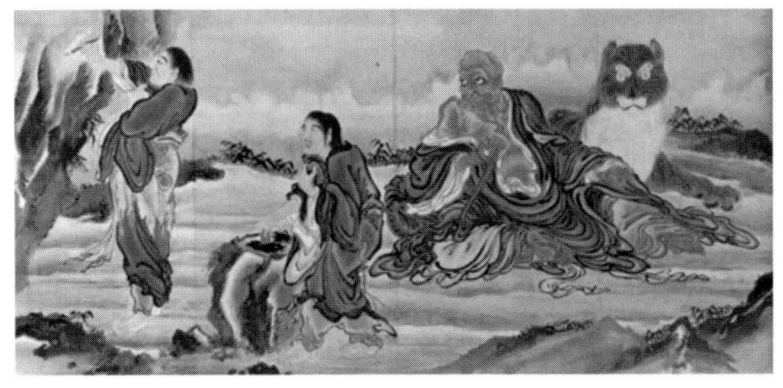

图63 寒山、拾得、丰干(从左至右)

---

① 唐代官职名,主职咨询建议。
② 唐给事中,掌读署奏抄,驳正违失,诏敕若有不当,亦可于涂改后奏还。
③ 译自《宋高僧传》,由丰干、寒山、拾得三人传记,合并整理而成。

到国清寺寻访寒山,一见寒山,跪地而拜。寺中僧人颇为惊讶,说:"您这大官,为什么要礼敬这疯疯癫癫的僧人呢?"寒山和拾得二人听完后,手挽手,笑着走出了寺门。闾丘胤又到寒岩中拜寒山和拾得,给他们送衣送药。二人知道是丰干透露了他们的真实身份,便说"丰干饶舌",并高声说:"贼我,贼退。"便缩身退入岩穴中,其穴自合。寒山有诗,题于山林间,集成《寒山诗集》,流传至今。

6.19 道济（济颠）①

道济（1130—1209），亦名湖隐、方圆叟、济颠,后世多称其为"济公"。俗姓李,天台（今属浙江）人。系禅宗杨岐派高僧,在杭州灵隐寺出家。其为人看似疯狂却也通达,居无定处,食无定时。无论冬夏,穿的都是破衣服,但其题墨多意味深长,颇有魏晋名士的余韵。如果有人给他钱,他马上到酒家喝酒;但为老人、病人、僧人置办医药,则尽心尽责。如果有大户人家无缘无故强求他上门,他就拒而不赴。就这样,到处漂泊四十年,游遍大半个中国。据《清一统志》记载,杭州净慈寺曾一度毁于火,他便到严陵山一带募化,使净慈寺得以恢复旧貌。嘉定二年（1210年）五月十四日,圆寂于净慈寺,临终说偈:"六十年来狼藉,东壁打到西壁;如今收拾归来,依旧水连天碧。"荼毗②后得舍利,乡人藏于双岩之下。

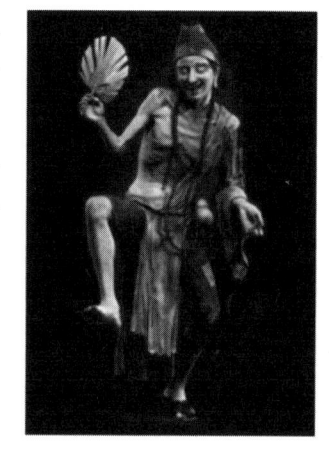

图64 电视剧《济公》剧照

道济的一生扶危济困、除暴安良、彰善罚恶,同时,又懂医术,治愈不少疑难杂症,再加上他平时举止似痴若狂,不守佛戒。这些特质在那种年代,颇受苦难民众的欢迎。后来便有以他为原型的《钱塘湖隐济颠禅师语录》话本小说流行于世。因此,济公在民间有广泛的知名度,其艺术化的形象,见诸电视、电影,现已风靡全国。

6.20 明本③

明本（1263—1323），号中峰,浙江钱塘人。早年丧母,遂倾心于佛法。后往天目山,于高峰原妙禅师座下正式出家,并受具足戒,后得原妙之心印。原妙去世后,他到江南参学,随处结庵而居。元大德八年（1304年），他返回天目山给原妙守塔,并

---

① 此据四库本《北涧集·湖隐方圆叟舍利铭》,并参阅:黄夏年,《湖隐方圆叟舍利铭》考释. 佛学研究, 2007（1）: 197—207.
② 按佛教的仪式将亡者火化。
③ 出自《净土圣贤录》《佛学大词典》。

主持师子院。此时，他已名闻于朝廷。元至大元年（1308年），被赐"法慧禅师"称号，后复往多处参学。元延祐五年（1318年），明本在僧人的请求下，再次返回天目山。元仁宗（1311—1320年在位）赐"佛慈圆照广慧禅师"称号，并将师子院改名为"师子正宗禅寺"，并令书法家赵孟頫撰写碑文。元至治二年（1322年），行宣政院让他主持杭州径山寺院，他没有应命；后元英宗（1320—1323年在位）特旨降香，并赐金襕僧伽梨，他也却而不受。明本以道德崇高和禅学精湛，名闻大江南北，每到一处，都受到僧俗大众的虔诚供养，但他避名利犹恐不及，有"江南古佛"之誉。在元代崇奉藏密的大背景下，明本（及其师原妙），以其遗世独立和卓然不群，为禅宗独撑门庭，高竖法幢。

明本尚诗文，其诗作既有禅诗，亦有净土诗。元至治三年（1323年），居止在天目山的东冈。一天，他亲手写信向所有的护法居士及徒众告别。次日清晨起来，书写偈颂："我有一句，分付大众，更问如何，无本可据。"然后放下笔，安坐而往生，时年61岁。就在那天，有白色的虹光直贯山顶，开露龛枢三天，仍然面貌如生。著述有《天目中峰和尚广录》（30卷）等，嗣法弟子有天如惟则①。

6.21 智旭②

智旭（1599—1655），字蕅益，俗姓钟，自号"八不道人"，江苏吴县人。幼崇儒学，以振兴圣学（儒学）自任，作《辟佛论》数十篇。后阅莲池大师《自知录》《竹窗随笔》，取《辟佛论》焚之。年24，依憨山之弟子出家，后修天台教观，入浙江灵峰，建西湖寺，转辗多地，宣讲著述，倡导"儒佛一致、性相融合"。著《阿弥陀经要解》，以天台思想阐释《阿弥陀经》，力倡以信、愿、行为宗，持名念佛。年56示疾，跏趺而坐，念佛而逝。当年冬天欲如法荼毗，见其趺坐巍然，面貌如生，发长覆耳，牙齿不坏。此前，遗命身体火化，屑骨和粉，施水陆禽鱼以结缘；其弟子不忍，遂奉塔于灵峰大殿。世称灵峰蕅益大师，被尊为净土九祖。其学问、见地、戒行、悲愿，对后世影响至巨。

其见地与学问，在其《寒笳集》③中可窥见一斑。兹摘录《寒笳集》的一段文字："有出格见地，方有千古品格；有千古品格，方有超方学问；有超方学问，方有盖世文章。今文章、学问不从立品格始，品格不从开见地始，是之楚而北其辕也。呜呼！颠沛患难，是煅炼佛祖英灵汉一大炉鞴④。能受煅炼，便如松柏历岁寒而逾坚⑤。不受则

---

① 天如惟则（1286—1354），江西省吉安县人，俗姓谭，剃度后往天目山参学，得法于中峰明本禅师，成为法嗣。他后来倡言"禅净一致"，成为临济宗虎丘派之传人。
② 出自《中国百科全书》《佛学大词典》《寒笳集》。
③ 寒笳（jiā）集，是蕅益撰写的一卷警训。
④ 此处指熔炉，鞴，音 bèi。
⑤ 与《论语》"岁寒，然后知松柏之后凋也"互参。

如夏草春花，甫遇风霜，颓靡无似矣。夫松柏花草，禀质不同，不可强也。现前一念灵明心性，岂有定质……"

其戒行与悲愿，可于他的诗偈中略睹一二。兹摘录《庚寅自恣二偈》中的一偈如下①：

秉志慵随俗，期心企昔贤。
拟将凡地觉，直补涅盘天。
半世孤灯叹，多生缓戒愆。
幸逢针芥合，感泣泪如泉。

6.22 杨文会②

杨文会（1837—1911），字仁山，安徽石埭（dài）人，生性任侠，好读奇书。因其祖上曾为曾国藩督办军粮，故杨文会与曾国藩、曾纪泽③、李鸿章颇有交往，曾与曾纪泽一同出使欧洲，后又被李鸿章委任负责江宁工程。由于其所负责的工程质量优良、造价低廉，获得李鸿章的高度赞许。

不过，杨文会淡泊名利，不愿入仕。此前，他在杭州偶得《大乘起信论》《楞严经》，读后便潜心佛学。鉴于席卷江南的太平天国运动，将佛经佛像焚毁无遗，他立志复兴佛教，创办金陵刻经处，搜集佛经刊刻流通。为保证经书的质量品位，制定了"三不刻"原则：疑似伪经者不刻，文义浅俗者不刻，乩坛④之书不刻。高质量的佛经，对于复兴奄奄一息的佛教，至关重要。即使在出使、考察欧洲时，他亦不忘搜集佛经。他先后结识达磨波罗⑤、南条文雄⑥等，相约协力恢弘正法，所以，特别注重从日本等地搜集佛经。据统计，他一生流通佛典上百余万卷，印刷佛像十余万张。此外，他还在金陵刻经处开设"祇洹精舍"佛学班，自编课本，培养佛学人才，门下有欧阳渐、谭嗣同、桂柏华、章太炎、孙少候、黎端甫、梅撷芸、李澄刚、蒯若木、太虚等20余人。晚年，他将私宅捐作金陵刻经处永久办公地址。1911年示疾，自知不起，便召集会议，选举会长，并商讨金陵刻经处的长远之计。会席未散，即已化去，时年75。

杨文会对中国近代佛教的贡献，主要包括：第一，创建金陵刻经处，搜集散佚经

---

① 原文有序："卧北天目，万虑灰冷。有同志数人，以毗尼相叩。夫毗尼久为腐货，仍过而问焉，不啻冷灰豆爆矣。安居竟，重拈自恣芳规，悲欣交集，慨然有作。"此偈大意：我从小就不愿意与世俗同流合污，立志师法过去的圣贤。出家后，一心想凭借自己一点点的觉悟和愿心，振兴没落的佛教（戒律）。但是，我毕竟是一个凡夫，大半辈子难觅知心，孤音少和。这可能是由于我前生在守戒律方面，做得不好的原因造成的。很幸运地，现在又有几个志同道合者，来向我讨教佛教戒律，这真是千载难逢的幸事，我感动得泪如泉涌。

② 出自《中国百科全书》《佛学大词典》《丁福保佛学大词典》《近代往生传》。

③ 曾国藩长子。

④ 乩（jī）坛，即扶乩所设的神坛。扶乩，系民间一种通过占卜问吉凶的方法。

⑤ 达磨波罗（1864—1933），又作达磨多罗，斯里兰卡人，近代复兴佛教的先驱人物。

⑥ 南条文雄（1849—1927），日本净土真宗大谷派学僧。

典；第二，开办祇洹精舍，培养弘法人才。在清末这种特殊的时期，刻经和僧才无疑为佛教复兴发挥了关键作用，因此，杨文会被誉为"近代佛教复兴之父"。著有《杨仁山居士遗书》。

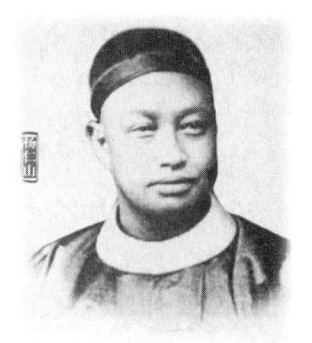

图 65　杨文会

6.23　虚云①

虚云（1840—1959），湖南湘乡人，俗名萧古岩，字德清。19 岁出家，次年受具足戒。43 岁拜五台山，由普陀山法华庵起香，三步一拜，历经三年，备受饥寒，三次大病，奄奄待毙，皆奇迹般生还。后又朝礼印度、斯里兰卡、缅甸等地。56 岁，在高旻寺参禅，因沸水溅手，茶杯落地，而顿断疑根，大彻大悟，作偈一首："杯子扑落地，响声明沥沥。虚空粉碎也，狂心当下息。"60 岁时，八国联军入侵，他为慈禧太后护驾。从此，名声大振。为逃避名声的累赘，隐修于终南山，更名"虚云"。68 岁时，于泰国讲经，入定九日，轰动泰京。71 岁时，辛亥革命波及云南等地，滇军协统李根源排斥佛教，率兵入鸡足山，欲拆寺逐僧。虚云主动上门说服李根源，保全僧寺；后又亲往藏地，调停汉、藏纠纷，去除战祸。109 岁时，至香港弘法，次年往返大陆。1951 年春戒期间，110 岁高龄的虚云屡遭毒打，筋骨断折，停食九日，神游兜率，侍听弥勒讲经。匪徒惊其不死而慑伏，不再续扰。虚云一生复建佛教名刹 80 多处，从不恋栈。作为一代禅师，虚云承继禅宗五家法脉。1959 年，示寂于云居山，世寿 120 岁。

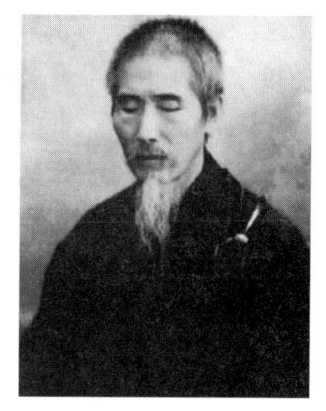

图 66　虚云

虚云严守戒律，解行并进，慈悲济世。一生行遍天下，却只一衲、一杖、一笠、一钟相随。虽名满天下，待人却谦虚平等，为海内外四众佛弟子所景仰。

虚云一生，志大气刚，为法忘躯；备尝艰辛，鞠躬尽瘁。在那个特殊的年代，虚云无疑是汉传佛教的中流砥柱。现有虚云和尚法汇刊行。电影《百年虚云》再现他一生的传奇事迹，包括"十大劫难"②。他的《辞世偈》"但教群迷登觉岸，敢辞微命入炉汤"句③，被认为他一生的真实写照。

---

① 出自《虚云和尚传》《中华佛教百科全书》。
② 一难生为肉球，二难饥寒雪掩，三难痢疾待毙，四难口流鲜血，五难失足堕水，六难大病顿发，七难索断浸水，八难险遭剖腹，九难全身枯木，十难遭匪毒打。
③ 此句大意：只要能教化沉迷的众生，使之从醉生梦死中觉悟，到达永恒涅槃的彼岸，我就算身赴烈火，也在所不辞。《辞世偈》全文："少小离尘别故乡，天涯云水路茫茫。百年岁月垂垂老，几度沧桑得忘。但教群迷登觉岸，敢辞微命入炉汤。众生无尽愿无尽，水月光中又一场。"

6.24 印光①

印光（1861—1940），号常惭愧僧，俗姓赵，陕西郃阳（合阳）人。少习儒学，喜研程朱理学，尝批佛老。后病困多年，始悟前非，乃弃理学，皈投佛法。光绪七年（1881 年），于终南山出家，专心修净土，日夜念佛，兼读佛经。先后驻锡②资福寺和龙泉寺。后因迎请大藏经事，迁居普陀山法雨寺，潜修念佛之行。1911 年，其信函被刊行于《佛学丛报》，从此名达世间。师以文字摄化众生，导归净土。凡请教者，不论何人，劝以儒为人处世之根基，以修净土为了脱生死之捷径。著《印光法师文钞》，影响至今。如《婺源翀田佛光分社发隐》一文，颇能代表其思想与主张。兹摘录如下：

"在吾人伦常日用当中，各个敦笃而实践之。所谓父慈，子孝，兄友，弟恭，夫和，妇顺，主仁，仆忠，一一恪尽己分。如是，则便是诸恶莫作，众善奉行之善人。又于周旋云为，行住坐卧中，执持一句阿弥陀佛圣号。以佛之万德洪名，熏己之无明业识，熏之久久，则即无明业识，成智慧德相。清凉国师云：凡夫颛蒙③念佛，念至其极，即能潜通佛智，暗合道妙者。此之谓也。况以深信切愿感佛，佛以慈悲誓愿摄受，故得感应道交，万修万去矣。"

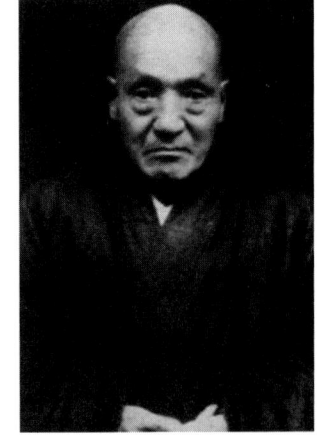

图 67　印光

晚年居苏州灵岩山寺，预知时至，于 1940 年 11 月初四日，在大众念佛声中，安祥西逝。荼毗后，得五色舍利花及舍利珠无数。印光法师一生操守弘毅，学行俱优，感化甚广，对中国近现代佛教影响极其深远，被公推为净土宗十三祖。

6.25 弘一④

弘一（1880—1942），俗名李叔同，别号甚多。性情倜傥恬醇，才华盖世。精诗文词赋，好书画篆刻，其书法颇得汉魏六朝之秘髓。26 岁时，东渡日本，求学于上野美术专门学校，研究音乐，创组"春柳剧社"，为我国新剧运动之先驱。回国后，任教于天津。后赴上海主持《太平洋报》笔政，借书画、文字宣传革命。不久任浙江第一师范学校教师，介绍西洋戏剧、音乐、绘画，开风气之先。民国七年（1918 年），39 岁

---

① 出自《印光法师文钞》。
② 驻锡，指僧人暂时居住在某寺。锡，指僧人必备之锡杖，将锡杖挂在某寺，即为驻锡。
③ 颛（zhuān）蒙，愚昧、一无所知。
④ 出自《中国百科全书》。

时将书籍、字画等物赠人，将所雕之金石封于西泠印社石壁内。然后，到杭州大慈寺出家。不久，即受具足戒，法名演音，号弘一。他经常感慨佛教戒律之衰，于是发愿毕生精研戒法。初学有部之律，后则专弘南山律宗。民国十六年（1927年），去函杭州各政要，止息"灭佛"之议。民国二十五年（1936年），闭关于鼓浪屿日光岩，并向海外请藏经万余卷。其后，复闭关于永春普济寺、泉州福林寺。民国三十一年（1942年）十月，示寂于晋江温陵养老院，世寿63，僧腊24。

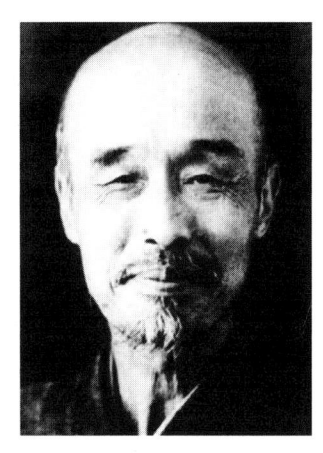

图68　弘一

弘一法师持戒精严。兹略举两例：其一，某次，有居士给他一张宣纸，求他的墨宝。他写完书法之后，还剩了一些余纸，就问这个居士，剩下那些纸怎么处理啊？他就把剩下的纸寄回去了。其二，他临去世时，就跟身边人说，去世后，要在棺材四脚下垫放四杯水，否则，尸体一发臭，小虫子就会爬上棺材，再火化，把小虫子都烧死了。出家后，他总是脚穿草鞋，孑然一担，云游各处，讲经弘法，操行至苦，树民国时期孤高耿介之风范，对后世影响极大。

6.26　太虚①

太虚（1890—1947），俗姓吕，法名唯心，浙江崇德（今浙江桐乡）人。光绪三十年（1904年）出家，后受具足戒。1909年参加江苏省僧教育会，从学于杨文会。1911年在广州组织僧教育会，后住持白云山双溪寺。1912年与他人一道创设中国佛教协进会②，被推为《佛教月报》总编辑，撰文宣传"佛教复兴运动"，鼓吹教理革命、教制革命、教产革命，建立新的僧团制度和兴办僧伽教育。1917年应请至台湾弘法。曾在上海与章太炎等组织觉社，出版《觉社丛刊》（即《海潮音》月刊）。1922年创办武昌佛学院。1925年率佛教代表团，出席在东京召开的东亚佛教大会，并考察日本佛教。1927年，任厦门南普陀寺住持、闽南佛学院院长。1928年在南京发起成立中国佛学会；是年秋，先后访问英国、法国、德国、比利时、美国诸国，宣扬佛教。在巴黎发起筹组世界佛学苑，旨在将佛教传播到世界各地，促进世界和平，开中国僧人赴欧美传播佛教之始。1931年在重庆北碚缙云寺创办汉藏教理院；1943年组织中国宗教徒联谊会。抗战胜利后，任中国佛教整理委员会主任。1947年病逝于上海玉佛寺。他对法相唯识学有深入的研究，主张把唯识思想应用于现实社会。主要著作有《真现实论》《法相唯识学》《起信论研究》《整理僧伽制度论》《太虚大师寰游记》等。门人辑有

---

① 出自《中国百科全书》。
② 后并入中华佛教总会。

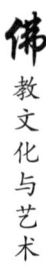

《太虚大师全书》行世。

6.27 当代佛门人物①

李炳南（1889—1986），原籍山东济南，1949年去台湾，并组建台中莲社，讲经说法，培养人才，对振兴台湾佛教贡献很大。

元音老人（1905—2000），原名李钟鼎，生于安徽合肥，为"无相密心中心法"三祖，广弘佛法，不分门派。其著作《佛法修证心要丛书》，对明心见性及修证，指引颇详。2000年在上海寓所内坐脱立亡，火化之后，得舍利无数。

本焕（1907—2012），法名心虔，原籍湖北武汉，虚云弟子，临济宗传人，被誉为当代"中国佛教泰斗"，为当代佛教复兴做出了不可磨灭的贡献。2012年在深圳弘法寺圆寂，圆寂之后得到五色舍利。

赵朴初（1907—2000），安徽太湖人，中国佛教协会主席，为佛教复兴贡献颇多。圆寂之前，留下一偈："生固欣然，死亦无憾；花落还开，水流不断；我兮何有，谁欤安息；明月清风，不劳寻觅。"

黄念祖（1913—1992），祖籍湖北江陵，北京居士林林长，曾任北京邮电学院教授，融通禅、净、密，主弘净土宗，著述很多，通俗易懂，影响很大。

宣化（1918—1995），吉林双城人，虚云弟子，沩仰宗九祖，1962年只身赴美国弘法，建万佛圣城，收美国弟子，弘法于欧美各国。1995年圆寂，得舍利无数。

南怀瑾（1918—2012），浙江温州人，学问非常渊博，自言"经纶三大教，出入百家言"。为弘扬传统文化，著书立说，其20多部著作，一直畅销，被誉为"出格高士"。

星云（1927—至今），江苏扬州人，在台湾创建佛光山，并且在全世界建立分支机构，弘传佛法。

净空（1927—至今），安徽庐江人，原名徐业鸿，利用现代媒体包括书籍、光盘、网络、讲经机等等，讲经弘法，深入浅出，影响遍及全球（尤其是华人圈）。

---

① 主要出自《中国百科全书》。

第七章 佛教对中国思想文化的影响

佛教自传入我国后，持续并深入地影响了我国思想、文体、医学、生活诸多领域。本书拟分四节，略加讨论。

7.1 佛教对思想的影响

作为曾经的异域文化，佛教融入我国后，极大地刺激了固有的儒、道思想。其影响大致可概括为：激荡、补充、渗透、提高、融合五种形式。

7.1.1 激荡

佛教在汉朝传入我国。当此之际，被奉为道统的儒家思想，一枝独秀；此外，老庄为首的道家思想，尚能绵延不绝。佛教来华，自然就刺激了本土的儒、道思想，产生或排斥、或包容的反应，称为激荡。这种激荡在佛教传入的初期——即魏晋南北朝时期——表现最明显。西晋道士王浮撰写的《老子化胡经》（伪书），就是当时最典型的例子。

7.1.2 补充

经过初传期诸多高僧艰苦卓绝的努力，佛教最终在我国扎下不拔的根基，并被中华民族所了解、吸纳。佛教的思想恢弘博大，按其内容，可分为内明、因明、声明、医方明、工巧明五个部分。此合称为"五明"。内明，实际上就是佛教的教义，因其穷究人的内在心性，以获得解脱，故名"内"明；因明，相当于（但又不限于）现在的逻辑学、论辩学；声明，为声（音）韵、语言、语法之学；医方明，相当于现在的医药、体育与养生学；工巧明，相当于现在的科学技术，还涉及天文、历数及世间的各种技艺。

佛教"五明"可谓大无不包，细无不举。正因为这样，可以弥补本土儒、道思想之缺陷。如，儒家只讲"生"的问题，而对"死"避而不谈[①]。佛教三世因果观则能很好地回答生与死的问题。不仅如此，佛教还指明了超越生死的方法。所以佛教的到来，不仅为中国带来了前所未有的宇宙观、世界观、人生观，还提供了超然的宗教情

[①] 《论语·先进》：季路问事鬼神，子曰："未能事人，焉能事鬼。"敢问死，曰："未知生，焉知死。"

怀，和终极的精神归属。

7.1.3 渗透

除补充本土文化的缺陷外，佛教还向本土的儒、道文化渗透。佛教禅宗尤为显著，因其侧重探究心性之本源，所以，可以渗透到每一个领域、每一个角落。禅宗在唐代兴旺之后，就渗透到儒家，形成所谓的"理学"。理学自宋至元、至明，成为中国思想史上的一股洪流，甚至传到日本和朝鲜半岛。

7.1.4 提高

佛家的般若思想，泯灭"空""有"的边见，泯灭"心""物"的边见。——所谓"边见"，就是矛盾的对立面。所以，般若思想圆融、绝待。绝待，就消除了矛盾的对立面。而佛家的华严思想，则向世人展现"重重无尽，圆融无碍"的世界观和宇宙观，这些无疑提高了中国哲学的品位，丰富了其思想内涵。

7.1.5 融合

佛教在中国扎根之后，便与中国原有的儒、道一起，构筑"三足鼎立"的文化格局。到后期，儒、佛、道之间又相互融合。如，宋代孝宗皇帝便明确提出"以佛修心，以道养生，以儒治世"①的观点；至元、明之际，更进一步地发展成"三教合一"说。一个典型的例子便是明宪宗②所作的《一团和气图》（图69）。此图初看是一个完整的人，但实际上是三人合抱而成的。中间正坐者手掐念珠，头顶光亮，是和尚，代表佛家；左右两侧还各抱一个侧脸人：左边的侧脸人，头戴方巾，是道家的代表；右边的侧脸人，头戴包巾，代表儒家。这幅图直观地表达儒、佛、道三教合一。

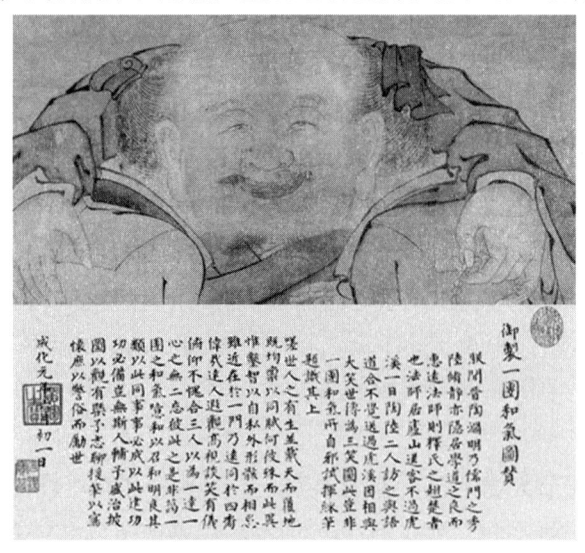

图69 三教合一图（一团和气图，局部）（下为题词）

---

① 见宋孝宗《原道论》。宋孝宗（1127—1194），名赵昚（shèn），是南宋最有作为的皇帝，1162—1189年在位。
② 明宪宗（1447—1487），名朱见濬、朱见深，明朝第八位皇帝，1464—1487年在位。

总而言之，佛教传入中国后，为中国本土文化所包容、吸收，在保留本土文化精髓的前提下，极大地提升和丰富了本土文化。它的影响之深、范围之广、时间之久，是任何外来文化所无法比拟的。

7.2 佛教对语言文学的影响

7.2.1 与佛教相关的字词①

佛教初传入我国时，其义理是全新的，因此，在佛经翻译过程中，便造出了一些新字，以阐述其新的义理。比如，原来没有"魔"字，只有"磨"字，梁武帝把"石"换成了"鬼"，就造出来了"魔"字，用于表达佛教的特定含义。

除了新字之外，还有新词。不过，这些"新词"在被佛教引入后，已完全融入汉语言文学体系中，成为常用词。在千余年的使用过程中，其词义也慢慢地发生了流变。以下略举数则。

世界 "世界"一词是原来没有的。佛教传入中国后，用"世界"一词表达特定的时空。世，有流迁之意，指过去、现在、未来的时间。界，含方位之意，指十方空间。后"世界"演变成为一个偏义复词，侧重于"界"的含义，现多指地球所有的整个范围。

信仰 "信仰"一词也源于佛教，原来没有。《法苑珠林》卷94："生无信仰心，恒被他笑具"。由此可知：信仰是指对佛、法、僧三宝的崇信钦仰，有时又作"仰信"。现已被广泛使用。

投机 "投机"一词为佛教所创，本意为"彻悟"，指彻底领悟佛陀之心机——因为佛度生，根据不同的根机，宣说不同的法门。正如《法华经·普门品》所言："应以何身得度者，即现何身而为说法。"如果话不投机，多说无用，故有"话不投机半句多"之俗语。后来，"投机"引申为见解相同、意见一致、气味相合之意；后又引申为不坚持原则、看风使舵的行为，如投机倒把、投机取巧、投机分子等，由褒义演变成贬义。

做一日和尚撞一日钟 按寺院的制度，凡遇法会、集众、食时、寝前及僧人寂灭等，都要撞钟。撞钟有一定的规则与技巧，其作用大致有三个：警觉、号令和报时。《敕修百丈清规·法器章》指出："大钟，丛林召令资始也。晓击，则破长夜，警睡眠；暮击，则觉昏衢，疏冥昧。"可见撞钟的重要作用是警觉僧众，消除昏惰，精进修持。就其原义来说，"做一日和尚撞一日钟"，意为要做好一日和尚，就要撞好一日钟，暗含每日精进之意。世人误将和尚看作消极遁世的人，便用"做一日和尚撞一日钟"，来比喻消极应付工作，得过且过地混日子。

---

① 主要参考《俗语佛源》。

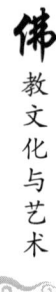

迷信 "迷信"一词是佛教首先使用的。原指不要迷失自性，盲目地信从——因为众生都未明心见性，就很容易被各种学说、邪论所迷惑。可到了近代将"迷信"一词加在佛教上的，却大有人在。这种"不可思议"的嬗变，表明词汇的稳定性亦是相对的；这种"不可思议"的嬗变，也可以看成是对佛教"诸行无常"缘起观的另类诠释。

这些产生于佛教的词，尽管词义有不同程度的流变，但大体上还算稳定，在日常生活中经常被使用——只是，当代人大多不知其来源而已。

在汉语中，像这类源于佛教的相对稳定词汇，数量非常可观。以下摘录344条（依笔画为序排列）：

一刀两断 出自《五灯会元》卷12。原指"能干净利落地判断是非邪正"，现比喻：干脆利落。

一门深入 出自《楞严经》卷4。多指"专心、深入地修学某一法门，不改弦易辙"。

一心不乱 出自《阿弥陀经》。多指"专心致志，不去胡思乱想"。

一动不如一静 指"不必多此一举，多一事不如少一事"。

一尘不染 原指"佛教修道的人不被六尘所玷染"。现比喻"十分清洁"或"人的品格清高脱俗，廉洁高尚"。

一知半解 形容：所知甚少而理解肤浅。源于《沩山警策文》"一知二解"。

一念 形容：极短促的时间。《仁王经》说，"一念"中包括九十刹那。

一刹那 形容：时间极短暂。《仁王经》卷上："九十刹那为一念"。

一厢情愿 出自《百喻经》。泛指"单方面的愿望、计划"。

一棍子打死 出自《云门录》卷中。比喻：对犯错误的人不加分析，全盘否定。

十八层地狱 《问地狱经》上列有"十八层地狱"的名称。

十方世界 出自《楞严经》卷4。指"包括四面八方和上下的整个空间"。

十字街头 出自《五灯会元》卷19。指"纵横交叉的热闹街道"。

十恶不赦 指"罪大恶极，不可原宥"。如《未曾有经》"是为十恶，受恶罪报"。

七手八脚 出自《续灯录》卷32。指"人多而手忙脚乱"。

七颠八倒 出自《景德传灯录》卷26。现流变为"混乱不堪"或"晕头转向"之意。

入定 佛教用语。指"心专注一境，而无散乱、昏沉"。

入流 佛教比喻"初入圣人之流，得须陀洹果"。现指"紧跟时流"或"加入某个行列"。

八字没见一撇 出自《续灯录》卷29，比喻：事情还没有一点眉目。

力士 出自《长阿含经》卷4。

刀头舔蜜 出自《四十二章经》。比喻：为了很少的享受，冒很大的危险。

三生有幸　形容极难得的好运气。"三生"指佛教所说的前世、今世、后世。

三头六臂　出自《景德传灯录》卷13："三头六臂擎天地"。形容：神通广大，本领非凡。

三灾八难　"三灾"和"八难"在佛经上都有确指的内容。现其意已流变。

大千世界　出自《楞严经》卷4。形容：广大而多样的世界。

大彻大悟　原为佛教用语，现指"彻底了解，完全明白"。

大慈大悲　佛菩萨心量广大，平等救度一切众生，故称"大慈大悲"。

丈二和尚摸不着头脑　比喻：弄不明情况，搞不清底细。"丈二和尚"指寺庙中常人难摸到头顶的高大罗汉像。

寸铁杀人　出自《大慧普觉禅师语录》。形容：一发中的、一针见血。

上天无路，入地无门　出自《续灯录》卷11。原指参禅过程中所遇到的困境。现形容：走投无路，陷入绝境。

上供　原指在诸佛、祖师圣像前，陈列物品供养。见《敕修百丈清规》卷4。后泛用。

上乘　大乘的异名，与"小乘"相对。俗指"上品、上等的"。

口头禅　指"经常挂在口头上而无实际意义的词句"。

广结善缘　原指"广泛佛缘"。

门外汉　出自《五灯会元·天竺证悟法师》。指"对某项知识或技能还没有入门的外行人"。

习气　佛教指"现行的烦恼历久而形成的种种积习"。现已泛用。

丰干饶舌　见6.18节。

开士　出自《玄应音义》卷4。"菩萨"的一种意译，后多指高僧。

开山　出自《佛祖统纪》卷8《择卿传》。佛教多选择名山创建寺院，谓之"开山"。

开花结果　出自《续传灯录》卷30。比喻：通过努力而有收获。

开悟　出自《华严经》卷4。

天龙八部　佛经中常见的护法神。具体包括：天众、龙众、夜叉、乾达婆、阿修罗、迦楼罗、紧那罗、摩睺罗伽八种。

天女散花　出自《维摩诘经·观众生品》的典故（详见142页注①）。现形容：抛洒东西或大雪纷飞的样子。

天花乱坠　出自《心地观经·序分》："天花乱坠遍虚空。"现其意已流变。

天堂　三界六道轮回中的一处。现比喻：美妙的境地。

无风起浪　出自《黄檗断际禅师宛陵录》："达摩西来，无风起浪。"指"无端生出是非来"。

无边　佛教描述空间及数量的常用语。如《起信论》："虚空无边，故世界无边。"

无事不登三宝殿 三宝殿，即佛殿，其内具足佛、法、僧三宝。指"无事不来，既来便有事相求"。

无明火 "无明"指"痴昧、无慧，昧于事理"，见《大乘义章》卷4。俗语中"无名火"一般指怒火。

无量 原为古代印度计算极大数目的名称，出自《摄大乘注释》卷8。形容：大而不可计算。

无始 佛教指"没有开始"之意。

无恶不作 出自《百喻经·诈言死马喻》。指"做尽坏事"。

无常 指"世间的一切事物忽生忽灭，迁流不住"。如《无常经》："未曾有一事，不被无常吞！"

无缘 见2.2.2节。

不因一事，不长一智 出自《续传灯录》卷2："僧云：'不因一事，不长一智。'"形容：人的智慧随阅历而增加。

不可思议 大乘佛法因"心思路绝"故"不可思"；又"言语道断"故"不可议"。现指"事物之难以理解，不可想象"。

不知不觉 出自《维摩诘经·不思议品》。形容：不经意，没有觉察到。

不即不离 出自《圆觉经》卷上，原指"既不融合，也不分离"。现指"人际关系既不亲热，也不疏远"。

不看僧面看佛面 僧、佛均源自佛教。

木鱼 佛教常用的法物，为可供打击而发声的犍槌。形状像鱼，多为木质。

五百世冤家 出自《经律异相》。指"犯杀业重罪者，在许多生轮回中怨怨相报，结成无休无止的怨家"。其意现已流变。

五百罗汉 关于五百罗汉，说法不尽相同。兹不详述。

五体投地 乃佛教礼法之一。即两膝、两肘及头顶着地的致敬法。比喻：倾倒、佩服至极。

见怪不怪，其怪自败 指"见到似乎是怪异的现象，不大惊小怪，安然不动，自然无事"。源于禅宗，如《五灯会元》。

手忙脚乱 出自《五灯会元·三圣然禅师法嗣·镇州大悲和尚》。现形容遇事慌张，不知所措。

手续 "手续"与密宗仪轨的传承有关，然而在经论方面的出处和依据，尚待查考。

化身 见10.1.4节。

化缘 原指"佛、菩萨、高僧等示现世间的教化因缘"。后亦指"僧侣乞食和为佛事而进行的募化活动"。

分身 出自《法华经·见宝塔品》："我分身无量诸佛。"现形容：用兵如神或一身分兼数事。

公案　禅宗用于判定禅者迷悟的案例，有如公府之案牍，故名。

方便　出自《法华经·方便品》。指"善巧、权宜"，是利益他人、化度众生的智慧和方式。

火烧眉毛　出自《五灯会元》卷16。比喻：事到眼前，非常急迫。

认贼为子　出自《圆觉经》卷下。比喻错将妄想认为真实。现意有流变。

心心相印　指"不立文字，不依言语，直以心印心，见性成佛"，故名"心印"。现演变为：彼此思想感情完全投合。

心地　出自《大乘本生心地观经》卷8。指"人的用心、存心、居心或心胸、器量"。

心花怒放　出自《圆觉经》。现比喻：心情开朗愉快。

心病难医　出自《景德传灯录》卷29："莫教心病最难医。"指"思想意识上的病，很难用药物去治愈"。

心眼　出自《观无量寿经》。佛教原指"观察了悟事物之心，心之洞察如眼之明见"。后多指"存心、心思"。

心领神会　出自《续灯录》卷9。形容：不必明言，心中已完全明白、彻底领会。

心量　见《坛经·般若品》："心量广大，犹如虚空，无有边畔。"指"胸怀、心胸之广狭"。

心猿意马　出自《维摩诘经变文》。指"心神散乱，把握不定"。

劝化　出自《增一阿含经》："宽仁博识，善能劝化。"指"宣传教义，劝导人改邪归正"。

少见多怪　出自《牟子理惑论》。指"见识不广的人见到新鲜的事物，就以为怪诞，不可信"。

水到渠成　出自《景德传灯录》卷12。比喻：条件成熟了，事情自然成功。

水乳交融　出自《最胜王经》卷6："上下和穆，犹如乳水。"比喻：结合紧密无间，关系十分融洽。

水涨船高　出自《碧岩录》第29则。比喻：事物随着它所凭借的基础增长，而提高。

正宗　佛教禅宗将初祖达摩所传的嫡系学派，视为禅宗"正宗"，如《云峰悦禅师语录序》。

功德无量　出自《景德传灯录·南阳慧忠国师》。形容：功劳、恩德极大。

世世生生　亦作"生生世世"，源于佛教的"三世"之说。

本来面目　出自《坛经·行由品》。指"不加饰伪的真相"。

平时不烧香，急来抱佛脚　烧香、拜佛系来源于佛教的习俗，现指"临时慌忙应付"。

平等　源于梵语upeksa，原意为"舍去一切差别相"。现指"平均、相等、相同"。

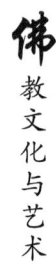

打成一片 出自《五灯会元·育王德光禅师》。指"紧密结合在一起,不分彼此,形成一个整体"。

打坐 原是僧道修行坐禅的跏趺坐。

业报 佛教指"相应于善恶业因,而感得的苦乐果报"。

业障 原指"前生造作恶业,今生感得恶果,成为修道向善的障碍"。见《俱舍论》。

叶落归根 出自《坛经》。比喻:事物总有一定的归宿。

四大金刚 见 10.1.3 节。

四大皆空 佛教把物质归纳为地、水、火、风"四大"。物质缘起性空,故"四大皆空"。

头上安头 出自《景德传灯录》卷 16。比喻:事物累赘繁复,弄巧成拙。

头头是道 出自《续传灯录·慧力洞源禅师》:"头头是道,法法本圆成。"形容:通灵入妙的"化境"或语言、举动左右逢源,无一不合规矩。

弘扬 佛教中指"佛菩萨传播教法,化导众生",见《大唐西域记·迦湿弥罗国》。现指"大力宣扬一切思想或观念"。

弘愿 大乘佛教指"普度一切众生的大愿"。现已泛用。

对牛弹琴 出自《牟子理惑论》。指"讲话不看对象"或"对不明事理的人讲道理,白费唇舌"。

耳根清净 出自《圆觉净》卷上。指"听不到胡言乱语、嘈杂的声音"。

执着 出自《大般若经》卷 71。指"片面而孤立地理解,并固执事物的妄情和妄想"。

机缘 出自《金光明最胜王经·如来寿量品》。泛指机会和缘分。

百尺竿头,更进一步 出自《景德传灯录·湖南长沙景岑禅师》,现已广泛用于多方面的比喻。

有口皆碑 出自《五灯会元》卷 17。形容:获得人们的普遍赞美,众人的口赞便成了无形的丰碑。

有缘 出自《报恩经》卷 7。原指"存在互相作用、依仗关系的人或事"。现意有流变。

在劫难逃 形容:注定要遭受灾祸,难以幸免。佛教用"劫"表示宏观的时间。

西天 印度在中国西边,故又称"西天"。或指西方极乐世界。

灰头土面 禅宗指"真人不露相",如《五灯会元》卷 18。现意有流变。

如人饮水,冷暖自知 出自《坛经·行由品》。比喻:通过直接的亲身体验,才能理解得明白亲切。

如法 出自《无量寿经》卷下:"应当信顺如法修行。"指"随顺佛所说的教法而不违背"。

好事不出门，恶事行千里　出自《景德传灯录》。指"好事情难以张扬开去，而坏事情却很快流传"。

邪魔外道　出自《药师经》："又信世间邪魔外道，妖孽之师。"指"妖魔鬼怪、歪门邪道"。

因果、因缘　见 2.2 节。

肉眼　出自《金刚经》。指"普通的人不具有超凡的智慧、功能"。

自作自受　出自《妙法圣念处经》："业果善不善，所作受决定；自作自缠缚，如蚕等无异。"指"自己做错了事，自己承受不良后果"。

自觉　指"以自己有所认识而觉悟"。源于佛的"三觉"：自觉、觉他、觉行圆满。

杀人不眨眼　出自《续传灯录》卷28。形容：凶残好杀，把杀人当作儿戏。

合掌　指"两手十指相合"，亦作"合十"。佛家表示致敬、一心归敬的礼仪。

夙缘　指"为前生而来的缘分"，建立在佛家的三世因果观之上。

行住坐卧　出自《本生心地观经·报恩品》："行住坐卧，受诸苦恼。"指"身体的四种状态"。

行者　见 44 页注①。

哪吒　原为佛教神话中人物，通过通俗小说、戏曲而为大众所熟知。

庄严　原指"塑造佛像，为之贴金，使其形象端庄肃穆"，现其意已流变。

衣钵相传　出自《坛经·行由品》："三更受法，人尽不知，便传顿教及衣钵。"指"佛教禅宗师徒间传法"。

妄心　指"虚妄计度的分别心，能产生一切妄境界"。如《起信论》："一切众生以有妄心，念念分别。"

妄语　佛教指"说假话骗人"。

妄想　佛教指"以虚妄颠倒之心，分别诸法之相"。如《楞严经》卷1："用诸妄想。"

忏悔　指"悔谢罪过以请求谅解"。忏，为梵语 ksama（忏摩）之略译。佛教有特定的忏悔仪式。

闭门造车　出自《景德传灯录·余杭大钱山从袭禅师》。现比喻：做事不考虑客观情况，脱离实际，凭主观想象办事。

当头棒喝　当头棒打与当面威喝（hè），均是禅宗的教学手段，见《临济录》《景德传灯录》。现比喻：严厉警告，促使人猛醒过来。

当来　出自《金刚经》。指"将来、未来"，区别于过去、现在。

安心　见 76 页注④。现指"心情安定，情绪稳定"。

安详　出自《法华经·方便品》："尔时世尊从三昧安详而起"。形容：稳重，从容不迫，言语行动自如。

尘劳　出自《无量寿经》卷上："散诸尘劳，坏诸欲堑。"指"世俗事务的烦恼"。

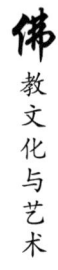

尘缘 出自《圆觉经》卷中:"妄认四大为自身相,六尘缘影为自身相。"佛教指"色声香味触法六尘。因六尘乃是心的所缘,能染污心性",俗语中指"与尘世的因缘"。

导师 出自《百喻经·杀商主祀天喻》,其本义是"引路人"。其意现已流变。

志愿 出自《华严经·入法界品》:"此长者子,勇猛精进,志愿无杂。"现泛指"志向意愿"。

劫火 出自《仁王经》:"劫火洞然,大千俱坏。"其意现已流变。

还俗 指"僧尼犯戒还家"。

抛砖引玉 出自《五灯会元·赵州东院从谂禅师》。比喻:用粗浅的看法,引出成熟高明的意见。

护法 指"保护、维持佛教的正法",如《俱舍论》卷25。其意现已流变。

报应 指"做善事得善果,做恶事得恶果",反映佛教的因果观。

报恩 出自《报恩经》。指"受恩惠者,尽心竭力报答之"。

利他 出自《赞阿弥陀佛偈》:"自利利他力圆满。"指"利益他人"。

作如是观 出自《金刚经》。指"对某一事物所持的观点"。

作茧自缚 出自《妙法圣念处经》。比喻:固执己见之人困扰自己,如蚕之作茧,自缚己身。

做贼心虚 出自《联灯会要·重显禅师》。

住持 出自《圆觉经》卷上:"一切如来,光严住持。"指"护持佛法,使之久住于世间"。现其意已流变。

身心 指人的肉体和精神,二字连用,首见于佛经,如《无量寿经》《法华经·提婆品》。

佛口蛇心 出自禅宗公案。比喻:口蜜腹剑、嘴上说得好听,心地极其狠毒的人。

佛事 出自《维摩诘经·菩萨品》。指"诸佛教化众生的作为"。

佛国 出自《大乘义章》卷19。现指"佛所住的国土"或"佛所教化的国土"。

佛祖 释迦佛之俗称。

坐化 指"修行有素的人,端坐安然而命终"。

坐禅 即趺坐而修禅。如《增一阿含经》卷12:"坐禅思惟,莫有懈怠。"

龟毛兔角 形容根本没有或不可得的事物。《大智度论》卷12:"如龟毛兔角,亦但有名而无实。"

应病与药 见2.1.3节。

阿鼻地狱 即佛教中的"无间地狱",如《续高僧传》卷8:"阿鼻地狱不拣贵贱"。

忍辱 指"忍受外来的一切侮辱和恼害,不生怨恨",如《维摩诘经》"忍辱是菩萨净土。"

驴年 出自《景德传灯录》。形容:根本不可能有的年月。

取经 原指"求取佛经",如玄奘到印度取经。现比喻:向他人学习好的经验。

昙花一现 佛经中常用来比喻佛法难闻,如《南史》:"优昙华(花)乃佛瑞应"。现比喻:稀少而又易亡失的人或事物。

味同嚼蜡 出自《楞严经》卷8。指"修行人清心寡欲,淡于世味"。现比喻:寡淡无味,了无情趣。

罗汉 即阿罗汉,见2.2.7节。

罗刹 出自古印度宗教颂诗《梨俱吠陀》。指"凶恶可畏之恶鬼"。

舍利 见7页注⑥。

舍身 出自释迦牟尼本生故事。佛教徒为了行菩萨道,舍己为人、普渡众生,不惜牺牲一切,包括自己的生命,称为"舍身"。

舍身求法 出自释迦牟尼的本生故事,参见7.2.2第二则。现指"奋不顾身地追求真理"。

金口 佛口被尊为"金口"。如《华严经》:"何况如来金口所说。"

金刚不坏身 佛经上或用来比喻佛的"法身"。如《涅槃经》卷3:"云何得长寿,金刚不坏身。"

金刚怒目 形容:面目威严,令人生畏。"金刚"指佛寺山门的守护神,作愤怒相,降服魔军。

命根 佛教指"维持寿命的功能",如《成唯识论述记》卷2"命谓色心不断,是命之根也。"

念经 经多指佛经。

念佛、念珠 见3.6节和7.4.2节。

胁不沾席 出自《大唐西域记·健驮逻国》"胁尊者"。形容"僧人昼夜精进修持,不躺下睡觉"。

放下屠刀,立地成佛 出自《涅槃经·梵行品》,指"停止作恶,立成正果"。后成为劝人改恶从善的俗谚。

放生 见7.4.2节。

盲人摸象 出自《涅槃经》卷32。比喻各人对事物只有片面的了解,众说纷纭。后指"无知之徒妄下结论"。

盲龟值浮孔 出自《涅槃经》卷2。佛教用此比喻:生死流转中再生为人,及值遇佛法机会之难得。

法宝 原指佛、法、僧三宝中的"法宝"。现指"获得成功的正确方法"。

宗旨 原指佛经的主要旨趣、要旨,如嘉祥《法华玄论·辨经宗旨》。现已泛用。

沿门托钵 原指"比丘挨家挨户托钵乞食"。后比喻:到处乞求。

泥牛入海 出自《五灯会元·元日禅师》。比喻:一去不返、杳无音信。

泥菩萨落水,自身难保 比喻:连自己也保不住,更顾不上别人。参见114页

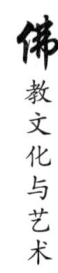

"泥塑木雕"。

单刀直入 出自《景德传灯录》。禅宗高僧启发学者须直截痛快,斩尽"葛藤"(分别杂念),故以单刀直入为喻。

单传 禅宗原指"不依经论文句,仅传心印",如《碧岩录》"单传心印"。现指"一师所传授,不杂别派"。

单位 原指"禅林僧堂中,僧人坐禅的座位",因座位上方贴有各人的名字,故名。现其意已流变。

净土 佛教认为"土"是由"心"而现的,心秽则现"秽土",心净则现"净土"。多指《阿弥陀经》的西方极乐净土。

净财 指"来路正当,用于供养佛法僧三宝的钱财",如白居易《绣西方帧赞序》"(弘农郡君)舍净财"。

宝塔 佛塔俗称"宝塔",参见10.2节。

定力 佛教修"定"能产生伏除烦恼、妄想之力。如《无量寿经》卷下:"定力、慧力、多闻之力。"现指"处变不惊、自我控制的意志"。

定性 佛教指在声闻、缘觉、菩萨这三乘,只具唯一种子的众生叫"定性"。现其意已流变。

空中楼阁 出于《百喻经·三重楼喻》。今多用以比喻:虚幻的东西或空想。

空想 佛教指观想"诸法皆空"的义理。现其意已流变。

实际 原指"唯一绝对,常住不变的本体",如《大乘义章》卷1:"实际者,理体不虚,目之为实。"

实相 指"宇宙事物的真相或本然状态"。如《法华经·方便品》:"惟佛与佛,乃能究尽诸法实相。"

参禅 指"心专著一境,正审思虑"。参禅的目的在于明心见性。

现在 出自《俱舍论》卷20:"有作用时,名为现在。"现指"事物正在发生作用的刹那"。

现行 唯识宗谓阿赖耶识有生一切法之功能,称为"种子"。种子生现前的色心之法,谓之"现行"。现其意已流变。

现身说法 出自《五灯会元》卷1。指"佛菩萨出于大悲心,不住涅槃中,出生入死,化现种种身,普渡众生"。现指"用自己的亲身经历和行为去劝说别人"。

苦行 佛教亦称为"头陀",如《高僧传·昙无竭》载:"幼为沙弥,便修苦行,持戒诵经"。

苦恼 泛指"痛苦烦恼",如《无量寿经》:"贪恚痴愚,苦恼之患。"

苦海无边,回头是岸 佛教劝人修学佛法、去恶向善的常用语。"苦海"见《法华经·寿量品》。

雨花台 梁武帝请云光法师讲经,据说当时花雨坠落,着地化为美丽的雨花石。

即今南京的雨花台。

转世　佛教认为，死亡并不意味着生命的彻底结束，而是转化为另一种生命状态，称为"转世"。

转变　一切事物都是因缘和合而成的，空无自性，变化无常，称为"转变"。如《俱舍论》卷4："何名转变？谓相续中前后异性。"

顶礼膜拜　指"对人尊崇敬畏之至"。顶礼，以顶额叩地（或尊者之足），是佛教最虔敬的礼拜仪式。

拖泥带水　指"不直截了当，喜欢在事相、文字上绕来绕去，不能直探本源"。如《景德传灯录》卷29："道个佛字，拖泥带水。"

虎头蛇尾　从禅语"龙头蛇尾"衍变而来。《景德传灯录》卷12"师问'僧什么来处？'僧提起坐具。师云：'龙头蛇尾'"。

茶禅一味　出自《日本禅师录》。指"禅味与茶味是同一种兴味"。

药医不死病，佛度有缘人　指"佛法广大，但只能度化有缘的人"。

面壁　参见6.8节"九年面壁"。

枯木逢春　出自《五灯会元》里"婆子烧庵"故事。后用来形容：枯木逢到春天又有生机。

相对（绝对）　出自《维摩诘经》卷2。"相对"原作"相待"，"绝对"原作"绝待"。

相应　指"相适应，相符合"。如《华严经》："一念相应一念佛，一日相应一日佛。"

皆大欢喜　原为佛经结束语之一，如《法华经·普贤菩萨劝发品》："一切大会，皆大欢喜。"后泛指"大家都很高兴"。

挂羊头，卖狗肉　源于《晏子春秋·内篇杂下》，正式出现于《五灯会元·卫州元丰院清满禅师》。

指东话西　出自《五灯会元》。禅宗指说话东拉西扯，不能一言道破。现常用来形容：说话不着边际，不落实处。

竖起脊梁骨　出自《五灯会元》卷12。原为禅宗语，指"专心参禅办道"。现指"提起正气，振奋精神"。

顺水推舟　出自《续灯录》卷7"到这里唤著顺水放船"。现比喻：顺应某种形势而说话、办事。

看风使帆　出自《五灯会元》卷16。原为禅语，意为"随缘、对机"。现比喻：顺着势头行事，多含贬义。

香火因缘　指"同信佛法，同在佛门，彼此往来的契合者"。"香火"，即燃香供佛，代指佛缘。

香花供养　香和花均为常用的供佛之物。如《法华经·序品》："有香华伎乐，常以供养。"

香象渡河 香象涉水最深，直到河底，比喻佛菩萨证道最深、最彻底。后用以称美诗文之透彻、精深。

狮子吼 出自《过去现在因果经》卷1。指"佛之说法，降伏一切外道异说，恰如狮子吼，百兽驯服"。"狮"，过去作"师"。

恒河沙数 佛教用印度恒河的沙子，来形容数量极多。如《大智度论》卷7："何故常言恒河沙数等？"

前世作孽 据佛教"因果报应"之说，前世造下罪孽，损害其他众生，一旦果报成熟，即不得不偿还所欠的冤孽之债，谓之"前生债"或"前世孽"。

前因后果 此据佛教的因果论：有因则必有果，有果则必有因。现指"事情的整个过程"。

前身 原指"轮回在过去世之身"，源于佛教三世轮回观。现指"事物原来的形态"。

前言不对后语 出自《续灯录》卷11，原为禅语。现指"说话前后不照应，漏洞百出"。

迷头认影 出自《楞严经》演若达多典故，原比喻"迷失自性，不见本来面目"。现指"十分糊涂"。

活佛 据藏传佛教转世制度，活佛被认为是佛、菩萨、祖师乘愿转世再来的化身。

觉悟 始见于《荀子·成相》："不觉悟，不知苦。"在佛教传入以后，"觉悟"一词广泛流行。

语录 禅宗祖师为接引后学，以俗谈平话宣扬深奥的佛理。侍者及门徒随而笔录成文，不事华藻，称"语录"。

神通广大 "神通"为佛教术语。变化莫测谓之"神"，无拘无碍谓之"通"。现用"神通广大"形容：法力无边、本领超群。

退转 原指"退失道心，减失道行"，如《无量寿经》卷上："不即得至不退转者。"现指"退回、转头"。

降魔 "八相成道"之一。

勇猛精进 出自《无量寿经》卷上。原指"勤修佛法，毫不懈息地修善止恶，利益众生"。现泛指"刻苦学习，不断进步"。

祝愿 原指"僧人于受食、受供之际，以唱诵或叙述咒语的方式为众生祈愿"。现其意已流变。

顽石点头 出自《佛祖统纪》。比喻：说理透彻，使悟性全无的人也心服。参照109页第四则。

恶口伤人 "恶口"系佛教"十恶"之一，指"言辞粗野，恶从口生"。

恶魔 出自《圆觉经》。佛典中常以"佛"与"魔"相对而区别正邪。

真心 佛教术语，相对于"妄心"而言。如《楞严经》"皆由不知常住真心。"

真实 佛教用"真实"指"唯一不变、与万法同一的本体"或"与事实完全符合"。

真相 佛教术语，指"本相、实相、本来面目"。如《洛阳伽蓝记·修梵寺》："菩提达摩云'得其真相'。"

真谛 见1.3节。

圆满 佛教术语，指"不偏不倚，完满无缺"或"佛事完毕"。如《华严经》："为演说圆满因缘修多罗。"现其意已流变。

圆融 出自佛教，华严宗立"三种圆融"，天台宗谈"圆融三谛"。指"破除妄执，圆满融通"。现指"文辞周密、畅达"。

圆通 佛教术语，原指"智慧神通，圆融无碍"。如《楞严经》有25位大士各证"圆通"之事。现其意已流变。

称心如意 如意，即爪杖，手所不能到之处，用此可以搔抓如意，故名。是僧人随身用具之一，见如《释氏要览》卷中。现用"称心如意"形容：心满意足，如愿以偿。

修行 佛教指修正自己的思想、语言、行为。

借花献佛 出自《过去现在因果经》卷1。现比喻：借别人之物去做人情。

臭皮囊 出自《四十二章经》："佛言：革囊众秽，尔来何为。"比喻人身。

鬼家活计 出自《大慧宗杲禅语录》。比喻：非正道的邪僻行径。

钻故纸 出自《五灯会元》卷4。用以讽刺一味死读古书而不知融通的人。

爱河 出自《华严经》卷26。比喻：情爱之欲浸染人心，犹如深河，使人溺没而不能自拔。

逢场作戏 出自《景德传灯录·江西道一禅师》。现形容：随意应酬，凑热闹。

高僧 源于《高僧传》。

烦恼 《大智度论》卷7："烦恼者，能令心烦、能作恼故，名为烦恼。"

烧头香 又作"烧头炉香"，民间的风俗。指信徒赶早到寺、观或神祠，争上第一炉香，以示虔诚。

差别 源于佛教，指"事物的差异、不同"，与"平等"相对。如《入楞伽经》卷7："如色种种彼此差别。"

粉身碎骨 出自《大品般若经·菩萨陀波仑品》。原指"为求佛法而不惜生命"。现其意已流变。

海阔天空 唐代僧元览题诗："大海从鱼跃，长空任鸟飞。"比喻：自由地行动，或充分地施展才能。现其意已流变。

海潮音 出自《楞严经》卷2。比喻：佛、菩萨应时对机的说法。犹如海潮声势雄壮，涨落有时。

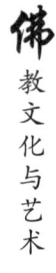

流通　出自《最胜王经》卷3："安稳丰乐，正法流通。"原比喻：佛法畅通无阻。现已广泛使用。

家贼难防　出自《五灯会元·梁山缘观禅师》。现比喻：隐藏在内部的坏人不容易防范。

逍遥自在　出自《五灯会元》卷18。指"无拘无束，自由自在"。

菩萨　见2.2.7节。

菩萨心肠　比喻：仁慈善良之心。

菩萨低眉　此语常用来形象、生动地描绘人的慈善之态。

梦幻泡影　出自《金刚经》。形容：人生无常，世事虚幻，不可捉摸。

雪上加霜　出自《景德传灯录》卷8，原为禅语。现比喻：灾祸接连不断，一再受到损害。

救人一命，胜造七级浮屠　此处"浮屠"，即佛塔。此语鼓励人们设法营救面临死亡威胁的人。

救苦救难　出自《法华经·观世音菩萨普门品》。今指"拯救在苦难中的人"。

晨钟暮鼓　见10.1.2节。

眼目　出自《圆觉经》卷下。原指"某一事物的要点，主要部分"。现其意已流变。

眼光　出自《楞严经》卷1。今"眼光"一词含义复杂。

跑了和尚跑不了庙　比喻：无论如何都躲不过，逃不了。

唯我独尊　与释迦太子诞生有关，见1.2节。现其意已流变。

偏执　出自《高僧传》卷3。指"偏僻固执某一方而不通达他方"或"片面而又固执"。

清规戒律　佛教用语。原指"佛寺禅院必须遵守的规则和戒律"。

谛听　指"仔细聆听"，源于佛经。

欲火　出自《楞严经》卷8。比喻：情欲炽盛如火，能烧毁众生慧命。

宿世因缘　出自《法华经·授记品》。指"前世结下的缘分"。

宿命　出自《四十二章经》。原指"过去世之命运"。现其意已流变。

随机应变　源于佛教。"机"指众生的根性、根机。现指"随着时机或情况的变化，灵活应付"。

随喜　源于佛教，如《法华经·随喜功德品》。指"见他人行善，随之心生欢喜"。现意有流变。

随缘　佛教根本理论之一。现指"随其机缘，不加勉强"。

袈裟　见7页注③。

骑牛觅牛，骑驴觅驴　出自《景德传灯录·福州大安禅师》。比喻：忘其本有而到处寻求。

超凡入圣　源于佛教，如《景德传灯录·神宴国师》："必得超凡入圣乡。"

葛藤　出自《碧岩录》。指"缠缚人心的妄想和烦恼"。

雁塔题名　在唐代，凡进士及第，其名即题于长安慈恩寺大雁塔。为考中进士的代称。

摇头摆尾　出自《五灯会元》。

悲观　出自《法华经·普门品》："悲观及慈观。"佛教"五观"之一。后引申为消极的看法。

腊八粥　汉传佛教认为释迦牟尼在十二月八日成道，设"腊八节"。印度人善于煮粥，以乳糜为上。

善根　佛教指产生诸善法的根本。如《维摩诘经·菩萨行品》云："种诸善根，无有疲厌。"

善有善报，恶有恶报　见 2.2.6 节。

善男信女　原指皈依佛教的男女。后泛指信佛的良家男女。

善知识　见 43 页注⑤。

普渡众生　出自《无量寿经》卷下，是佛教提倡净化人间、多做善事，帮助他人脱离苦难的一贯宗旨。

道具　原指"僧人所用的器具"，因其符合佛戒，故名。今则以道具指戏剧、电影等演出中的舞台用具。

游方　指"僧人周游各地寺刹，参学问道"。如《高僧传》卷 4："弱年出家，游方受业。"

游僧撵住持　比喻：反客为主，外人撵走主人。游僧是在外云游参学的僧人。住持，主持佛寺的大和尚。

装香　燃香供佛，表示皈信虔诚。如《景德传灯录·地藏和尚》："打开殿门，装香换水。"

隔靴搔痒　出自《五灯会元》卷 8。形容：不透彻，不贴切，抓不住要点，无济于事。

缘起　见 2.2.2 节。

想入非非　出自佛经中的"非想非非想天"或"非想非非想处"。现形容：不切实际的胡思乱想。

感应　出自《法华经》卷 1。原指"众生由虔诚祈念佛菩萨而得其护念加持"。现泛指"神灵对人事的反响"。

罪过　始见于《周礼·秋官·大司寇》，随佛教而流行，现成为习见的俗语。

解铃还须系铃人　源于《指月录》卷 23 泰钦法灯禅师的故事。比喻：谁做的事有了问题，仍须由谁去解决。

解脱　出自《维摩诘经·佛国品》。指"脱离束缚而得自在"。

痴人说梦 比喻：荒谬至极，不可相信。

痴心妄想 "痴心""妄想"均为佛教术语。指"愚蠢荒唐，不能实现的心思和想法"。如《法苑珠林》："依邪见故，痴心增上。"

慈心 源于佛经，指"对他人爱护、帮助、恻隐之心"。

雷声大，雨点小 出自《景德传灯录·大法眼文益禅师》。现其意已流变。

境界 指"客观世界或学佛修行所达到的境地"。如《无量寿经》："斯义弘深，非我境界。"现其意复杂。

聚沙成塔 出自《妙法莲华经·方便品》。比喻：积少成多。

僧不僧，俗不俗 形容：某人的穿着打扮或行为不伦不类。

僧多粥薄 比喻：人多东西少，不够摊分。

演说 原指"佛、菩萨为弘传、阐发教义而向众生宣示开讲"。现其意已流变。

慧眼 源于佛经，如《无量寿经》："慧眼见真，能度彼岸。"现形容：目光敏锐，见解高超。

横死 指"自杀、被害或受意外灾祸而死"。《药师经》详述九种横死。

醍醐灌顶 佛教用"醍醐"喻"无上法味"（最高教义）、"大涅槃"等。灌顶是古印度新王登基时的仪式。

辩才无碍 形容：能言善辩。如《华严经》："若能知法永不灭，则得辩才无障碍"。

螺蛳壳里做道场 指"在狭窄简陋处，做成复杂的场面和事情"。"道场"指供奉佛菩萨的、能举行法会的宗教场所。

鹦鹉学舌 出自《景德传灯录·药山惟俨和尚》。比喻：人云亦云，没有自己的见解。

7.2.2 与佛教相关的典故与故事

佛教善于通过故事形式，阐释深妙的佛理。佛教典籍中记录了大量的寓言、故事。本书限于篇幅，仅选六则，略加介绍。

第一则，磨砖成镜。马祖道一禅师（709—788），四川广汉县人。开元年间，来到南岳衡山，在一个草庵里习禅定。衡山般若寺的怀让禅师（677—744）见他天天关门用功，不知道他理路是否正确，就来敲门。道一禅师起初不理会。怀让便想出一法，在其庵前用力磨砖头，声音非常刺耳，一连磨好几天。道一禅师无法忍受，走出庵门，找到磨砖处，很不高兴地问道："禅师，您磨砖究竟是要干什么？"怀让哈哈大笑："我磨砖是想做一面镜子。"道一禅师奇怪地问："磨砖哪能做成镜子呢？"怀让说："是呀，磨砖不能成镜，那么一味枯坐就能成佛吗？"道一禅师一听，豁然开悟，如醍醐灌顶，于是就投在怀让门下习禅，终于成为一代宗师，被后世称为"马祖道一"。被现在衡山上还保留有"磨镜台"遗迹。

第二则，雪山大士为半偈舍身。据北本《涅槃经》卷14记载，释迦牟尼佛过去世为婆罗门时，入雪山修菩萨行，称"雪山大士"。雪山大士终日食果坐禅。一天，帝释天①为试其道心，化现为面目狰狞的罗刹，口诵古佛的前半偈："诸行无常，是生灭法。"大士闻之喜不自胜，要求罗刹告知后半偈。罗刹说："我今饥逼，实不能说。"大士遂问以何为食，罗刹答言："唯食人之暖肉热血，若大士的血肉，能为其食用，即告知后半偈。"大士求法心切，慨然应允。于是，解下所穿之鹿皮衣为罗刹敷座，罗刹宣说后半偈："生灭灭已，寂灭为乐。"大士深解其义，并将此偈书于醒目的岩壁、树干等处，使后人得见。而后，履行诺言，自登高树，投身于地，拟舍身供养罗刹。正在此时，罗刹现出帝释天的原形，自空中接住大士。释迦牟尼以此因缘，比弥勒早十二劫成佛。

第三则，不慕紫衣不避刑。芙蓉道楷禅师（1043—1118），是山东沂水人，俗姓崔。早年参学，得悟心法，后游历国内名寺，弘扬曹洞宗风。崇宁三年（1104年），宋徽宗诏请道楷禅师，先后住持净因寺、天宁寺。道楷禅师因之名闻天下。开封府尹李孝寿上表朝廷，说禅师"道行卓冠丛林②，宜有褒显"，于是宋徽宗赏赐他紫衣及"定照禅师"称号。内臣便将敕命送至道楷禅师，他谢恩后，就说："出家时尝有重誓，不为利名，专诚学道，用资九族，苟渝愿心，当弃身命，父母以此听许。今若不守本志，窃冒宠光，则佛法、亲盟背矣③。"于是上表请辞，不愿接受皇帝赏赐。宋徽宗不仅不接受道楷禅师的请辞，反而一再降旨给开封府尹，强令道楷接受。道楷禅师坚持立场，不肯接受。宋徽宗颇为恼怒，欲判其"抗旨不遵"罪。朝中官员都知道禅师道心坚定，并非刻意触怒皇帝，便有意为禅师开脱。在审案时，故意问禅师："长老您大概生病了吧？"道楷却坦然回答："我没生病。"官员只好又道："怎么没病，长老身形枯瘦憔悴，肯定是得病了！只要承认有病，就可免罪！"禅师说："我以前生过病，最近确实没病，怎么可以诈称有病，侥幸求免罪责呢？"官员听后慨叹不已。实在没辙，只好如实判罪，将其发配到山东淄州。百姓看到禅师蒙受委屈，痛哭流涕。而道楷禅师却神态自若地戴上刑具，悠哉悠哉前往淄州。到淄州后，道楷禅师租了一间小屋，慕名而来的人越来越多，影响很大。一年后，皇帝下令取消对道楷的处罚，于是道楷禅师就建立道场，继续弘传曹洞宗风。

第四则，生公说法，顽石点头。生公，指鸠摩罗什高足、晋末高僧（竺）道生（355—434）。道生悟解非凡。当时，《涅槃经》只译出部分；经上说，一阐提没有佛性。道生则坚持认为"一阐提人，皆得成佛"。他的观点被守旧者，视为邪说；他被摈出僧团。后来，道生来到苏州虎丘山，聚石为徒，讲《涅槃经》。当说到"一阐提有佛

---

① 帝释天，亦译作释提桓因、天帝释、因陀罗、释迦因陀罗、憍尸迦等名，系忉利天的领袖，佛教的重要护法神之一。

② 丛林，此处指佛教寺院。

③ 大意：我初出家时，曾经发过大誓："我出家不是为名利。我出家后会专精修学，如果我能得道，则可以让九族（我家族的所有成员）获益。我宁愿舍弃生命，也不会背弃这个愿心。"我父母听了这番话后，才让我出家。如果现在我不遵守当初的诺言，贪图皇上的恩宠荣光，则不仅背离佛法，也背离了我当初与父母的盟誓。

性"时，群石皆点头。等到全部《涅槃经》译完后，经中果然说"一阐提人亦有佛性"。大家这才佩服他的非凡见识①。后来便用"生公说法，顽石点头"，形容说理透彻，使人不得不心服。现虎丘山有"生公说法台"和"点头石"。

第五则，贫女施二钱为王后。据《杂宝藏经》卷5记载，过去世有一贫女，以乞讨拾荒为生。某日，从粪中拾得银钱两文，即以此两文钱，到寺中供养僧众，以种福田。该寺的上座维那师②，亲自为其念咒语、做法事。以此因缘，此女后来被立为王后。为报答此恩，此时的王后用豪车，装载许多珍宝饮食，再来寺中供养僧众。谁知，此次维那师只吩咐小徒弟，给她念咒、做法事。王后不解，问："为什么我上次只捐两文钱，您亲自为我诵咒；而这次我做了这么大的供养，您却只吩咐小徒弟做呢？"上座回答："佛法不贵珍宝，唯贵善心和诚心。你上次以贫女的身份施舍两文钱，数目虽小，但那是你所有的财产，你有百分之百的诚心；现在，虽然你施舍了大量的珍宝，但你心不诚、意骄慢，所以，我不为你咒愿。"

第六则，廓然无圣。③ 此典故出自梁武帝与菩提达摩的对话。梁武帝将菩提达摩请至王宫后，向其请教。菩提达摩说，梁武帝大兴佛寺、造像度僧，毫无功德。梁武帝又进一步问达摩："如何是圣谛第一义？"所谓圣谛第一义，就是最极致的圣谛，就是诸法实相："非空非有"而又"即空即有"。梁武帝着相：着空、有之相，着凡、圣之相，所以，对圣谛第一义还有疑问在，就拿这个问题向达摩请教。达摩云："廓然无圣。""廓然"，从字面上讲，就是辽阔无边，犹如虚空，虚明清彻。此比喻大悟之境界：无凡圣之别，既不舍凡，亦不求圣，称为廓然无圣。梁武帝通达佛理，对"凡夫""圣人"这些概念固然烂熟于胸。所以，他认为对面的菩提达摩是圣者。可达摩自己又说廓然无圣，梁武帝很困惑。他之所以困惑，是因为他又着"圣"相。梁武帝认为廓然无圣的重点是"无圣"，即没有圣人。便追问："对朕者谁？"意思是说，坐在我对面的您，不就是圣人吗？怎么又说"无圣"呢？梁武帝无法领悟达摩的禅机。梁武帝如果当下能从"廓然无圣"中的"廓然"入手，回光返照，刹那之间，即悟"何期自性，本自清净"。可是，梁武帝没有，他还在追问"圣人"。于是，达摩很干脆地回答两个字："不识。"达摩觉得梁武帝根基太差，不是他教化、传法的对象，于是，"一苇渡江"，来到北魏。

除上述六则外，还有大量的常用典故也出于佛教。如："借花献佛"出自《过去现在因果经》卷1，"盲人摸象"出自《涅盘经》卷32，"井中捞月"源于《僧祇律》。

值得一提的是，除了这些常用的字、词、成语、典故外，佛教还有大量的专业佛学术语。丁福保《佛学大词典》收录词条3万多，涵盖各种名词术语、典故、典籍、专著、名僧、史迹等等，其收词量相当于2009版《辞海》收词量的四分之一。总之，

---

① 出自《佛祖统纪》卷26、36。
② 僧职，寺中统理僧众杂事。
③ 此据元音老人《略论明心见性》。

佛教对于汉语字词影响极大。也正因为这样，过去有人说要毁掉佛教，时任中国佛教协会主席的赵朴初就说："如果真的要彻底摒弃佛教的话，恐怕我们连话都说不全。"

7.2.3 佛经翻译文学的形成

汉魏西晋南北朝时期，文风浮艳。此时流行的骈俪文①，讲究用词华丽、句式对偶——虽然读起来很美，实则华而不实。这时期的佛教译经大师，为了使普通民众读懂佛经，从中受益，在翻译佛经时，力求朴实、平易。比如汉末安世高的译经，被赞为"辩而不华，质而不野"。如他译的《八大人觉经》最后两段："第七觉悟五欲过患：虽为俗人，不染世乐，常念三衣、瓦钵法器，志愿出家，守道清白，梵行高远，慈悲一切；第八觉知生死炽然：苦恼无量，发大乘心，普济一切，愿代众生受无量苦，令诸众生，毕竟大乐。"稍后的鸠摩罗什，其译经简洁凝练、语意畅达，却能契合妙义，如他的《金刚经》一小段："尔时，须菩提，闻说是经，深解义趣。涕泪悲泣，而白佛言：希有世尊，佛说如是甚深经典，我从昔来所得慧眼，未曾得闻如是之经。世尊，若复有人得闻是经，信心清净，则生实相，当知是人，成就第一希有功德。"

总之，从最初期的摄摩腾和竺法兰，到安世高，到鸠摩罗什，再到后来的玄奘、不空等。这些译经大师拥有的迥异群伦的智慧和语言天赋，为中国文学带来了新意境、新遣词方法，促成了佛经翻译文学新文体的形成，为中国文学注入了新的活力。

7.2.4 佛教对小说等文学体裁的影响

佛教思想对世俗的文学体裁（尤其是小说创作），也产生极其深远的影响。以《红楼梦》为例，在这部被誉为中国小说巅峰的伟大作品中，融入了许多佛家思想。如小说开头的《好了歌》："世人都晓神仙好，惟有功名忘不了！古今将相在何方？荒冢一堆草没了""陋室空堂，当年笏（hù）满床；衰草枯杨，曾为歌舞场；蛛丝儿结满雕梁，绿纱今又在蓬窗上；说甚么脂正浓、粉正香，如何两鬓又成霜？昨日黄土陇头埋白骨，今宵红灯帐底卧鸳鸯""乱哄哄，你方唱罢我登场，反认他乡是故乡""可知世上万般，好便是了，了便是好"。作者曹雪芹借这些饱含"诸行无常""狂心不歇，歇即菩提"佛家思想的文句警示世人，同时巧妙地对小说的人物命运进行暗示、布局。所以，有"既从空中来，应向空中去""大地茫茫真干净"的结局。著名学者俞平伯说，《红楼梦》实际上在宣扬"色空"观念。除总体布局外，《红楼梦》"涉佛"的细节描写，不胜枚举。仅以念佛为例，书中出现的有名有姓的念佛人24人，无名念佛人有55人。上至贾母（4次描述）、王夫人（3次描述），下至刘姥姥（16次描述）；鄙俗如赵姨娘（1次描述），清高如林黛玉（5次描述）者，无不念佛。这从一个很小的侧面，反映出佛教渗透之深、摄受之广。

其他的小说，像《西游记》自不待言——因为它是以玄奘西行取经为原型创作的。

---

① 骈俪文，亦作骈丽文、骈偶文。古代汉族文学特有的一种文言文文体，与散文相对。骈，即两马并驾，引申为成双成对；俪，亦是相并、对偶之意。

7.2.5 佛教对音韵学的影响

佛教还推动了汉语言音韵学的发展。据《云谷杂记》卷2记载："至魏，孙炎始作反切，其实本出自西域梵学①。"反切，是古代汉语音韵学的一种注音方法。比如，为标注陌生字"睐"的读音，就在旁边写上"郎代切"，表示其读音是由"郎"和"代"相"切"而得：即取"郎"的声母（l）和"代"的韵母（ɑi）相拼，读出来就是"睐"（lài）。再比如，"摈"（bìn），就写"必刃切"，取"必"的声母与"刃"的韵母相拼。这种反切法的滥觞，得益于佛教——因为佛教的梵文系拼音文字。我国音韵学，在隋朝即建立了比较完备的体系②，而我国佛教在隋朝即兴隆至极，二者大致平行。这个事实本身也提示，佛教（准确地说佛教的梵文典籍）对音韵学产生了重大影响。

总之，作为曾经的外来文化，佛教不仅创造了许多新字、新词、新典故，还形成了新的佛经翻译文学，其思想亦融入到诗、词、歌、赋、小说等文学创作中，促成了音韵学反切法的发展。不难看出，佛教对我国语言文学的这种影响，是渐进式的渗透：全面而且深刻——如盐入水，完全融合，觅之却了无痕迹。

7.3 佛教对祖国医学的影响

祖国的中医药学，至今已有数千年历史，为中华民族的繁衍昌盛，做出了巨大贡献，是中华民族的宝贵财富。佛教东传后，在2000年漫长的岁月中，对中医药各方面都发挥了积极作用。

7.3.1 对医德建设的影响

佛教大慈大悲、普度众生的思想，渗透到中医伦理学，强化了中医慈悲济世的医德观。如著名医家孙思邈，在其著作《千金要方·大医精诚》写道："凡大医者治病，必当安神定志，无欲无求，先发大慈恻隐之心，誓愿普救含灵之苦。若有疾厄，来求救者，不得问其贵贱贫富，长幼妍媸（chī）。怨亲善友，华夷愚智，普同一等，皆如至亲之想。亦不得瞻前顾后，自虑吉凶，护惜身命。见彼苦恼，若己有之，深心凄怆"。这与佛家慈悲平等、"不为自己求安乐、但愿众生得离苦"的思想，如同一辙。

随着佛教的普及，其影响愈加深入。至清初，名医喻昌著《医门法律》，融合佛教精神和中医伦理，以诸佛菩萨、圣祖先贤为榜样，清晰地指明医疗差错的原因，和庸医所应承担的罪责。其序云："先圣张仲景，生当汉末，著《伤寒杂病论》。维时佛法初传中土，无'一华五叶'之盛，而性光所摄，早与三世圣神、诸佛诸祖把手同行，

---

① 《云谷杂记》，系南宋张淏所著，此处"魏"指曹魏（220—266）。反切的起源，主要有两异说，一说起源于本土，一说起源于西域。张淏认为，反切并非由曹魏时期的孙炎创立，而是来源于西域梵学，本书从张淏之说。

② 隋朝陆法言于仁寿元年（601年）编成《切韵》，此书系我国现存最早汉语音韵学经典。

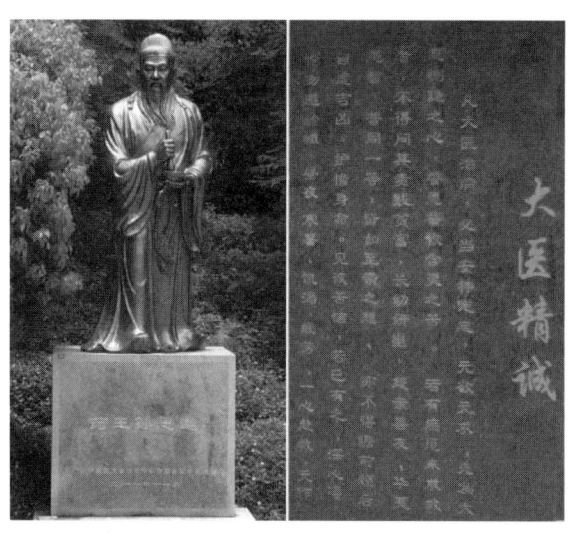

图 70 孙思邈像及《大医精诚》碑文（局部）
（广州中医药大学校园内）

真医门之药王菩萨、药上菩萨①也。第其福缘不及我佛如来亿万分之一分，阅百年再世，寝失其传。后人莫繇（yáo）仰溯渊源，然且竞相彼揣此摩，各呈识大识小之量，亦性光所摄无穷极之一斑矣。我佛如来，累劫中为大医王，因病立方，随机施药，普度众生。最后一生，重补其充足圆满之性量八万四千法门，门门朗澈底里，诸有情微逗隙光者，咸得随机一门深入，成其佛道。与过去、未来、现在，尽虚空法界、无量亿诸佛诸菩萨，光光相荡。于诸佛诸菩萨本愿本行，经咒偈言，屡劫宣扬不尽者，光中莫不彰示微妙，具足灭度。后阿难尊者证其无学，与我佛如来知见，无二无别，乃得结集三藏十二部经典，永作人天眼目，济度津梁。夫诸佛菩萨真实了义，从如来金口所宣，如来口宣，又从阿难手集。昌苟性地光明，流之笔墨，足以昭示学人。胡不自澈须眉，脏腑中阴，优游几席，充满烜天赫地、耀古辉今之量。直与黄岐、仲景两光摄合，宣扬妙义，顷刻无欠无余。乃日弄精灵，向棘栗蓬中、葛藤窠里，与昔贤校短论长，为五十步百步之走，路头差别，莫此为甚。"

正因为其以佛家的道德标准，来要求自己，故其医德益隆，医术益精。其他如张杲、徐春甫、龚廷贤、陈实功等辈②，莫不如是。

---

① 佛教中的二菩萨名。遍尝百草，觅得良药，用以供僧，调治众生身心二病，故名。类似我国古代神农尝百草。

② 张杲（1149—1227），南宋名医，字季明，新安（今安徽歙县）人，新安医学代表人物之一；徐春甫或徐春圃（1520—1596），明代名医，号东皋，祁门（今安徽歙县）人，编纂《古今医统大全》，新安医学代表人物之一；龚廷贤（1522—1619），明代名医，江西金溪人，字子才，任职太医院，撰有《古今医鉴》；陈实功（1555—1636），明代外科名家，字毓仁，号若虚，江苏东海（今南通市）人，著《外科正宗》。

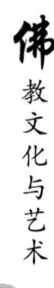

7.3.2 修心养性

佛教强调行善积德，修心养性。这有利于身心健康，摆脱烦恼。无际大师①的《心药方》就是一个典型例子，其方云："好肚肠一条，慈悲心一片，温柔半两，道理三分，信行要紧，中直一块，孝顺十分，老实一个，阴骘全用，方便不拘多少。此药用宽心锅内炒，不要焦，不要燥，去火性三分，于平等盆内研碎，三思为末，六波罗蜜为丸，如菩提子大，每日进三服，用和气汤送下。果能依次服之，无病不瘥。切忌言清行浊，利己损人，暗中箭，肚中毒，笑里刀，两头蛇，平地起风波。以上七件须速戒之。此十味，若能全用，可以上福上寿，成佛作祖；若用其四五味者，亦可减罪延年，消灾免患。各药俱不用，后悔无所补，虽有鹊卢医，亦难疗矣！"

表面上看，这是一个药方，但实际上讲的都是为人处世之道。它非常清晰地指明了做人应该恪守的正确原则：慈悲、柔和、信心、正直、孝顺、老实、宽容、讲道理、守信用、与人方便、三思而行、勿急勿躁——只有这样，才能培养自己的阴德。而"言清行浊，利己损人，暗中箭，肚中毒，笑里刀，两头蛇，平地起风波（发无明火）"，则被认为是恶行，要世人切戒之。要言之，正如《七佛通戒偈》所言，"诸恶莫作，众善奉行，自净自意，是诸佛教"。如果每个人都这样，不仅个人心情愉悦，而且社会和谐、安宁、祥和，自然可以延年益寿，这无疑是对中医养生理论的一大贡献。

7.3.3 医僧（僧医）的形成

所谓僧医，指僧家之医学，或者具医技之僧人。亦称医僧。据作者考证，医僧最早出现于汉末，其典型代表便是安世高——而"医僧"之称谓，则始见于唐代古籍②。

在中医药发展史上，不乏开宗立派的医僧。唐代蔺道人即是一例。蔺道人（约790—850），生于长安，俗姓蔺，出家为僧。会昌法难起，隐居于宜春一带，为当地民众治骨病，后撰《（仙授）理伤续断方》传世，被后世尊为中医骨科奠基人之一。此僧真名已无从考，故名之"蔺道人"。兴起于五代时期的萧山竹林寺女科，是中医妇科的一个重要流派，影响至今。萧山竹林寺始建于南齐年间（479—502），五代时寺僧高昙"得异授而兴医业"——得到"异人"传授的秘方，从而创设妇科。宋理宗帝绍定六年（1233年），僧医静暹用秘方治愈了皇后谢道清的重病，被赐封为"医王"。其医术原衣钵传习，秘不外传，至清末，已传97世。道光年间（1821—1850），方公开发行，名之曰《萧山竹林寺女科秘方》——据考证，产后名方"生化汤"即源于此。

此外，宋代卢山僧人法坚，亦以医术闻名天下，被宋太祖召见，赐紫云袍及"广济大师"号；而《梦溪笔谈》记载的宋代僧人奉真，则擅长望诊，熙宁年间（1068—

---

① 无际大师，即石头希迁。希迁（700—790），广东端州（今高要）人，俗姓陈，年少时，即参学于六祖慧能，深得其旨。43岁时，往南岳衡山，以巨石为台，结庐而居，遂称"石头和尚"，门下禅法大兴，派生曹洞、云门和法眼三宗，后传于日本，日本曹洞宗尊其为祖师。唐德宗贞元六年，圆寂于衡山南台寺，被赐"无际大师"。殁后，其肉身不腐，保持盘坐姿势，完好地保存在衡山南台寺，直到1911年，后据传被转移至日本。

② 见作者论文：李熙灿. 佛教史话：唐诗中的医僧. 国学，2015（3）：40-47.

1077），名闻京都。

除上述有名姓可考者外，更多默默无名的医僧隐居于山间林下，为佛教、为中医药做出了不可磨灭的贡献。

7.3.4 充实中药学

佛教还充实了中药学宝库。密陀僧即是一例。传说有一樵夫，在嵩山砍柴，遇恶狼惊吓过度致病，失音不能言。刚好有一位僧人路过，"取出一物，似铜非铜，似金非金，研末令服。失音症状，随即消失"。樵夫即会说话，他于是问药名，僧人唯念"阿弥陀佛""阿弥陀佛""阿弥陀佛"……。——僧人的本意是教他念阿弥陀佛，但樵夫不懂，便问药名。后来，樵夫用该药给类似的病人治病，也颇见效。别人就问樵夫药名，樵夫一时无言，只想起那僧人一直念阿弥陀佛，就答"这个药叫密陀僧"[①]。宋代《图经本草》详细记载了密陀僧的制作工艺。

此外，麝香、荜茇、胡椒、阿魏、刺蜜、天竺桂、沉香、苏合香、牛黄、丁香、龙脑、木香、白豆蔻、乳香、没药、郁金、诃黎勒、返魂香等单味药，都是随佛教一起传入中国的，并被收录在《本草经集注》。一些复方（如耆婆万病丸、黑锡丹、片仔癀、九味沉香散、九味牛黄丸等），或来自印度，或来自佛教寺院。

另据作者考证[②]，佛教还有专门从事中药生产、加工的"药僧"。药僧推动了佛教慈善事业和中药学的发展。少林寺少林药局即是一例。

7.3.5 传播中医药

佛教的流传，客观上也促成了中医药的传播。由于佛教的传播路线，总体上自西向东，所以，中医药的传播也是从西往东：由印度传到中国——传入；由中国传到日本、朝鲜半岛——传出。

传入的典型例子是"金篦（bì）术"，即用形如箭头的金篦刮眼膜，使盲者复明的眼科手术。该手术伴随佛教从印度传到我国。刘禹锡有诗《赠婆门僧人》："看朱渐成碧，羞日不禁风。师有金篦术，如何为发蒙。"值得一提的是，金篦术这一古老的手术虽然起源于印度，却在印度一度失传。中国将其继承，并改进为现在的金针拨障术，这无疑是对中医眼科的一大贡献[③]。

传出的典型例子是鉴真东渡。鉴真东渡日本，固然是为传播佛教（尤其是戒律）。不过，同时他还把中医药传到日本。彼时，他已双目失明，但能凭借嗅觉辨别中草药，并为日本天皇及民众治病，留下《鉴上人秘方》一书，被日本奉为"汉方医学始祖"。一些名不见经传的来华僧人，则将用治瘿病（相当于甲状腺肿大）的海藻带到朝鲜半岛，张籍诗《赠海东僧》，即是证明：

[①] 关于密陀僧的来源，还有不同的说法。不过，其与僧人有关，殆无疑议。
[②] 见作者论文：Xican Li. Pharmacist-Monks in the Tang Dynasty: A Group of Mahayana Buddhist Followers and their Contributions to Chinese Buddhism. International Journal of Social Science Studies, 2016, 4 (8): 38-44.
[③] 见作者论文：李熙灿. 佛教史话：唐诗中的医僧. 国学, 2015 (3): 40-47.

别家行万里，自说过扶余；学得中州语，能为外国书。

与医收海藻，持咒取龙鱼；更问同来伴，天台几处居。

此外，佛教倡导静坐，创建"佛家气功"，被认为是对中医养生的一大贡献。

7.4 对民俗的影响

7.4.1 与佛教相关的节日

在我国，无论大江南北，汉藏蒙满傣，都有许多佛教节日。影响较大者主要有四个。

第一，佛诞节。汉传佛教将农历四月初八定为释迦牟尼佛的诞生日，所以，该日被定为"佛诞节"，以纪念和庆祝佛教创始人释迦牟尼佛。香港自1998年起，即设有佛诞节。

第二，腊八节。汉传佛教认为，释迦牟尼佛于菩提树下成道的日子是农历十二月初八（腊月初八）。所以，这天称"腊八节"，喝"腊八粥"。此习俗已在汉地流传千余年。

第三，浴佛节。释迦牟尼佛出生时，九龙灌水为其洗濯身体，所以，后世就在这天洗浴佛像，以庆吉祥。此节日盛行于东南亚，后慢慢演变成泼水节。

第四，盂兰盆节。起源于早期印度僧人的结夏安居。印度地处热带，一年只有雨、旱两季。雨季时，僧人外出参学很不方便，所以聚集在一起修学，称"结夏安居"。日子从（农历）四月十五到七月十五。七月十五修学结束，僧人学有所成，佛很高兴，故称为"佛欢喜日"或"僧自恣日"。此日，汉地民众就用"盆"等器皿盛取食物，供佛供僧，以救祖先倒悬之苦。"倒悬"，比喻祖先已堕入地狱、恶鬼道，犹如倒挂在树上，危急万分。倒悬的梵文音是"盂兰"，所以，该节叫"盂兰盆节"。日子即是农历七月十五。

要说明的是：第一，由于年代久远，对这些节日的来源及含义，往往有不同的解读；第二，佛教的节日往往又与各民族的习俗相结合，体现民族特色，所以，各民族的佛教节日不尽相同。如，汉传佛教有涅槃节（农历二月十六）、观音会（农历二月二十九）、地藏会（农历七月十三），以及佛菩萨圣诞等；而藏传佛教则有雪顿节（藏历七月一日）、跳神节（藏历十二月二十九）；云南傣族地区有尚罕节（傣历六月）。此外，斯里兰卡则有佛牙节；缅甸有暖佛节；老挝有出腊节。

7.4.2 与佛教相关的活动与习俗

水陆法会 亦称"水陆道场""水陆斋会"，全称"法界圣凡水陆普度大斋盛会"。可以解读为：涵盖四圣六凡十法界的水中动物和陆地动物，使之离苦得乐普遍度脱的大斋盛会。其主旨是供养圣众，超度六道凡界众生，使之离苦得乐。是汉传佛教的一种较大型的法会，少则7天，多则49天。

烧香拜佛 烧香、拜佛旨在表达对佛的恭敬，此习俗在我国已沿袭2000年。不过，近年来由于环境污染日趋严重，佛寺通常提醒点三支香。

临终助念　临命终时，他人在旁边念佛，以帮助临终之人，提起正念，也跟着念佛，从而使之往生到西方极乐世界。这是净土宗所倡导的临终关怀。

许愿还愿　在佛或菩萨面前许下愿望（如做多少善事等），称为许愿；等到这些愿望实现后，再来告诉佛菩萨，称为还愿。正确的许愿态度是立志奉献，而不是一味索取、祈求。

戴吉祥物　佛教的吉祥物，包括念珠、小佛像、护身符等。佩戴吉祥物，已经成为现代人的习惯之一。其中，又以戴念珠最常见。念珠，也叫数珠，供念佛时计数：念一声佛，掐一粒珠子。其材质多为菩提子、紫檀、珊瑚、沉香木、骨质、玉等。特别要提醒的是，当下旅游景点会向游客兜售念珠，说待售的念珠已"开光"①，很灵验。事实上绝大多数是基于商业动机的假冒行为。是否灵验，关键是在于自己的心态。

放生　即释放被禁之生命，使之获得重生，以践行佛教慈心不杀的理念，积功累德。此活动在汉地一直很盛行，佛寺中也常设有放生池。不过，放生要注意方法、时机。

吃素　指不食鱼、肉、荤、辛的饮食方式，或称素食。该习俗旨在实行"不杀生"的理念，为汉传佛教所推崇。

最后要说明的是，许多恶俗与跟正宗的佛教毫不相干。这些恶俗包括看相、算命、扶乩、抽签问卦、烧纸钱、巫术、看风水、论生肖、占星座等。

---

① 佛教的"开光"，指佛像落成后，请高僧于佛像前虔诚诵"开眼光真言"等经咒，系佛像开眼的法会仪式，亦称"开眼""开眼供养"。而当下世俗所谓的"开光"，大意为：通过某种宗教仪式，使神像等宗教用品具有的神圣性和特别的"灵力"，这种说法其实已掺入道教"开光"的内涵。这种世俗所谓的开光，实际上类似于佛教密宗所说的"加持"，即佛菩萨以神力加被于众生，或上师以神力加被于弟子。

第八章　佛教造像与雕塑

佛教的根本旨趣，是了脱生死、证得佛果；佛教并不追求艺术。事实上，在原始佛教时期，僧人重修持、重解脱，无暇顾及艺术——因为艺术说到底是由人类感官产生的假象。不过，在弘扬佛教（尤其大乘佛教）的过程中，客观上产生了艺术。其中，最重要的，就是佛教造像艺术。

佛教的造像，亦称为塑像、雕像。作为一门艺术，它是随佛教一起传入中国的，最早可以追溯到佛世。据《增一阿含经》卷28记载，佛成道后，为报答母亲之恩，上忉利天为母说法。当时有一位国王，叫优填王①，日夜思念佛陀，以至于忧愁成疾。这时，大臣就用栴（zhān）檀木雕刻一尊五尺高的佛像，这尊像与释迦牟尼佛本人很相似。优填王看后，得到安慰，心生欢喜。这种做法得到了释迦牟尼佛的允许，这样，便开启了大规模的佛教造像运动，持续2000多年，至今方兴未艾。

随着佛教的不断传播，佛教造像艺术也渐次在不同的地域、国家、民族，生根、发芽、繁衍。佛教的高度融通性，使得其造像艺术能适时适地与固有艺术融合，形成风格多样、绚丽多姿的佛教雕塑艺术。在中国（内地），正是敦煌石窟中汉化的佛教造像，引领雕塑艺术走向巅峰。佛教造像风格的多样性，能"随机应变"地感化世俗民众，有效地推动佛教的弘传。

佛教造像所选用的材料很多：金、银、铜、铁、玉、石、木、竹、象牙，乃至泥巴都可以。泥巴和木质，因其易塑性，逐渐成为佛教塑像的主要材料，故后世多用"泥塑木雕"代指佛像。

就题材而论，佛教造像又可分为佛像、菩萨像、（阿）罗汉像、天王像、明王像等。

8.1　佛像

佛像，就是指佛的塑像。当然，这里所说的"佛"，不限于释迦牟尼佛，可以是不同时空的诸佛。不过，在给诸佛造像时，都要依据特定的量度和仪轨②，以体现佛的三

---

① 优填王，憍赏弥国之王，笃信佛法。
② 见《造像量度经》。

十二相。正因为这样，佛像会呈现特有的庄严、和谐、慈祥、典雅之美感。

佛像之间最大的不同就是所谓的"手印"。手印是指佛的手结成各种姿势，表达特定的含义。最常见的有施无畏印、降魔印、说法印、施（与）愿印、禅定印五大手印。施无畏印：佛的右手向上举起来，而且掌心朝外，表示佛的智慧能够去除凡夫内心的恐惧，给人安慰；降魔印：佛右手向下，手心向内，手指触地，表示佛自成佛以来，降伏无数魔怨，受尽千辛万苦，这种艰辛唯有大地能证明，故亦称触地印；施愿印：佛手的掌心向外，表示佛可以满足众生的一切愿望；禅定印：佛跏趺而坐，两只手叠交在一起，表示佛已进入甚深禅定；说法印：佛的手指跟手指黏连在一起，表示佛正在说法。

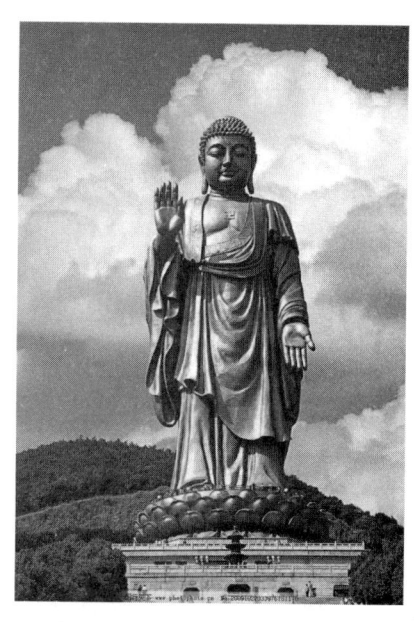

图71　释迦牟尼佛像
（施无畏印，无锡灵山大佛）

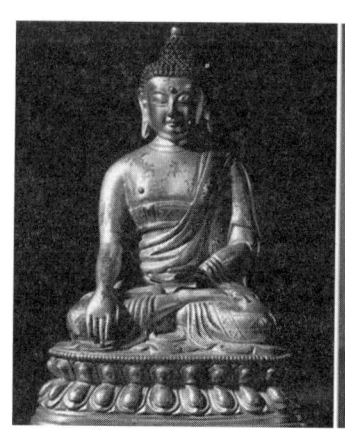 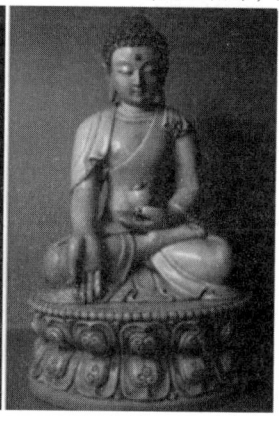

图72　释迦牟尼佛触地印（降魔印，左）和施愿印（右）

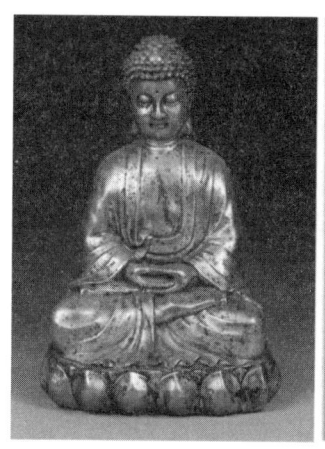 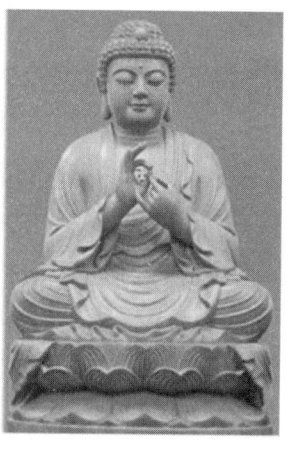

图73　释迦牟尼佛像禅定印（左）和说法印（右）

8.2 菩萨像

除佛像外,还有各式各样的菩萨像。本文限于篇幅,只简要介绍汉传佛教最常见的弥勒菩萨、地藏菩萨、普贤菩萨、文殊菩萨、观音菩萨。

8.2.1 弥勒菩萨像

弥勒,亦作"阿逸多",是慈氏的意思。弥勒菩萨现居于兜率天。当释迦牟尼佛的法运灭尽之后,他将从兜率天下来,在此世间示现八相成道而成佛,称为"弥勒佛"。因为弥勒菩萨在此世间成佛是为解放众生的,所以早期的弥勒造像,其双腿由盘脚的跏趺坐变成交叉坐,寓"解放"之意,称"交脚菩萨"。此造型在北凉至十六国时代比较流行,如敦煌莫高窟第275窟里的交脚弥勒菩萨像。不过,至北魏时期,弥勒菩萨像的腿又盘了起来。

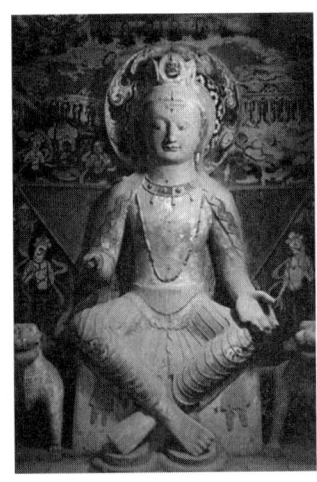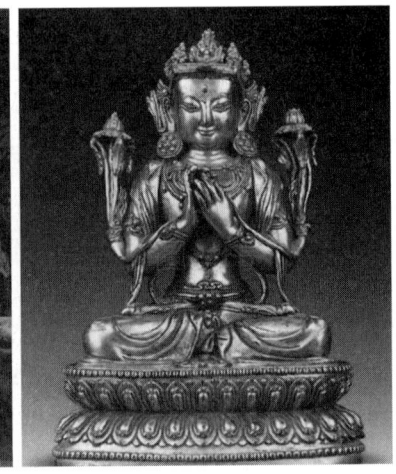

图74 交脚弥勒菩萨(北凉,莫高窟第275窟,左)和盘脚弥勒菩萨像(北魏,右)

宋代之后,弥勒菩萨造像发生了根本变化:巨腹袒露,念珠随身,笑口常开,慈眉善目。这种造型肇始于布袋和尚的典故。据《宋高僧传》记载,在后梁时期(907—923),浙江奉化一带常见一个背着布袋的和尚,敞露大肚子,成天笑呵呵,人称"布袋和尚"。其形迹让人捉摸不定"言语无恒,寝卧随处""市桥上竖膝而眠""曾于雪中卧,而身上无雪,人以此奇之"。某日说偈言:"弥勒真弥勒,分身千百亿。时时示时人,时人自不识。"意即告知世人,他真的是弥勒化身,可惜人们不认识。说完后,他就示寂了。时人信其言,故后来造弥勒菩萨像,就依据布袋和尚的造型。自此,各式各样的大肚弥勒(布袋和尚)造像在汉地便盛行起来:有金属制的、有玉制的、有木制的、有竹雕的。重者达数吨,供于佛寺之弥勒殿内;轻者仅数克,制成坠子,可供佩戴。

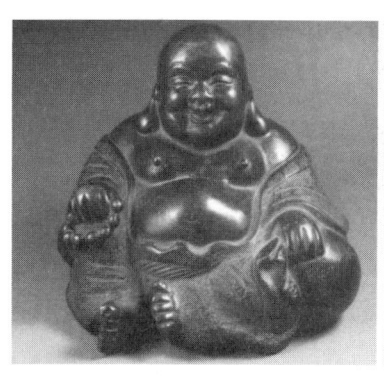 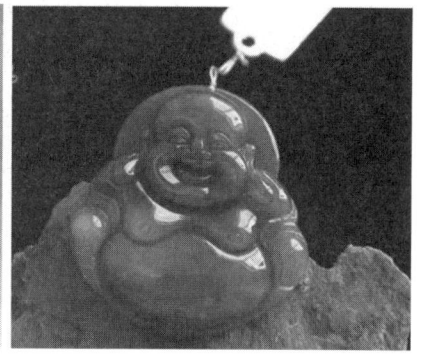

图 75　铜制弥勒菩萨像（左）和翡翠玉制弥勒菩萨吊坠（右）

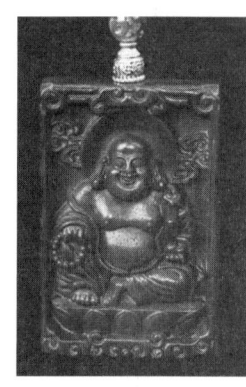 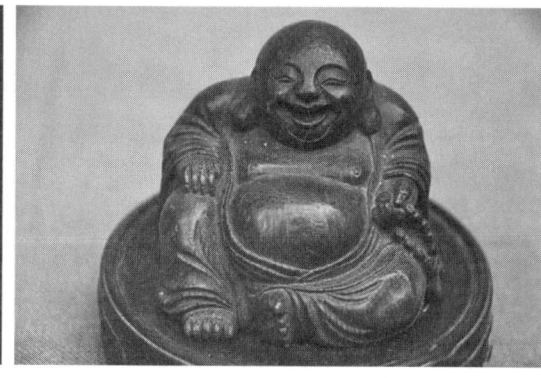

图 76　紫檀木制弥勒菩萨吊坠（左）和竹根雕弥勒菩萨像（右）

8.2.2　地藏菩萨像

地藏菩萨悲愿深重，如《地藏菩萨本愿经》言："地狱未空，誓不成佛；众生度尽，方证菩提。"因此，其造像总会塑一根锡杖，表示誓往地狱里救度众生，用锡杖振开地狱之门；同时，手上握有一颗摩尼宝珠（如意宝珠），表示心力、愿力，不可思议，好像摩尼宝珠一样，能变现万物；又好像大地一样，含藏万物，成就一切——所以得名地藏菩萨。总之，锡杖和摩尼宝珠是地藏菩萨的两个重要标识。

8.2.3　普贤菩萨像

在汉传佛教中，普贤菩萨主"行"。此处，行指实践，即将其所学老老实实地用在日常的处世、待人、接物中。其造像大多骑六牙白象：大象象征威力无比，却性情柔和；六牙寓意菩萨践行六波罗密教化、救度众生。六牙白象的造型，系依据《佛说观普贤菩萨行法经》。

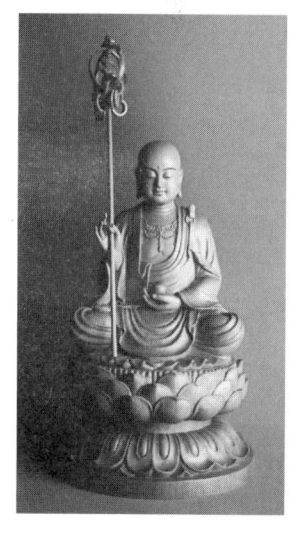

图 77　地藏菩萨像

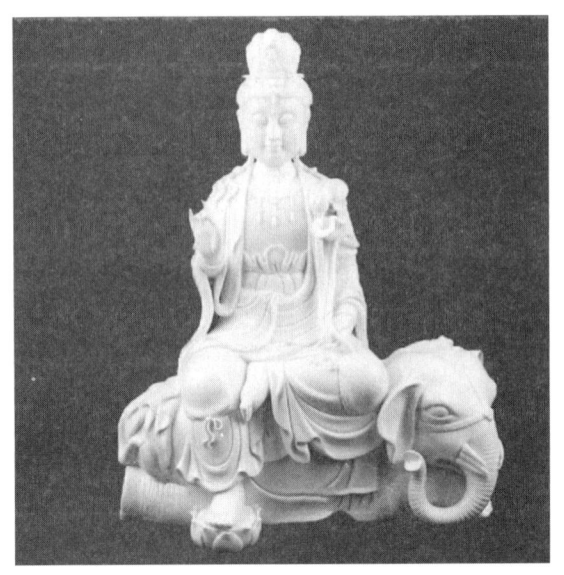

图 78　普贤菩萨像

8.2.4　文殊菩萨像

　　文殊菩萨，又作"文殊师利菩萨"或"曼殊师利菩萨"。在汉传佛教中，文殊菩萨主智慧。在诸菩萨中，文殊菩萨被认为智慧第一，所以，手上常握经卷、莲花、宝剑。经卷表示菩萨深入经藏，智慧如海；宝剑象征其智慧可以斩断内心烦恼，获得清凉；莲花比喻其智慧使人摆脱烦恼，出污泥而不染。文殊菩萨每每骑狮子为座，形容其智慧勇猛，有如狮吼，百兽驯服，降服各种邪说。总之，宝剑、莲花、经卷、骑狮，是文殊菩萨造像的重要元素。值得一提的是，藏传佛教同样尊奉文殊菩萨，其造型多为四臂。

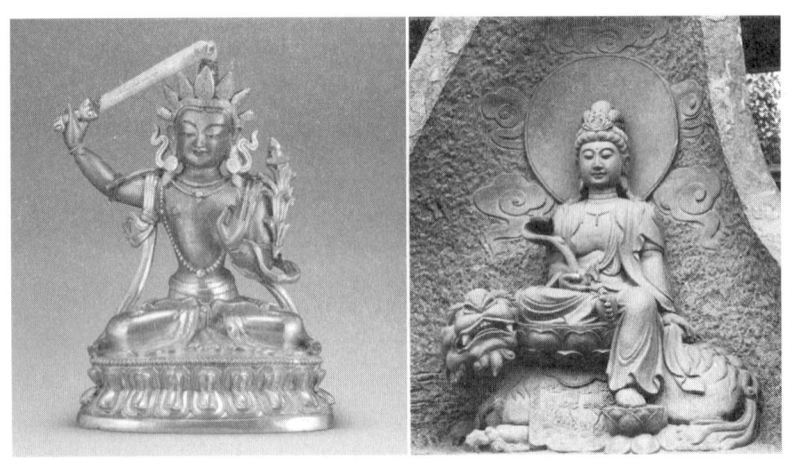

图 79　铜鎏金文殊菩萨像（十八世纪，左）和石雕文殊菩萨像（右）

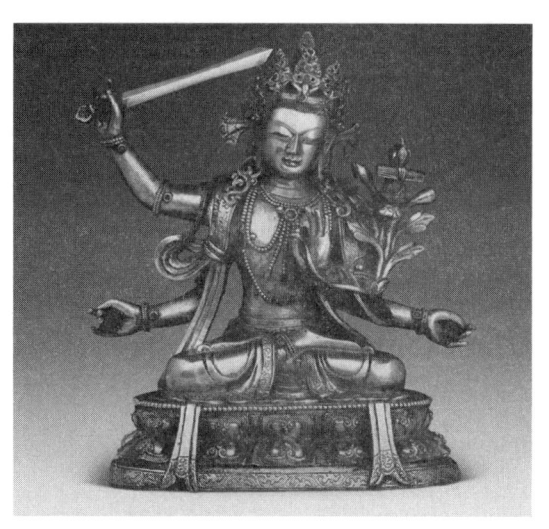

图 80　四臂文殊菩萨像（藏传佛教，铜鎏金）

8.2.5　观（世）音菩萨像

观音菩萨，原称"观世音菩萨"。唐朝时，为避唐太宗李世民讳，略去"世"字。菩萨主慈悲，救苦救难。其造型虽多种多样。最常见的就是立式"白衣"观音造像。如，海南三亚南山寺的立式白衣观音。类似的造像，其实早已出现，南宋时期大理国的立式观音就是一例，但其服饰风格明显不同。除立式观音之外，还有坐式或者半坐式的"自在观音"。

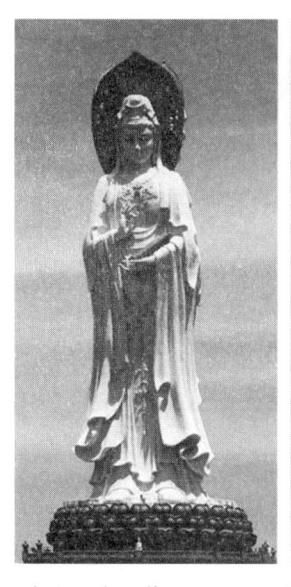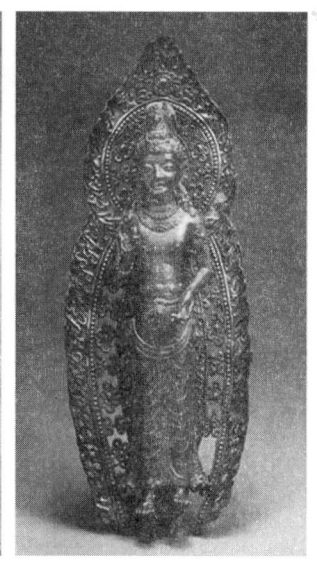

图 81　三亚白衣观音立像（左，108 米）和大理国观音立像（右，南宋时期）

此外，还有特殊主题的观音造像，以表达特定的含义。如送子观音、鱼篮观音、杨柳观音、蛤蜊观音、十一面观音、千手千眼观音等。

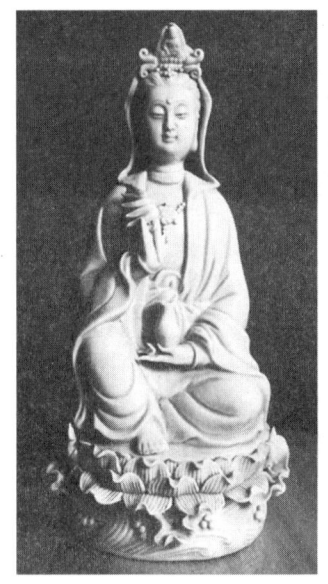 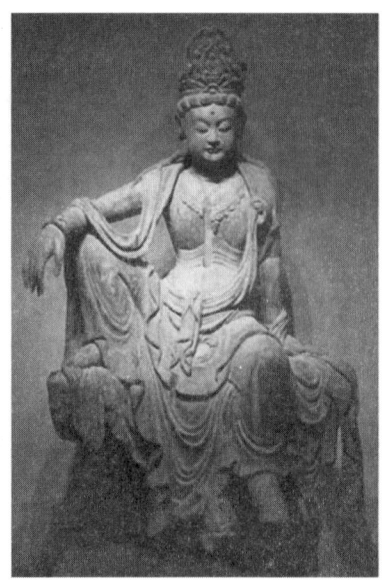

图 82　坐式观音像（左）和自在观音像（右，宋代木雕）

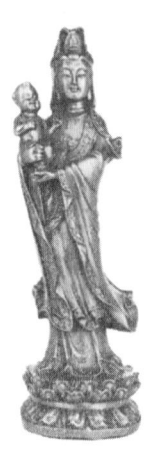 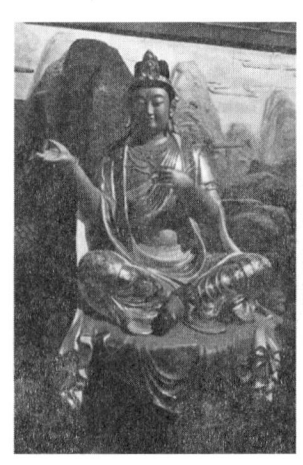 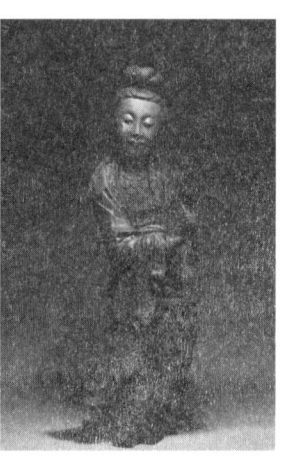

图 83　送子观音像（左），杨柳观音像（中），鱼篮观音像（右）

送子观音　其造型是观世音菩萨手抱婴儿。此造型源于《观世音菩萨普门品》"若有女人，设欲求男，礼拜供养观世音菩萨，便生福德智慧之男；设欲求女，便生端正有相之女，宿植德本，众人爱敬"。所以，膝下无子之俗人，若诚心祈求观世音菩萨，便能如愿得子。此类感应事迹颇多。

杨柳观音　其造型是观世音菩萨一只手拿着杨柳枝，另一只手握着装有净水的宝瓶。世人若遇恶病、急难等，诚心诚意求观世音菩萨，即可感得菩萨用杨柳枝，蘸洒瓶内之净水，恶难随之解除。此类感应事迹，古籍记载甚多。故有"杨柳净瓶"一说。

鱼篮观音　据《观音感应传》载，唐朝时，陕右金沙滩上有一女子，手提竹篮卖鱼。此女长相端庄，村中少年都想娶为妻。女子说："我给大家每人一本《普门品》，如果谁能一夜背下来,我就嫁给谁。"第二天早上,有二十人能背诵《普门品》。女子又说:"我一身岂配众夫。请换《金刚经》,谁能一夜背下,我就嫁给谁。"这时,能背者只有一半。女子又说:"那就换成《法华经》吧。三日内,谁能背,就嫁给谁。"最后,只有马郎能背诵。女子遂要马郎举办婚礼。岂料,此女刚过门即暴死,尸体很快糜烂,即行掩埋。数日后,有一僧人领马郎前往葬处,启棺查看,只见黄金锁子骨。此僧点化说:"这是观世音菩萨示现和教化。"说完,僧人腾空飞去。

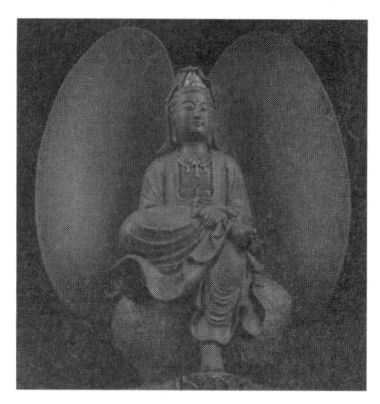

图84 蛤蜊观音像

蛤蜊观音 其造型源于唐文宗①食蛤的典故。唐文宗是唐朝第十四代皇帝,喜欢吃蛤蜊。不论烈日暴雨、风急浪高,都命人到海中捞蛤蜊。很多人因此丧命。某日,从海中捞得一蛤蜊,百般敲打,其壳不开。蛤蜊送至唐文宗面前,自动打开——观世音菩萨现于蛤蜊内。唐文宗猛然醒悟:这是观世音菩萨的慈悲示现。此后,他再也不吃蛤蜊,由此挽救了很多人的性命。

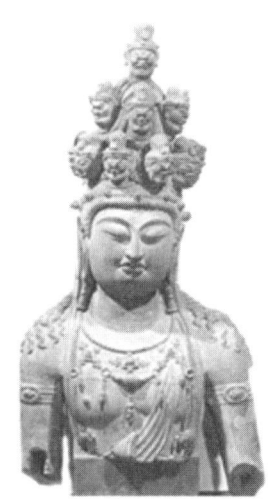 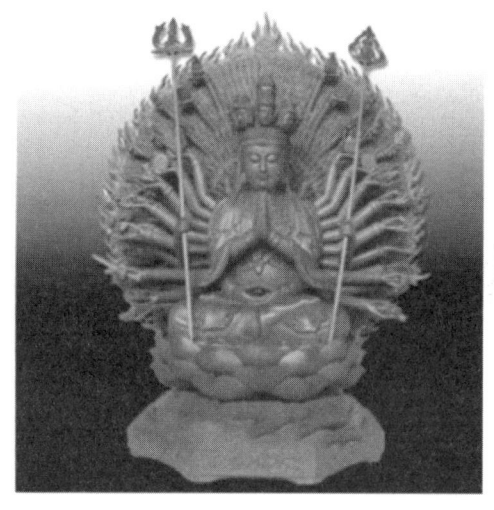

图85 十一面观音像(唐代石雕,左)和千手千眼观音像(右)

十一面观音 其造型依据《十一面观音神咒经》:"时观世音菩萨白佛言:世尊,我有心咒,名十一面。此心咒十一亿诸佛所说。我今说之,为一切众生故,欲令一切众生念善法故(中略)欲除一切诸魔鬼神、障难不起故。"

千手千眼观音 即塑有很多手和头的观世音菩萨像。其寓意是:观世音菩萨"千处祈求千处应"(哪个地方求他,他就到哪里示现、救度)。并不是说观世音菩萨真的

---

① 唐文宗(公元809-840年),名李昂,公元826-840年在位。

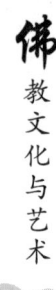

长了一千只手和一千只眼。

总之，观世音菩萨造型多种多样，尽管如此，但都离不开"大慈大悲、救苦救难"的主旨。由于苦难的众生无量无边，众生的苦难多种多样，所以，观世音菩萨的造型亦各种各样。正如《观世音菩萨普门品》所说："应以何身得度者，即现何身而为说法。"正因为如此，观世音菩萨的造型既非男相，亦非女相。菩萨是普度众生的，要他变什么，他就变什么——超越男女性别之差异。不过，自明代后，观世音菩萨的造型有女性化倾向。

通过佛像与菩萨像的对比，不难看出，佛像与菩萨像各具特征：佛结手印，而菩萨的手则多持法物；佛头顶有肉髻，菩萨头顶多有宝冠或发髻。

最后要特别说明的是，表面上看，佛、菩萨的造像是所谓的"宗教偶像"。其实，含有很深刻的义理。更一步讲，佛教正是借助造像这种直观的教学手段，善巧地教导、劝化世人。例如，我们见到弥勒菩萨像，就可从中学会包容、洒脱，如此，方能笑口常开；再如，我们看到文殊菩萨像，就要提醒自己，破迷生智，去除邪见，斩断烦恼；而大慈大悲的观世音菩萨的造像，不亦在教导我们心慈行善吗？总之，诸佛菩萨造像之深妙义趣，全赖我们是否善于领悟。

8.3 罗汉像、天王像、人物像

罗汉的全称是"阿罗汉"，指遵照佛的言教，修习四圣谛，最终脱离生死轮回，证得涅槃的圣者。作为圣者，应该被世人供奉、供养，故意译为"应供"；又因其能杀灭内心的妄念（"贼"），断除烦恼，故亦意译为"杀贼"；又因其已证得无生法忍①，解脱生死，故又意译为"无生"。正因为这样，罗汉在汉传和藏传佛教中，均广受钦敬。

在汉传佛教寺院中，多供奉十六罗汉②。据《法住经》记载，有十六罗汉奉释迦牟尼之命，常住于此世间，不入灭度，以护持佛法，救济末世众生。与佛、菩萨造像不同，罗汉造像不受仪轨、量度制约，故其雕塑手法相对自由，形象鲜活。

除罗汉像之外，汉传佛教还雕塑天王像。除佛、菩萨、罗汉、天王等宗教题材的雕塑外，佛教（尤其是汉传佛教）还雕刻世俗的人物，并供奉在佛寺中，以表彰其对佛教的贡献，如闵公③像。

---

① 无生法忍，简称"无生忍"，即把心安住在不生不灭的道理上。忍，此处指认同。
② 十六罗汉：宾度罗跋罗惰阇、迦诺迦伐蹉、迦诺迦跋厘堕阇、苏频陀、诺矩罗、跋陀罗、迦理迦、伐阇罗弗多罗、戍博迦、半托迦、罗怙罗、那伽犀那、因揭陀、伐那婆斯、阿氏多、注荼半托迦十六人。说明：十六罗汉之名，可能会有不同的音译；也有称十八罗汉，不过此说，甚不可信。
③ 闵公，亦称闵长者，名让和，唐时居九华山，为大富长者，将其地赠予金乔觉。

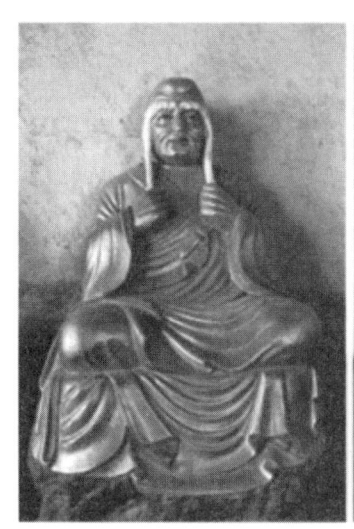 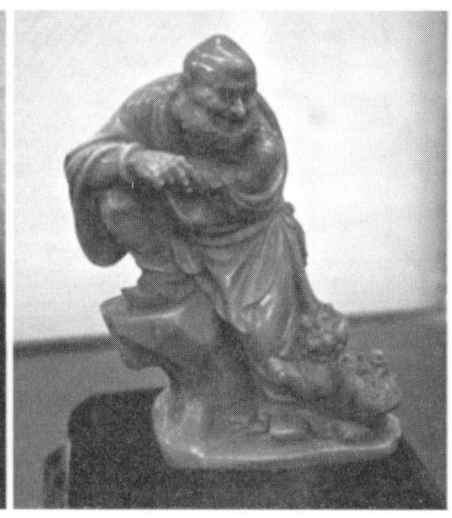

图 86　长眉罗汉像（左）和笑狮罗汉（右）

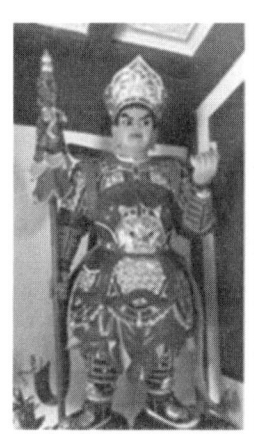 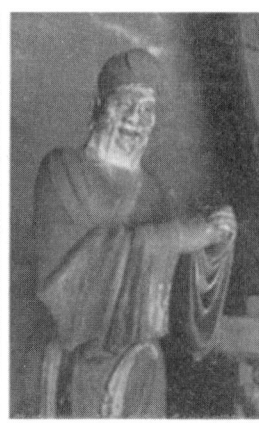 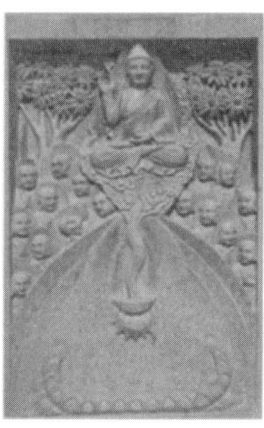

图 87　天王像（广州能仁寺，左）、闵公像（山西双林寺，中）和娑罗涅槃壁雕（右）

8.4　壁雕

为弘传佛法、劝勉世人，佛教通常将相关的人物与故事雕刻在寺院的墙壁上，称为壁雕。如娑罗涅槃的壁雕，表达佛在双树林间涅槃的情形。而啮（niè）指痛心图，则宣扬二十四孝中的"曾参孝母"的故事。曾子（曾参），很孝顺他母亲。他有一次上山砍柴，家里刚好来客人。年老的母亲想让他回来，可当时没有通讯设备，就咬自己的手指头（啮指）。母子天然相感；曾子顿觉异样。于是他马上赶回家，发现家里果然客人造访。这个壁雕旨在劝人行孝。

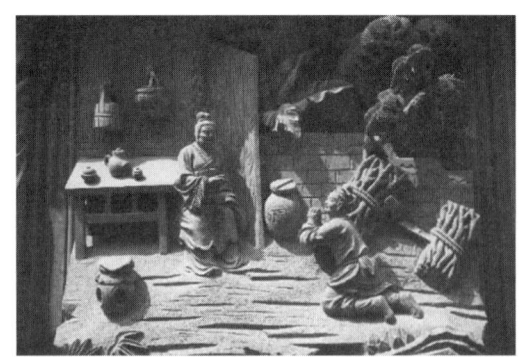

图 88　北京灵光寺壁雕：二十四孝——啮指痛心

要说明的是，啮指痛心是传统的儒家故事。但在佛寺中屡见不鲜，这从一个侧面反映了儒、佛的交融。

第九章 佛教书画、诗偈、楹联、音乐、戏剧

除造像艺术外，佛教艺术还包括绘画、书法、诗词偈颂、音乐、戏剧。兹分述如下。

9.1 佛教绘画

所谓佛教绘画是指以纸、布帛，或者墙壁等平面为媒质，进行与佛教题材相关的绘画。我国的佛教绘画艺术历史悠久，名家辈出。如，三国吴曹弗兴（曹不兴）、西晋卫协、东晋顾恺之、南北朝的陆探微和张僧繇（yóu）、唐代的吴道子等都是冠绝一时的佛画名家。遗憾的是，他们存世至今的作品，如凤毛麟角。

9.1.1 佛、菩萨、罗汉的画像

佛教绘画的主要对象是佛、菩萨、罗汉。此外，还有经变。如，图89的左、中两幅，就是清代著名画家丁观鹏绘制的阿弥陀佛和千手观音；而右图则是极乐世界图，属于"阿弥陀经变"。

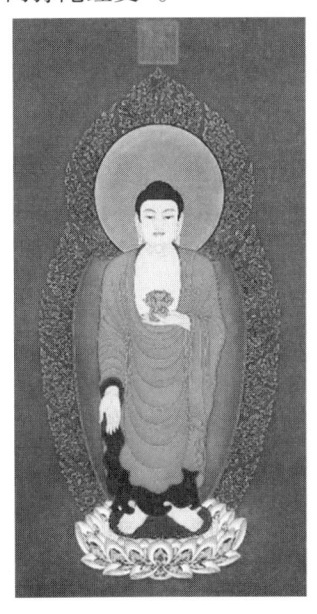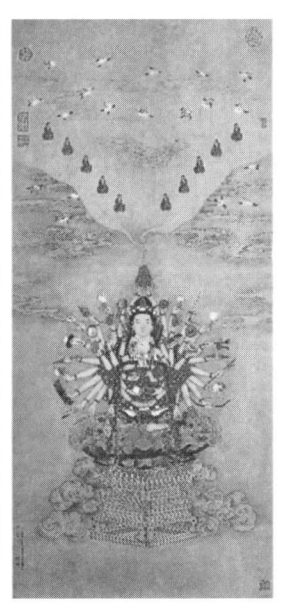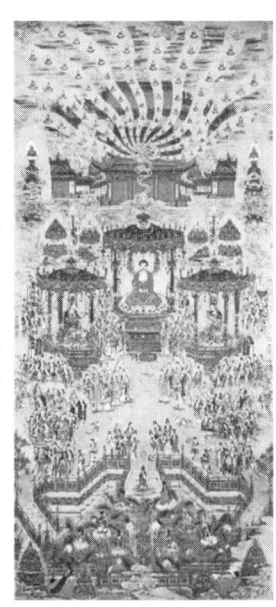

图89 阿弥陀佛（左）、千手观音（中）和极乐世界图（右）

精美的佛教绘画，加速了佛教在世俗中的弘传；反过来，佛教的发展又促使佛教绘画日趋繁荣。

9.1.2 禅画

所谓禅画，是指将禅宗思想融入绘画中，形成简而能远、淡而有味、高古脱尘的艺术风格。它是中国画所特有的艺术形式。如布袋和尚图，构图简练，用笔简洁，却将布袋和尚那种笑傲世人，却不失宽厚仁慈的特点，表达得淋漓尽致；再如，二祖调心图，则表达了二祖慧可降伏其心后，怡然自得的情态。

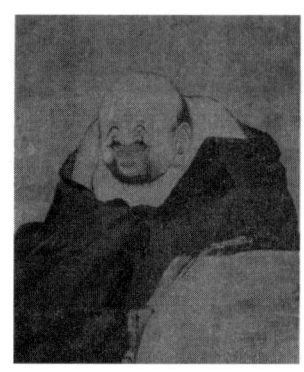 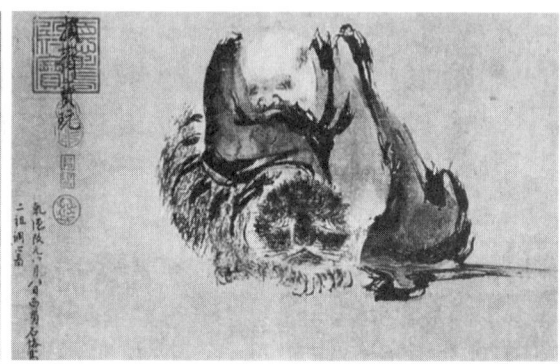

图90　布袋和尚图（宋·梁楷画，左）和二祖调心图（五代·石恪画，右）

作为已经了脱生死、断除烦恼的阿罗汉，更是禅画的绝妙题材。五代时期的名僧贯休①，很善于用禅意笔法绘制罗汉图。他绘的罗汉道貌高古脱尘，形象异常生动。

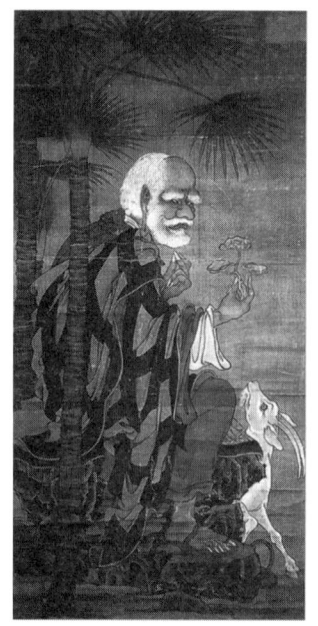

图91　骑鹿罗汉禅画（五代·贯休）

---

① 贯休（832—912），字德隐，兰溪人，是唐末至五代十国时期僧人，精通诗画，尤其擅长绘画罗汉。

9.1.3 唐卡

唐卡是以彩缎①装裱之后，用于悬挂供奉的宗教卷轴画，系藏传佛教所特有的艺术形式，具有上千年历史。就风格基调而论，可分为高雅端庄型、艳丽活泼型、色调暗淡型。多以佛、菩萨、度母②等为题材。

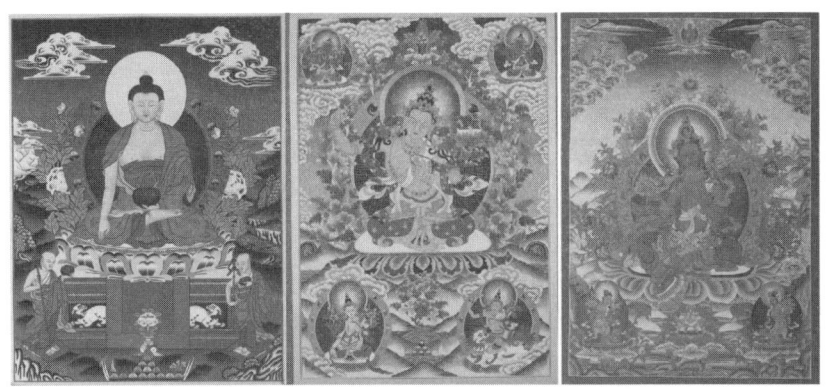

图92　释迦牟尼佛唐卡左（高雅端庄型）、文殊菩萨唐卡中（艳丽活泼型）、绿度母唐卡右（色调暗淡型）

9.2　书法和篆刻

书法、篆刻是我国固有的艺术瑰宝，源远流长。佛教传入我国后，与书法、篆刻相互融合，甚为"投缘"。这种融合首先表现在书法家好佛。如，一代"书圣"王羲之，即为虔诚佛弟子。其书写的《佛遗教经》字帖，首尾和谐统一，有相当准确的表现技巧，需要平静的心态驾驭帖面的完整性——这与王羲之虔心向佛密切相关。反之，僧人又善于书法。王羲之的七世孙（释）智永出家为僧，善书法，他草书的《真草千字文》，在书法史上有很高的地位。

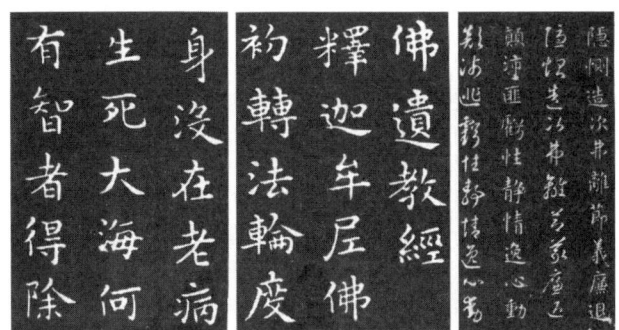

图93　王羲之楷书《佛遗教经》（左）和智永草书《真草千字文》（右）

---

①　我国特产的质地厚密、单面光滑的布或丝织品。
②　藏传佛教中的"度母"（全称圣救度佛母），能救八种苦难，为观世音菩萨之化身；其中，绿度母为所有度母之主尊。

其次，佛家的典籍、塔碑、铭文，常成为书法家书写的内容。比如，前述的《佛遗教经》，其实是释迦牟尼涅槃前给弟子的教诫。王羲之则以此经为书写内容，进行"书法创作"。类似的情况，在唐代的楷书大家中更为常见。如，柳公权的名作《玄秘塔碑》，其主人公便是赐紫①的大达法师。其碑文记述大达法师一生的行宜，以彰其高德，所以，该碑全称为《大唐故左街僧录内供奉三教谈论引驾大德安国寺上座赐紫大达法师玄秘塔碑铭并序》；而颜真卿的书法成名作《多宝塔碑》，书写的内容就是楚金禅师以及多宝佛塔感应的事迹，故名之为《大唐西京千福寺多宝塔感应碑》；另一楷书名作《圣教序》，全称为《大唐三藏圣教序》，序文是唐太宗为玄奘取经所撰，由书法家褚遂良书写。值得一提的是，书法家在书写佛经、塔碑、铭文时，其书体多用楷书类正体，以示对佛的恭敬，即便是普通的书法家，亦复如是。比如，北齐《文殊般若经碑》，碑文字体浑厚端正。

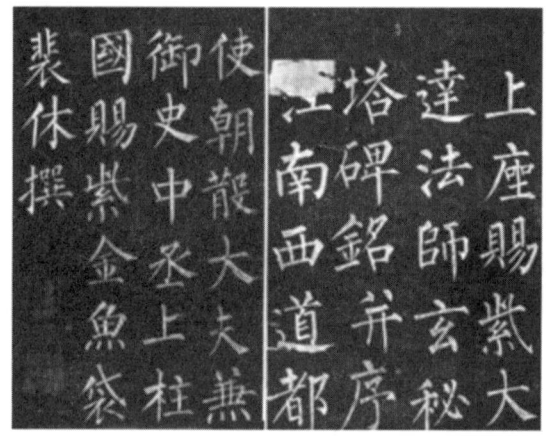

图94　《玄秘塔碑》

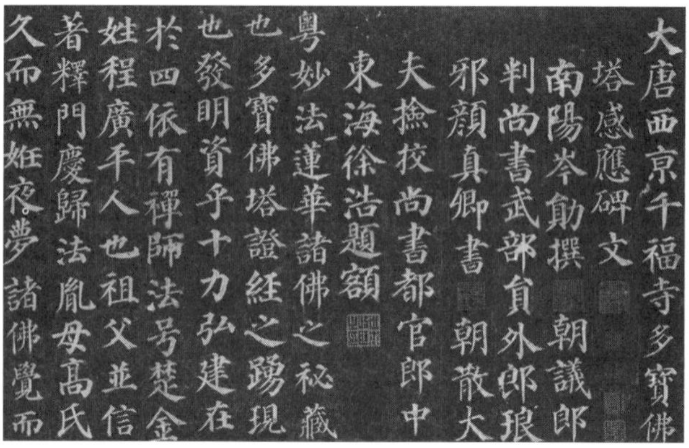

图95　《多宝塔碑》

---

① 赐紫，皇帝赐给紫衣，以嘉其德行，显其尊荣。

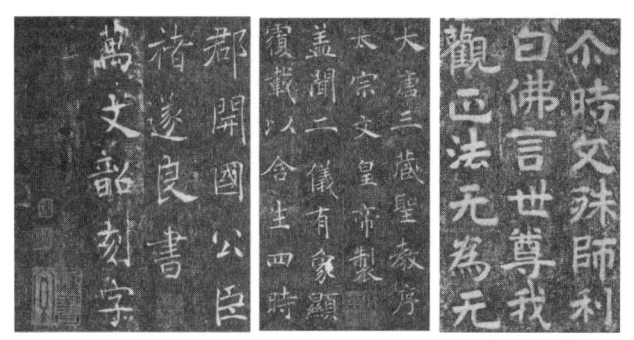

图96 褚遂良书《大唐三藏圣教序》（左）和文殊般若经碑（北齐时期，右）

篆刻与书法，密不可分。佛教传入中国后，将佛像、佛经名句等篆刻于书法作品之首尾，可提高书法作品的品位，逐渐成为书法家的习惯。如：

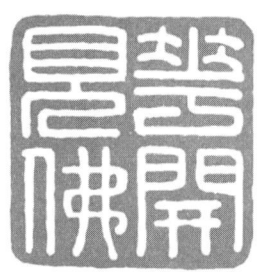 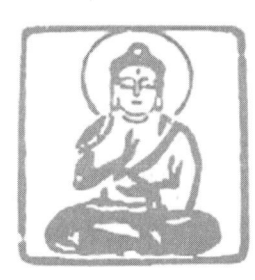 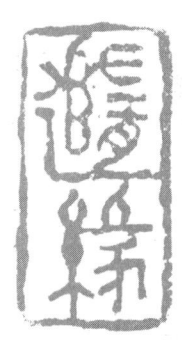

图97 "花开见佛"印（左）、佛像印（中）、"随缘"闲章（右）

9.3 诗偈

诗是我国文学史上的奇葩，其中，又以唐诗成就最高。作为曾经的外来文化，佛教也在唐诗中扮演了重要角色。笔者的粗略统计表明，在《全唐诗》中，与佛教相关的诗作占十分之一强①。有描写佛寺景物的②，有游赏佛寺的③，有描写僧人活动的④，有感慨自身遭遇的⑤，有记录佛事活动的⑥，有记录医僧医技的⑦，有表达自己奉佛诚

---

① 《全唐诗》约5万首。有"佛"字者410首，有"僧"字者1650首，有"寺"字者1470首，有"禅"字者1080首，四项合计为4610首。又，针对僧人诗作的统计显示，其总数为2913首。虽然这种统计不全面，且难免重复，但大体上说，"涉佛诗"约占全唐诗的十分之一强，是可以接受的。这个比例实际上是很高的，因为在以儒家为道统的时代，真正"涉儒"的诗作其实很少。杜甫的诗就是一个例证，没有几首是真正涉及儒家思想的。

② 如常建《题破山寺后禅院》。
③ 如王勃《观佛迹寺》。
④ 如皮日休《重玄寺元达年逾八十好种名药凡所……余奇而访之因题二章》。
⑤ 如刘禹锡《送霄韵上人游天台（一作宝韵上人）》。
⑥ 如刘禹锡《海门潮别浩初师》。
⑦ 如刘禹锡《赠眼医婆罗门僧》。

心的①,有记叙自己短暂隐居修行的②,有答谢僧人问病的③。虽然这些并非典型的佛诗,但至少表明,佛教对于诗歌创作影响之深远。

9.3.1 佛诗与俗诗的区别

典型的佛诗,最初的出发点和最终的落脚点都在佛教上:或阐述佛理,或暗含禅意,或弘扬佛教,或劝勉世人,所以,其内容是"出世"的;而俗诗刚好相反,其内容是"入世"的。在艺术风格上,佛诗与俗诗也截然不同:佛诗质朴,俗诗绮丽;佛诗空灵,俗诗情深;佛诗超然,俗诗深沉;佛诗淡泊,俗诗热忱。释灵澈④和刘长卿⑤的诗作即能很好地体现这种差别。

释灵澈和刘长卿同为唐代著名的诗人,且相互友善。一次,刘长卿送灵澈上人归山,作《送灵澈上人》一首:

苍苍竹林寺,杳杳钟声晚。

荷笠带斜阳,青山独归远。

此诗运用"苍苍""杳杳""晚""斜阳""独""远"等字眼,渲染了一种离愁别绪,意境深远,同时,也隐含刘长卿对灵澈上人的依恋和景仰。

而释灵澈的诗作则迥然不同,如《归湘南作》:

山边水边待月明,暂向人间借路行。

如今还向山边去,只有湖水无行路。

此诗遣除情尘意垢,空灵、质朴、超凡脱俗,将一个随缘度日、超然物外的道人形象和盘托出,是一首典型的佛诗。

佛诗与俗诗的这种差异,从根本上讲,是由诗人心境导致的。出家的僧人摆脱了情感的羁绊,超然物外,故其诗质朴而不枯寂,平和中见隽永。

典型的佛诗又以禅诗和净土诗最常见——因为禅宗和净土宗是汉传佛教的两大宗派。

9.3.2 禅诗

禅诗(偈)最大的特点是:看似写景写物,实则写心,深藏禅机。以下结合五首禅(偈),略加解说。

第一首,王维的《鸟鸣涧》:

人闲桂花落,夜静春山空。

月出惊山鸟,时鸣春涧中。

此诗意境幽美。有人,有物;有视觉的,有听觉的;有动,有静——以落花和鸟

---

① 如王建《题柏岩禅师影堂》。
② 如白居易《山居》。
③ 如白居易《病中诗十五首·答闲上人来问因何风疾》。
④ 灵澈(746—816),本姓杨,越州会稽(今绍兴)人。唐代云门寺律僧,驻锡衡岳寺,著《律宗引源》。与诗人刘长卿、刘禹锡、吕温交往甚密,互有诗相赠,享誉当时诗坛。
⑤ 刘长卿(约726—约786),字文房,宣城(今属安徽)人,唐代诗人。

鸣的动,衬托山的空静。唯其如此,所以,此诗将春山的空静描写得淋漓尽致,确是脍炙人口的佳作。春山之所以如此静美,是因为诗人王维的心很空静,能捕捉瞬间的、细微的景致。不难想象:一个心浮气躁的人,深夜独坐于春山中,产生的应该是枯寂,甚至恐惧的感觉。所以,这首诗与其说是写山的空静,还不如说是写王维心的空静——这显然与王维好佛有关。无怪乎,清末著名学者王国维《人间词话》中说"一切景语皆情语也"。

第二首,归宗芝庵①的《结茅绝顶偈》:
千峰顶上一间屋,老僧半间云半间。
昨夜云随风雨去,到头不似老僧闲。

唐代的芝庵禅师在庐山顶上筑起一个小茅蓬,隐居修行。小茅蓬内云雾缭绕,他和白云各住一屋——生活悠闲自得。可是,一天晚上,风雨骤来,云雾随风飘散,还不如他自己这么悠闲。表面上看,这首诗是写景写事,实际上,是在写他的心:他的心对于外境不取不舍,故能得悠闲、自在。

第三首,憨山大师的《禅诗一首》:
夜深独坐事枯禅,拨尽寒灰火不然。
忽听楼头钟磬发,一声清韵满霜天。

憨山大师是明末清初四大高僧之一。一天晚上,大师静坐参禅,身旁有一火炉,但炉内火灰任你拨动,不再燃烧。突然楼头敲钟、击磬,声音清脆,瞬间充塞天地之间。此诗看似叙事,实是写心。"拨尽寒灰火不然(燃)",是说他的心对外境不攀缘、不动妄念;尽管如此,但他的真心历历分明,亲闻了钟磬发出的清脆之声,故"忽听楼头钟磬发";末句"一声清韵满霜天",清楚地指示真心无处不在。

第四首,洞山良价的《开悟偈》:
切忌从他觅,迢迢与我疏。
我今独自往,处处得逢渠。
渠今正是我,我今不是渠。
应须恁么会,方得契如如。

此偈作者良价禅师,是唐代洞山派的开山祖师,世称"洞山良价"。良价禅师参禅很用功,但是,仍有一点点没搞明白。有一次,他过河的时候,看到河水里的倒影,就写这首偈,此偈载于《景德传灯录》卷15。表面上看,好像是写某人在旅途中寻找什么东西,实际上根本不是。"切忌从他觅,迢迢与我疏",大意是说,修学佛法,不要向外驰求,不要向别人求,只有向内求、求自己,要自己悟出来的才是真实的。倘若向外寻找,则"迢迢与我疏",与自性相距甚远,仿佛隔了千里万里。"我今独自往",现在我无论到什么地方,对外境都不取不舍,都是"独自"的、绝对的。如果能

---

① 归宗芝庵,亦称志芝庵主,唐末五代时临江人,修禅,颇有领悟。

这样，那"处处得逢渠①"，处处显示这个绝对的真心，能见到真如自性。"渠今正是我"，这里的"渠"指自性显现的影子。但"我今不是渠"，我这法身是无相的，虽然影子都是我的显现，你就是把一切相统统都拿走，因其皆不是我，也于我无损。因此，不要着在相上，一切相皆不可得，一法不立才对。"应须怎么会，方得契如如"：修道人应该这样子去领会，才能够不为任何境物所左右，与如如不动的真性相契②。

第五首，寒山大士的《禅诗》：

高高峰顶上，四顾极无边。

独坐无人知，孤月照寒泉。

泉中且无月，月自在青天。

吟此一曲歌，歌终不是禅。

如前所述（见 6.18 节），寒山住在天台山的石岩中。《宋高僧传》一开始形容他"风狂士也"，但实际上，他是一个超凡入圣的圣者，故称"寒山大士"。此偈将一个圣者的心境和盘托出。正如他的另一首偈所言："吾心似秋月，碧潭清皎洁。无物堪比伦，教我如何说。"其意恐非拙笔笨嘴所能表达。

9.3.3 净土诗

佛诗的第二大类型是净土诗。净土诗易于理解：或警省世人，或劝信劝修，或描述净土，或向往净土。本书摘录六首净土诗，略加说明。

第一首，白居易的《病中画西方变相颂》：

极乐世界清净土，无诸恶道及诸苦。

愿如我身老病者，同生无量寿佛所。

此诗系白居易生病时，在病榻上发大誓愿而作。诗中首先赞美西方极乐世界的清净美好，同时表达自己的向往之情。最后，期盼遭受同样病苦的人，也像他一样，发愿往生到西方极乐界。后两句与杜甫名句"安得广厦千万间，大庇天下寒士俱欢颜，风雨不动安如山"，有异曲同工之妙。

第二首，李商隐的《送臻师》：

苦海迷途去未因，东方过此几微尘③；

何当百亿莲花上，一一莲花见佛身。

此诗大意是说"我"迷路了，苦海无边，找不到脱离苦海的路。到东方去吧！"东方过此几微尘"，东方是药师佛的国土，可距离此世界有微尘数个佛土之遥！那还是到西方极乐世界去吧！在那里，每一朵莲花上都现出一尊佛身。这首诗表达了诗人李商隐，对西方极乐净土的向往。

---

① 渠，字面上的意思是"他"。
② 此据元音老人。
③ 指佛土的数目，如细小的尘粒一样多。

第三首，善导大师的《劝世偈》：
渐渐鸡皮鹤发，看看行步龙钟；
假饶金玉满堂，岂免衰残病苦；
任汝千般快乐，无常终是到来；
惟有径路修行，但念阿弥陀佛。

此偈首先提醒世人，衰老和死亡无法幸免，人生无常。"渐渐鸡皮鹤发，看看行步龙钟"：时光渐逝，人不知不觉就变老了，全身皱纹，满头白发，行步龙钟；"假饶金玉满堂，岂免衰残病苦"：就算金玉满堂，也不免老病之苦；"任汝千般快乐，无常终是到来"：不管你何等快乐，死亡（无常）最终要到来；"惟有径路修行，但念阿弥陀佛"：唯一的捷径，就是修念阿弥陀佛的法门。显而易见，这首偈旨在劝世。

第四首，中峰禅师的《净土诗》：
东海一丸红弹子，流光日日射西林；
世间多少奇男子，谁向窗前惜寸阴。

此诗系中峰禅师警醒世人的净土诗。"红弹子"就是初升的太阳。太阳刚刚在东方升起来，阳光照耀在树林里，日复一日，日复一日，但人的生命是有限的，阳光照一天，生命就少一天。可是，"世间多少奇男子，谁向窗前惜寸阴"，谁会珍惜眼前的光阴呢？这首诗旨在劝诫世人珍惜时光，速办生死大事。

第五首，印光大师的《无题偈》：
应当发愿愿往生，客路溪山任彼恋；
自是不归归便得，故乡风月有谁争。

此偈虽无题，但其立意非常明确。"你"应该发愿，往生到极乐世界去。身边的这一切，都是沿途（客路）的风光，不是自家的。既然这样，那就随人家留恋吧。但"我"不留恋这些，"我"要"回家"。"自是不归归便得，故乡风月有谁争"："回家"（往生到极乐世界）是很容易的，只要愿意，都可以往生，因为那是故乡，故乡的风月没有人与"你"争。

第六首，夏莲居的《经行》：
少壮俄顷老病侵，几人未老惜分阴；
乐邦路稳牵谁走，世道歧多听自寻。
幸有一长唯念佛，了无可说且观心；
空堂叉手经行久，忘却秋宵月满林。

此诗大意是：光阴似箭，曾经强壮的少年，转瞬之间，就衰相现前，疾病缠身。但是世上有几人在未老时，知道珍惜时间呢？通往极乐世界之路很平稳、很可靠。只有在那里才无衰无变，可是，世人却不走这坦途，总是喜欢走歧路。那就由他们自己走吧，"我"本人则一心念佛。其他了无可说，观心而已。"空堂叉手经行久，忘却秋

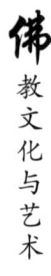

宵月满林"，其字面意思是，"我"在静室里，叉手经行①，忘却了时间的流逝，不经意间，瞥见室外的景色：秋天的月光洒满在这宁静的树林上，皎洁一片——此句暗藏禅机。作者夏莲居系民国期间的著名佛教居士。

9.3.4 其他

除了禅诗与净土诗之外，还有大量的佛诗，既不归禅也不归净。僧人之间的赠别诗，即为其中一种。如著名诗僧皎然②赠少康大师的《酬别襄阳诗僧少微（诗中答上人归梦之意）》：

证心何有梦，示说梦归频；
文字赏秦本，诗骚学楚人。
兰开衣上色，柳向手中春；
别后须相见，浮云是我身。

此诗系皎然酬和少康大师之诗作。此前，少康大师屡次提到归梦，所以，此诗说"证心何有梦"。彻悟自心的话，哪里还会有梦呢？后两句赞少康大师文字修养，取自先秦，诗作堪比屈原的《离骚》。兰花盛开，恰如大师袈裟之色，折一枝柳条道别时，春风正吹拂着我的手。离别之后，我们想必还会再次相见，不过，那时"我"的身体已化成了片片浮云——只因身本无身，而法身却无处不在。

以上所讨论的只是佛诗的冰山一角。从中不难看出，佛教为诗词的创作注入新的义蕴，拓宽新的意境；反过来，诗词为佛教教化世人提供了善巧手段。佛教与诗、词、偈之间，可谓深度交融。之所以能这样，恐怕是因为它们都具有超脱尘俗的价值取向。

9.4 楹联

楹联，即悬挂于楼堂宅殿的楹柱上的对联。汉传佛教沿用之，即成佛教楹联。它可以看成是佛教与汉文化结合的产物③。佛教楹联不仅为清幽空静的佛寺增秀色，亦给木构石建之殿宇平添几分灵秀之气。与普通对联一样，佛教楹联亦讲求对偶。如，某寺佛殿前的楹联："曼罗庄严远接大唐遗轨；法雷震吼重开华夏文明"（图98）。此处，"曼罗"，系"曼荼罗"之略称，意即密宗的坛城、道场；法雷，比喻佛的说法，犹如天雷、狮吼，摧毁邪说。上下联对仗工整，其大意是：现前这个佛教道场是如此的庄严，可以远接大唐的芳规；佛教的讲经说法，犹如天雷狮吼，震动人心，摧邪显正，让华夏文明再次焕发出灿烂的光芒。

数不胜数的佛教楹联遍布名山大川、寺庙庵堂，题材非常广泛：有状物者，有咏

---

① 在一定的场所中往复回旋之行走，这样可以避免坐禅时发生昏沉或睡眠。
② 皎然（730—799），唐代著名诗人，诗僧、茶僧，浙江湖州（浙江吴兴）人，是中国山水诗创始人谢灵运的十世孙。
③ 在南传和藏传佛教中则未见楹联。

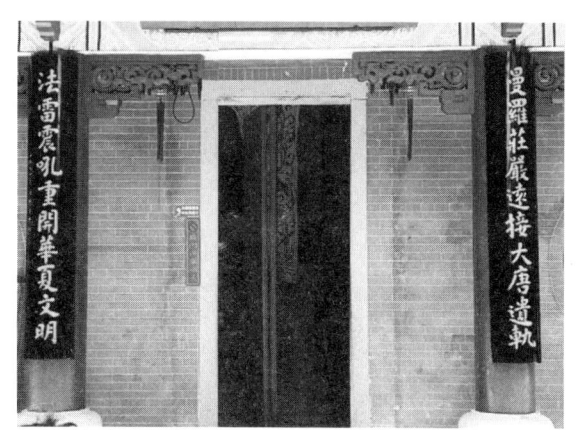

图 98　某寺佛殿的楹联

景者；有称赞佛菩萨功德者，有重述法脉渊源者；有阐述佛理者，有启人心性者；有劝勉世人者，有鞭策僧众者；有应用典故者，有平白如话者；有归禅者，有归净者；或诠释华严圆融无碍、重重无尽之境界，或开示般若不可思议、离情绝待之真心。凡此种种，不一而足。本文因篇幅所限，选录九则，略加解说。

第一则，"大肚能容，容天下难容之事；开口便笑，笑世间可笑之人"。

此联为世人所熟知。此联多置于弥勒菩萨像旁，意在警醒、教育世人：要做人像弥勒菩萨一样宽容、谦和、平等待人，才能笑口常开。当然，此联也在暗嘲世人心胸狭窄、追名逐利。

第二则，"粥来饭去，莫把光阴掩面目；钟鸣板响，常将生死挂心头"。

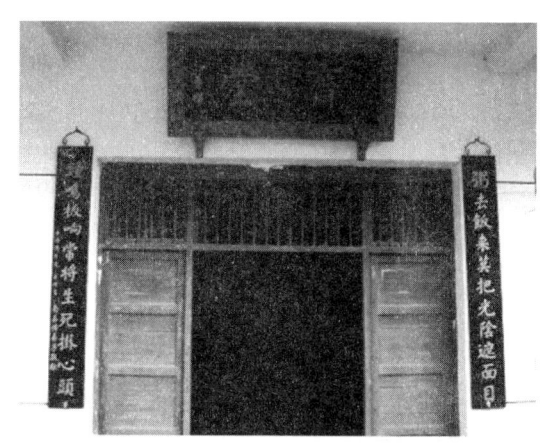

图 99　某佛寺斋堂门联

此联多挂在佛寺斋堂前，其大意为：粥来饭去之间，光阴已悄然流逝，修行者不要在此时掩盖自己的本来面目（当下亦是"明心见性"的最好时机）；暮鼓晨钟，打板击磬，时光匆匆，不要忘记了脱生死这件大事。无疑，该楹联旨在鞭策寺院中修行人，亦兼劝世人。

第三则,"寡过未能为我憾;居心无伪任人非"。

此联为印光大师所撰。此处"寡过",盖引蘧伯玉①之典故。大意是说,我一直进行自我反省,以求减少自己的过错,但收效甚微,为此我感到非常遗憾、内疚;尽管如此,但我的根本出发点是好的,居心无伪;既然这样,我也就不在乎别人的指责与非难。初看此联旨在自勉,实则兼劝勉、教化世人。

第四则,"主极乐六八大愿之慈尊,绝限量寿命光明,不离当处;过娑婆万兆佛邦之净土,妙庄严楼台池沼,原是吾乡"。

此联多悬于念佛堂,其作者是明代的莲池大师。上联:阿弥陀佛发四十八大愿,乃肇建极乐世界之慈主。阿弥陀佛拥有无量光与无量寿,此无量之光寿不离当处,就在当下。下联:距此世间十万亿佛土之外有极乐世界,内有亭台楼榭,小桥流水,妙不可言。尽管过了十万亿佛土之遥,那依然是我们固有之家乡。上联既有净土的思想,又有禅意在。

第五则,"杨岐灯盏明千古;宝寿生姜辣万年"。

上下联均出自佛教典故。杨岐方会禅师(992—1046)是临济杨岐派的创始人,为人耿直,公私分明。他在做监院②时,负责库房③工作。由于库房光线昏暗,白天为寺院工作,他就点寺院的灯;晚上在库房自修参禅,就点自己的油灯,生怕自己侵占了常住④的利益,遭受恶报。其师知道后,就对方会禅师说:"你这样还不算清廉。你的灯挂在寺庙灯的下方,寺庙灯的油滴进你的灯里,你这不是沾了常住的光吗?"方会禅师赶紧把自己的油灯,挂在上面,宁可让自己的灯油落到常住灯里,也绝不占常住便宜。同时,他继承祖风,加强寺院管理:规定佛前的长明灯由香灯师精心照看,寮房用灯则按时点燃与熄灭,这样做既节约又合理。从油灯这件小事,可以窥见他严持戒律、恪守清规、公私分明、善于管理的嘉德懿行。而这些德行,亦将如明灯一样,照亮后世的人生之路,故有"杨岐灯盏明千古"之喻。下联"宝寿生姜辣万年",系引用宝寿禅师的故事。洞山宝寿禅师正直清廉,他在五祖寺管理库房,从不以常住之物私送人情,即使方丈戒公也不例外。一天,方丈患了感冒,让侍者到库房取块生姜熬药。宝寿禅师说:"常住公物,哪能私用?要用,就拿钱来买。"侍者将宝寿禅师的话告诉了方丈戒公,戒公就拿钱让侍者去买生姜。通过这件事,戒公对宝寿禅师更加器重。后来,洞山缺住持,戒公说:"卖生姜汉可矣!"在戒公的举荐之下,宝寿禅师到洞山做住持。显然,此联缅怀祖师之德,以教化后人。

第六则,"法接西乾,教敷中土;莲花千叶,荫被四邻"。

---

① 蘧(qú)伯玉,名瑗(yuàn),春秋时卫国(现河南卫辉)大夫。50岁时,知道自己49年之过失,是儒家"省身寡过"的典范。
② 监院,即全寺之监督,负责协助方丈或监管理寺院事务。
③ 库房,佛寺中存放物品的仓库。
④ 为"常住物"的简称,即寺院所有之财物,指寺院中属于众僧集体所有的屋舍、什物、树木、米麦、盐酱、饭食等。

此联贴于江西庐山东林寺，其大意为：东林寺的净土法门源自西域印度，但在中国生根、繁衍；净土法门又如莲华开出千叶，传至日本、朝鲜半岛、越南等地，泽被四邻。此联主要是追述法脉源流，兼赞法门之恩德。

第七则，"一花一世界；千叶千如来"。

此联悬于四川峨眉山报国寺。报国寺周围花木繁茂，故颇为应景。大意是每一朵小花就是一个世界；每片树叶上都展现一尊佛。此联既包含华严宗"小大相容、重重无尽"的思想，也兼赞净土宗极乐世界不可思议的功德庄严。

第八则，"无法向人说；将心与汝安"。

此联见于广州华林寺达摩堂。据记载，禅宗初祖菩提达摩来华传法，系取道"海上丝绸之路"。在现在的广州华林寺处登岸，所以，华林寺被誉为"东来初地"，内设达摩堂，堂内即有此联。如前述（见6.9节），二祖慧可向菩提达摩求法。慧可说"我心不宁，乞师予安"，达摩祖师便叫慧可将心找回来。慧可觅心了不可得，于是达摩说"与汝安心竟"，将他的心安好了。此联悬于"东来初地"的华林寺，不仅恰到好处地引用典故，又精妙地诠释了禅意。

第九则，"拨开乌云见青天，千百年林莽迷离，复睹庐山真面目；坐揽江山看胜地，一二点尘埃不见，好沿泉水悟真心"。

此联原题于广州双溪寺①，表面上是描写山寺周围的景致，实则不然，是叙述参禅之心得。其大意为：人的心念，念念迁流，掩盖本有的佛性，今日于此处修道，方才体悟心念虚妄不实，恰如拨开乌云见青天，恢复本有之佛性。千百年来，"我"被妄念所遮蔽，又正如迷失于林莽中的流浪者。今日回光返照，见到了自己的本来面目。坐在此处参禅打坐，内心杂念（尘埃）甚少，偶尔出现一两次而已。如此这般，方找到入道之口，穷彻真心之源。此联借景阐发禅机，启迪世人。

当然，佛寺中纯粹写景的楹联，亦不少见。如苏东坡题江西吉水龙济寺的一联："天外楼台山外寺；云边钟鼓月边僧"。此联没有典故，没有佛理，没有禅机，却将寺的幽静、清净，僧之超然物外，表达得淋漓尽致。不过，这类楹联与普通楹联，无甚差别，在此不予深究。

9.5 佛教音乐

我国的佛教音乐，大致可以分成四个发展阶段：佛教初传期的"西域化"阶段、东晋至南北朝时期的多样化阶段、唐代的繁荣与定型化阶段、宋元以后的通俗化与衰微阶段。现存的佛教音乐处于第四个阶段，大体上可以分成三种类型，即梵呗、佛教

---

① 寺为宋始兴年间太尉苏绍基建，初名"月溪寺"。寺侧有"日溪"和"月溪"，两溪绕寺下泻，溪上有瀑布交流，故名双溪寺。坐落于山麓凹处，青山环抱，古木参天，可远眺山外景致，"风水"极好，适合清修禅坐。系白云山上有名的古寺之一，抗战时期毁于战火。

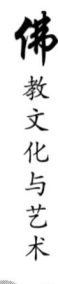

乐曲、禅曲。

第一种类型是梵呗。呗（bài），"呗匿"之略称，因源于天竺，故名梵呗。《高僧传》卷13："天竺方俗，凡是歌咏法言，皆称为呗。"即以曲调赞咏或歌颂佛德、经法等，以止断外缘、息却妄心，方便佛事活动。传入我国后，经过融合、演变，形成中国化的梵呗。最早者是三国时期曹植所制的"渔山梵呗"，后经历代发展，保存至今。近世梵呗基本上沿袭了明清传统，其音清净悠远、庄严肃穆、平雅和缓，梵呗的内容多为经文，且多有乐器伴奏。寺院早晚课用之，其实质可归于佛教修行法门。

第二种类型是佛教乐曲。为向社会大众传播佛法，大约从唐代开始，出现了世俗化的佛教乐曲。据《宋高僧传》卷25记载，少康大师在这方面贡献突出。他采用郑卫之音①作为素材，"变体而作，非哀非乐，不怨不怒，得处中曲韵"，与靡靡之音截然不同，故为民众所喜爱。至明代，佛教乐曲与传统梵呗已分道扬镳，并存于世。

第三种类型是禅曲。禅曲是将禅宗思想融入音乐中，所形成的具有宁静、恬淡、脱俗特点的曲子。

当下，佛教音乐凭借互联网，迅速流传，这为接触、了解佛教音乐提供极大方便。如，四字五音的《阿弥陀佛佛号》《南无观世音菩萨》《清静法身佛》《六字真言颂——怙主三宝》琼英卓玛梵唱《大悲咒》《静心禅乐——落叶满天》《观音灵感歌》等，都是当下流行的佛教音乐。

9.6　佛教戏剧

戏剧是集音乐曲艺、舞蹈杂技、文学美术于一体的综合舞台艺术，历史悠久。佛教传入我国，慢慢地借用戏剧形式宣扬佛教思想，演变成佛教戏剧。佛教戏剧最典型的代表是《目连救母》；《目连救母》源自竺法护②译的《盂兰盆经》。据载，佛的弟子大目犍连，神通第一。他得神通后，发现亡母堕于饿鬼道当中，受尽苦刑。目连孝顺，想度化其母，以报哺育之恩，便盛饭奉母，但食物尚未入口，便化成火炭，其母不能食。目连悲痛，哀求佛陀。佛陀告诉目连，他母亲罪根深结，非一人之力所能救度，"应仗十方众僧之力，方能救济"。于是教他在"佛欢喜日"，供养十方大德僧众，以此大功德，解脱其母饿鬼之苦。这个故事高扬孝道，所以在汉地很受欢迎。

值得一提的是：第一，一些经典的京剧曲目，其实也取材于佛教。如梅兰芳《天

---

① 郑卫之音，指春秋时的郑国和卫国的民间音乐。
② 竺法护（公元2~3世纪），汉传佛教著名译经家，梵名达磨罗察（或达磨罗刹），原姓支，因原居敦煌，化洽各处，又被称为"敦煌菩萨"。

女散花》取材于《维摩经》①；尚小云《摩登伽女》取材自《摩登伽经》②。第二，广泛流行于西藏地区的藏戏，也被认为是一种富有民族特色的佛教戏剧。

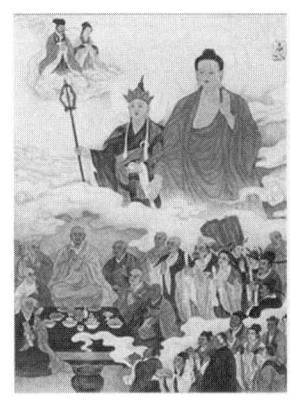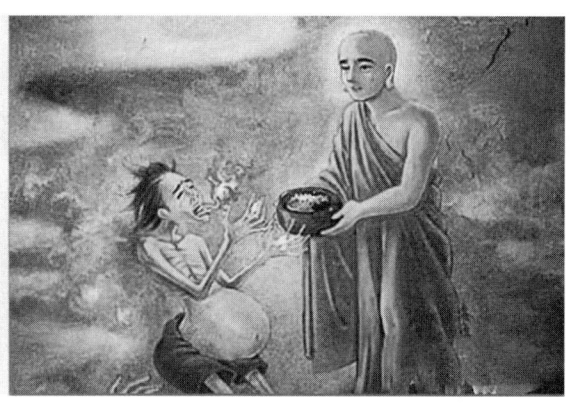

图100 《目连戏》（左）和目连盛饭奉母（右）

总之，绘画、书法、诗词偈颂、音乐、戏剧等这些重要的艺术形式——包括前面讨论的造像、小说等艺术——一旦与佛教相结合，就提升了精神内涵；反过来，这些艺术形式又加速了佛教在世俗社会的弘传。可谓两泽相丽，互相滋益。尽管这样，佛在《大般若波罗蜜多经》中，依然告诫佛弟子，不能贪着于艺术。经云："是诸菩萨，于诸世间文章技艺，虽得善巧，而不爱着，达一切法不可得故，皆杂秽语，邪命摄故。"

---

① 《维摩经·观众生品》：时维摩诘室有一天女，见诸大人闻所说法，便现其身，即以天华（花）散诸菩萨、大弟子上，华至诸菩萨即皆堕落，至大弟子便着不堕。一切弟子神力去华，不能令去。

② 摩登伽女本是首陀罗种姓的年轻女子。一天，阿难路遇摩登伽女正在井边汲水，阿难口渴，请她布施一钵水。摩登伽女一见钟情，其母以魔咒诱阿难入室，欲行淫事，佛陀以神力得止。后佛陀邀摩登伽女来到僧团修行，承诺她的道行与阿难相配时，可以与阿难结婚。摩登伽女为嫁给阿难，欢喜剃度，精进修道，终于醒悟对阿难执着的心，跪在佛陀座前，忏悔此前自己的愚痴行为，发愿服膺佛陀的教法。《楞严经》亦提及此事。

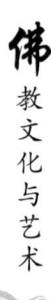

第十章 佛教的建筑与遗迹

10.1 佛寺简介（汉传）

寺院是佛教的根本道场。僧人朝暮课诵、参禅念佛，都于寺内进行，所以，寺院首先是僧人的修学场所；僧人亦于寺内讲学布道、著书立说、接待外人，所以，寺院也是僧人弘扬佛教的"家"；寺院还是慈善活动基地，为弱势群体提供物质或精神的帮助，在大灾大难时庇护苦难民众；寺院也是人们憩息游览的理想去处——当下历史悠久的佛寺已成为旅游热点。

在我国，汉传、藏传、南传佛教的寺院，不仅建筑风格迥异，而且殿堂设置、规模布局也明显不同。本文主要介绍汉传佛教的寺院建筑。

汉传佛教寺院，多以"山门→大雄宝殿"为中轴线，对称地布建殿、堂、楼、阁、塔等一系列汉式建筑物。回廊环绕，院落重室，层层深入，颇具中国传统建筑之格调。山中的佛寺，多依山构筑，负势而上，气势巍峨，并与苍翠清幽的山林相融合——"曲径通幽处，禅房花木深"——构成一道独特的自然和人文景观。

我国第一座佛寺系建于汉代的洛阳白马寺。彼时，佛教甫传入，"挂靠"在职掌外交的鸿胪寺。在汉代，"寺"原是国家设置的官署名。汉明帝以"寺"来命名佛教的道场，体现了对佛教的敬重。此后，佛寺风行于魏晋南北朝时期，继盛于隋唐，至明清则日渐衰微。时至今日，凋敝至极。唯其如此，现代人颇觉生疏。本节依其布局，略加介绍。

10.1.1 山门（三门）和放生池

山门是寺院的正门，因为寺院一般建在山林中，故名。又因其开三个门，象征着空、无相、无作三解脱门，所以也叫三门。

进了三门之后（或三门附近），往往会挖一口放生池，以放养鱼、龟等水中动物，保护其生命免受迫害，体现"无缘大慈、同体大悲"的佛家思想。这也契合儒家"民胞物与"的情怀。

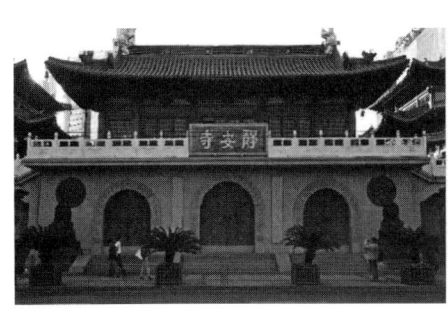 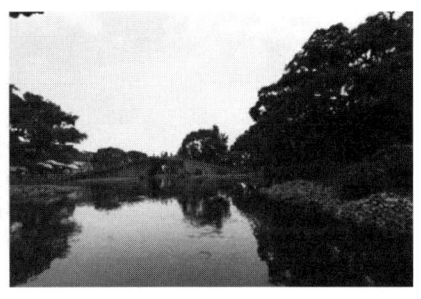

图 101　三门（上海静安寺，左）和放生池（普陀山普济寺，右）

10.1.2　钟楼和鼓楼

寺内僧人，每天都要做功课——就像现代学校的上课需要打铃一样——寺院用撞钟击鼓的方法，召集僧众上殿，此所谓"暮鼓晨钟"。撞钟击鼓亦可除去僧人内心的昏沉，以精修道业。此外，寺院如果碰到紧急情况，也会击鼓召集僧众。正因为这样，寺中通常建有钟楼和鼓楼：悬钟的阁楼即为钟楼；安鼓的阁楼则为鼓楼。二者往往相对，左钟右鼓，亦合称为"钟鼓楼"。

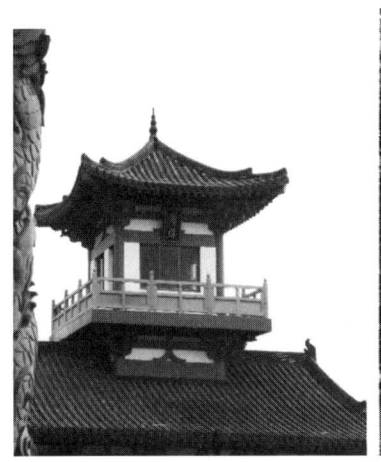 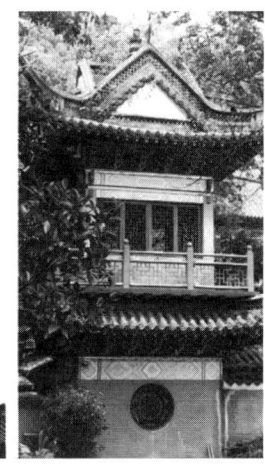

图 102　大同普渡寺钟楼（阁楼内吊有大钟，左）和
广州能仁寺鼓楼（阁楼内置一大鼓，右）

10.1.3　弥勒殿（天王殿）

弥勒殿是佛寺内的第一重殿，因殿中供弥勒菩萨，故名。在弥勒像背面，常常供韦陀菩萨。韦陀本是婆罗门教的天神——不属于佛教的——原称为"韦陀天"。但是，世传释迦牟尼佛涅槃后，佛牙舍利被鬼盗走，韦陀天将佛牙追回，护佛有功，佛教尊其为护法神，供奉在寺院内，称为"韦陀天菩萨"。

弥勒殿的两侧，往往供奉四大天王。所谓"四大天王"，是指居住在四天王天（图 22）的四个天王。他们分别护持东、西、南、北四方之国土，故又称为护世国王、护世天王、护国天王，俗称"四大金刚"。正因其护国有功，保护道场有功，所以就被供

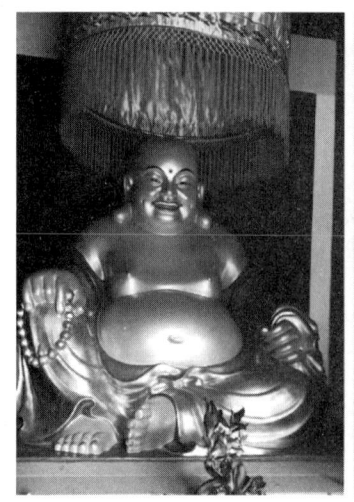
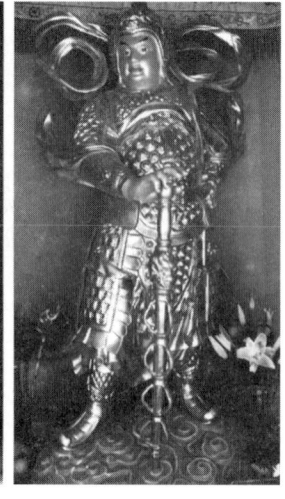

图 103　广州能仁寺的弥陀菩萨（左）与韦陀天菩萨（右）

奉在佛教寺院内。四大天王各有其特定的造型：东方持国天王，手捧琵琶；南方增长天王，手握宝剑；西方广目天王，手拿龙、珠；北方多闻天王，手撑雨伞（图104）。这些造型都表达了特定的含义，不过，不同的文献说法不尽相同，在此不予深究。由于弥勒殿内还供有四大天王，所以，弥勒殿亦名天王殿。

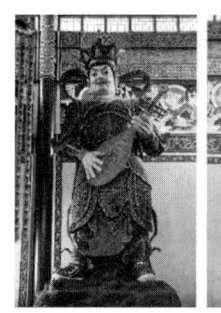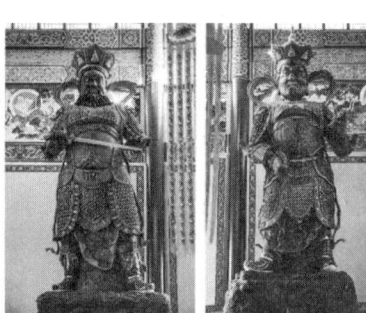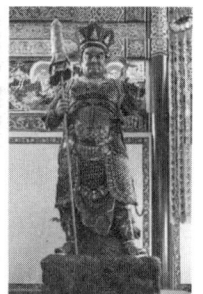

图 104　四大天王（从左到右，依次为东→南→西→北）

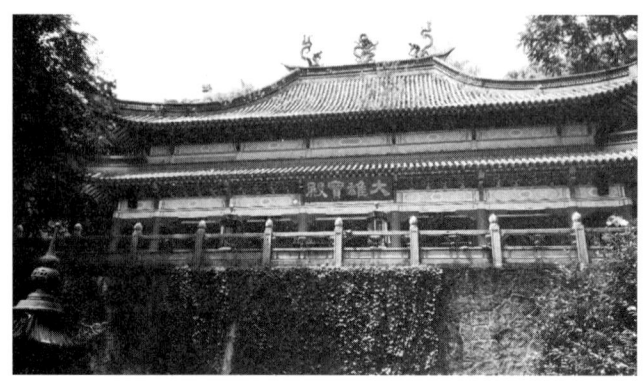

图 105　大雄宝殿（广州能仁寺）

10.1.4 大雄宝殿

天王殿之后，即建有大雄宝殿。大雄宝殿简称为正殿、大殿，是佛寺的核心建筑。"大雄"指释迦牟尼佛智慧圆满，摄伏群魔，雄镇大千。"宝"指佛、法、僧三宝。大雄宝殿是僧众朝暮集中修持的主要处所，里面多供奉释迦牟尼佛。通常释迦牟尼佛旁，还有两侍者：年长者叫迦叶，年轻者是阿难。

不过，大雄宝殿内也可能供奉三尊佛像，三尊佛既可能是三方佛，也可能是三世佛，还可能是三身佛。所谓"三方佛"，系就方位而言：在我们这个世界成佛的是释迦牟尼佛（中），东方的为药师佛，西方的是阿弥陀佛。所谓"三世佛"，系就时间而论：在我们这一世成佛的是释迦牟尼佛（现在），释迦佛之前的是迦叶佛（过去），释迦佛之后的是弥勒佛（未来）。所谓"三身佛"，指佛的法身、报身、化身。法身佛，代表佛法的绝对真理，即其理体（本体），取名毗卢遮那佛；报身佛指佛经修习后得到的福报之身，名为卢舍那佛；化身佛又叫应身佛，是应众生之感而现于世间，普度众生的，即为释迦牟尼佛。到底是三方佛、三世佛，还是三身佛？以寺院的标识为准。

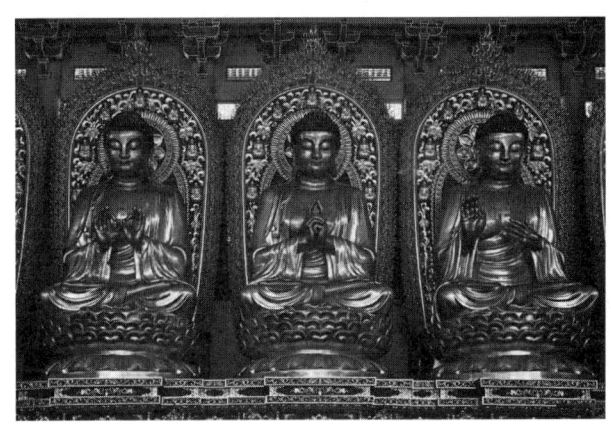

图106 大雄宝殿内的三尊佛像

10.1.5 菩萨殿等配殿

在大雄宝殿的周边，往往建有菩萨殿、祖师殿、伽蓝殿、罗汉殿等配殿。

常见的菩萨殿有观音殿、地藏殿、普贤殿、文殊殿；以观音殿和地藏殿最常见。观音殿内即供奉观世音菩萨，观世音菩萨旁边若还有童男童女，则分别是善财童子和龙女。观音殿，亦名慈云殿、大悲殿、大悲坛等。地藏殿内供奉地藏菩萨，地藏菩萨像旁边若有二侍者，则年长者系闵公，年幼者是闵公之子道明。

祖师殿里通常供奉该寺法脉的历代祖师，以感戴历代祖师恩德，亦有专供某位祖师者（如六祖殿）。

罗汉殿（堂）内供奉罗汉像，当然，规模不大的寺院多将罗汉供奉于大雄宝殿两

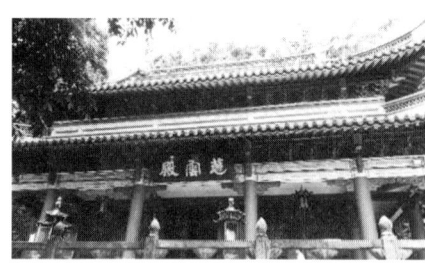 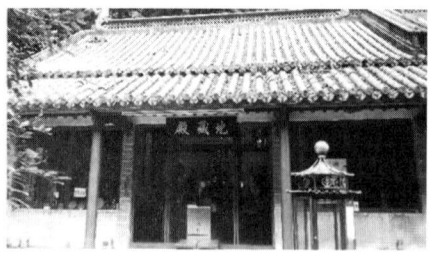

图107 慈云殿（观音殿，广州能仁寺，左）和地藏殿（广州能仁寺，右）

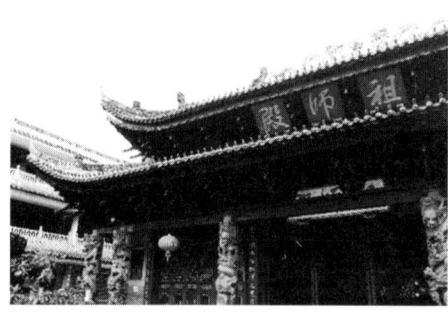 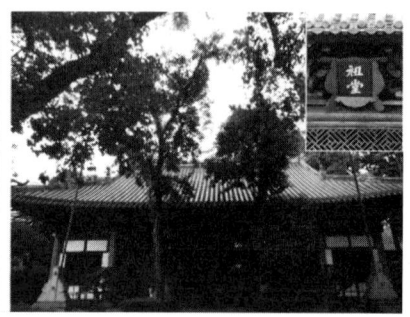

图108 祖师殿（广州华林寺，左）和祖堂（广州光孝寺六祖殿，右）

侧。伽蓝①殿内供奉修建僧舍、守护土地的诸天神、施主。如，施造祇园精舍的给孤独长者、祇陀太子及其父波斯匿王等。

10.1.6 藏经楼及其他

大雄宝殿的后面往往有藏经楼、法堂等建筑。藏经楼就相当于现在的图书馆。法堂，供僧人说法、讲学，相当于现在的学术报告厅。寺院的食堂，常称作斋堂、香积厨，或五观堂——戒律规定，僧人进餐前，应作"五种观想"②，故名。僧人住的宿舍称僧寮，多分布在寺院较偏僻的角落。

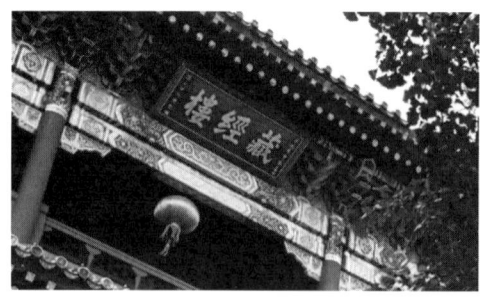 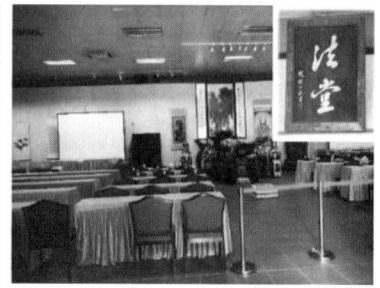

图109 藏经楼（青岛湛山寺，左）和法堂（广州光孝寺，右）

---

① 伽蓝，系梵文音译"僧伽蓝摩""僧伽蓝"之略称，意为众园、僧园，指僧众所居住的园林。
② 五种观想，出自《四分律行事钞》卷中之三"随戒释相篇"，此略。

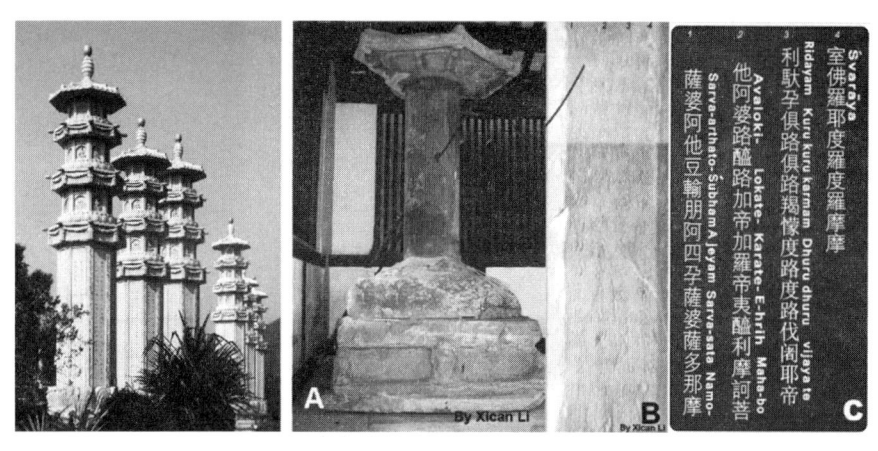

图 110　海南三亚南山寺经幢（左）和广州光孝寺大悲罗尼经幢（826 年，右 A – C）

除了殿堂楼阁等大型建筑外，还有一些小型的建筑物，如经幢、主题雕塑等。所谓经幢，就是刻有经文或经咒的石柱，多列于殿前或两侧，型式多样，通常较低矮。值得一提的是，流行于古代的石质经幢，最能经历岁月的侵蚀，所以，具有极高的考古价值。如光孝寺"大悲陀罗尼经幢"，据笔者实地考证[①]，系建于 826 年（唐宝历二年）。该经幢对研究"大悲咒"版本，以及唐朝汉密的流行区域，均具有重要史学价值。

以上所讨论的佛寺，系指规模较大者。在两千余年的悠长岁月里，佛教渗透到我国的每个村落，兴建了无数的庵、堂，这些庵、堂可以看成是微型的佛教道场。可惜，在"文化大革命"中，被毁坏殆尽，故本文不予讨论。

10.2　佛塔

寺庙佛塔，形影相随。佛塔，旧译浮屠，起源于印度，原用于珍藏佛像、佛经以及舍利子，汉末随着佛教传入我国，逐渐风行大江南北。佛塔结构巧妙，风格多样，技艺高超，用料精良，极富美感，为古代高层建筑的代表作。

汉传、藏传、南传佛教的佛塔，建筑风格各有千秋：汉传佛教佛塔多呈方形；藏传佛教佛塔呈浑圆形；南传佛教的佛塔为瘦圆形，且多成群落。本节只介绍汉传佛教的佛塔，藏传及南传佛教的佛塔穿插在后续的相关章节。

---

① 详见作者论文：Xican Li. Guangxiao Temple (Guangzhou) and its Multi Roles in the Development of Asia – Pacific Buddhism. Asian Culture and History, 2016, 8 (1): 45 – 56.

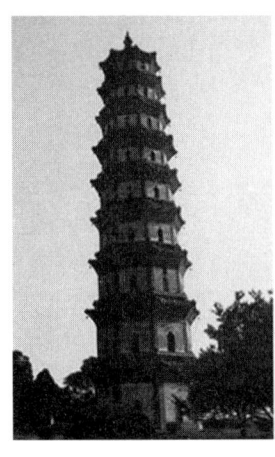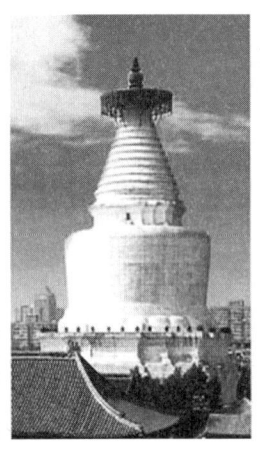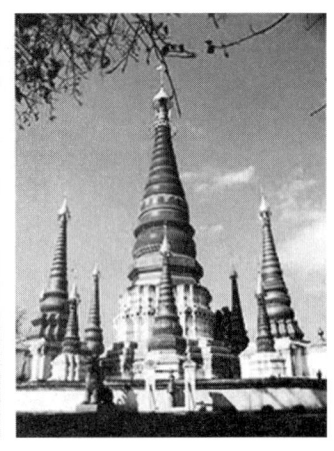

图111　汉传佛塔（左）、藏传佛塔（中），以及南传佛塔（右）

10.2.1　定县开元寺塔（料敌塔）

定县开元寺塔位于河北省定县原开元寺①，是我国现存最高的古砖塔。八角形楼阁建筑，共八层，通高83.7米（近30层楼高）。宋时用于远望金国，查看敌军军情，所以又叫"料敌塔"。

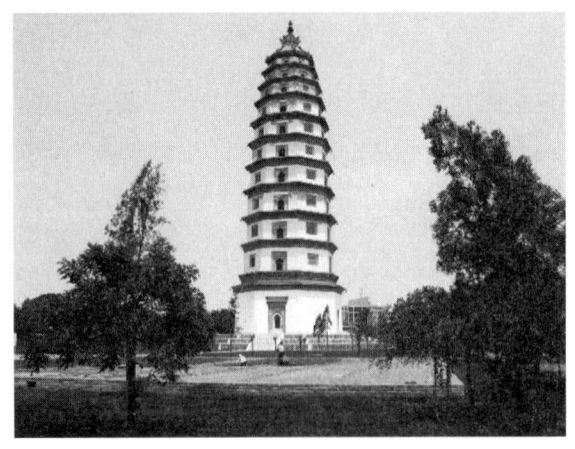

图112　河北定县开元寺塔（料敌塔）

10.2.2　承天寺塔

承天寺塔位于宁夏银川承天寺，始建于西夏垂圣元年（1059年），为八角形砖塔，连塔尖通高64.5米，系西夏佛教的重要遗产，也是西夏佛塔的代表。

---

① 开元寺早已不存。

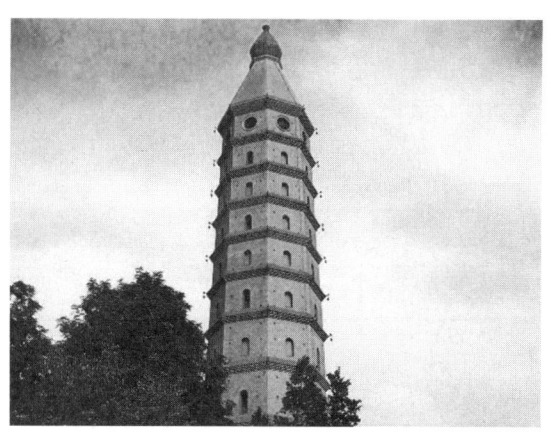

图 113　宁夏承天寺塔

10.2.3　海宝塔

海宝塔也位于宁夏银川，据传由胡夏国主赫连勃勃①重建，但始建年代不详。塔身呈正方形，四面中间又各突出一脊梁，呈"亚"字形，实属罕见。

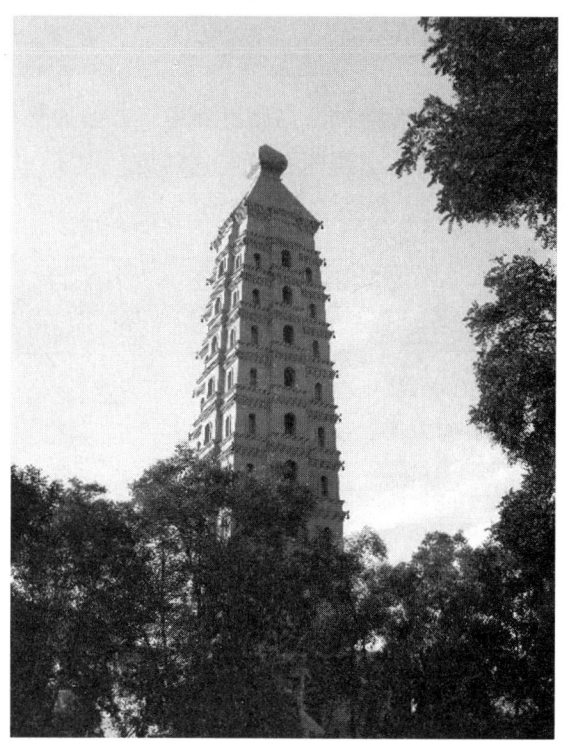

图 114　宁夏海宝塔

---

① 407 年，匈奴铁弗部首领赫连勃勃（381—425）在统万（今内蒙古乌审旗南白城子）建立"大夏"政权，431 年被灭。为避免混淆，史家多称其为"胡夏"或"赫连夏"。

10.2.4 广胜寺飞虹塔

广胜寺飞虹塔位于山西洪洞县，为我国最大、最完整的琉璃塔。其前身是始建于汉的阿育王塔，复建于明。为八边形的楼阁式结构，高47.6米。除底层外，其他均用青砖砌成，七色琉璃装饰，塔身五彩斑斓，如雨后彩虹，故称"飞虹塔"。塔身的雕塑非常精美。

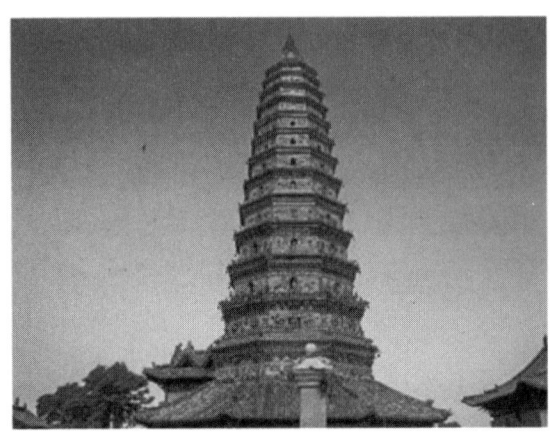

图115　山西广胜寺飞虹塔

10.2.5 西安大雁塔

西安大雁塔位于西安大慈恩寺内，也称慈恩寺塔。玄奘为保存从天竺取回来的佛经而建，系现存最早、规模最大的唐代四方楼阁式砖塔。现塔身7层，通高64.5米，是佛教融入华夏文明的典型物证，旁边有玄奘雕像。

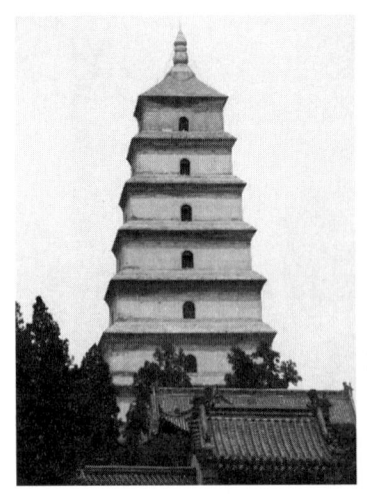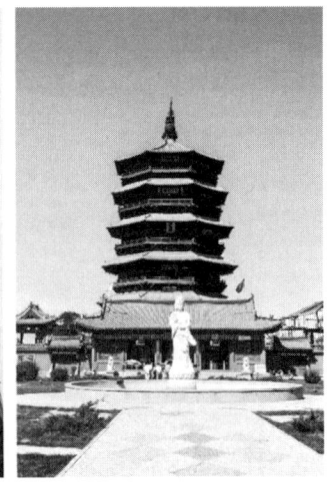

图116　西安大雁塔（左）和佛宫寺释迦塔（右）

10.2.6 佛宫寺释迦塔（应县木塔）

佛宫寺释迦塔位于山西应县，俗称"应县木塔"，建于辽代，是我国最高、最古的木塔。该塔比例适当，稳重端庄，结构合理，被称为天下奇观。1978年，在塔内发现了《契丹藏》残卷。

10.2.7 六和塔

六和塔，位于杭州钱塘江畔。北宋年间（960—1127），智元禅师为镇江潮而建，取佛教"六和敬"① 之义。如今所见的六和塔，其塔身重建于南宋，通高 60 米。古时在钱塘江航行，即以此作为航标实际上，它也是杭州的一个标志性建筑。

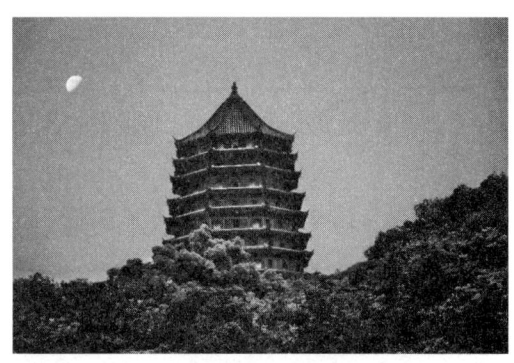

图 117　杭州六和塔

10.2.8 开封铁塔

开封铁塔，位于开封市祐国寺内，始建于宋皇祐元年（1049 年），是我国现存最早的大型琉璃塔，以褐色琉璃砖砌成，远望像铁，故叫"铁塔"。该塔呈八角形共 13 层，高 55.9 米。塔身雕刻佛像甚多。

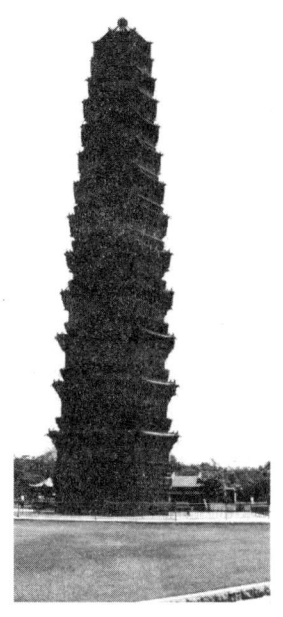

图 118　开封铁塔

---

① 身和同住、口和无诤、意和同悦、戒和同修、见和同解、利和同均，合称为"六和敬"。是佛弟子修学共处的共同标准。

10.3 佛教名山

俗云：天下名山僧占多。在我国，大抵名山都与佛教相关。自唐宋以来，渐有"佛教四大名山"之说。所谓"佛教四大名山"，是指五台山、普陀山、峨眉山、九华山。除四大名山之外，尚有鸡足山等，亦被认为是佛教圣迹。

10.3.1 五台山

五台山由东、南、西、北、中五座山峰组成。五山环合，峰顶平坦，状如平台，故名"五台"。又名"清凉山"。最高峰海拔3058米，气候寒冷。总面积2800平方公里，周长约250公里，相传为文殊菩萨应化道场①。现存有汉传和藏传佛教寺院约百余处。汉传佛教寺院，俗称"青庙"；藏传佛教寺院，俗称"黄庙"。二者颜色虽异，但均尊崇文殊菩萨。

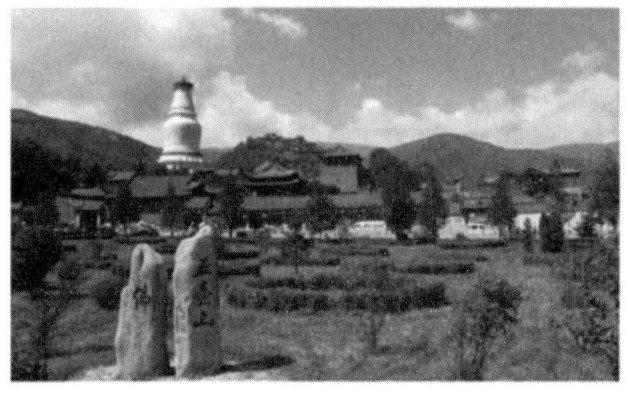

图119 五台山

在五台山众多寺院中，以显通寺规模最大，历史最久，影响最广。其寺始建于东汉永平年间，内有文殊殿，供有造型各异的文殊菩萨像数尊②。此外，尚有无梁殿，内供奉阿弥陀佛，殿堂虽宽大，但未见梁柱③。此外，还有万斤铜钟、佛舍利、贝叶经、血经等文物、圣物。显通寺被认为是五台山汉传佛教寺庙的典型代表。

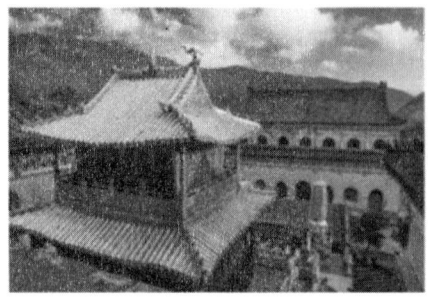 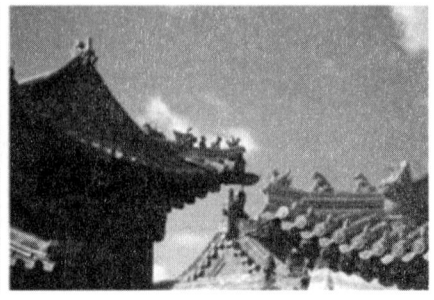

图120 显通寺（左）和菩萨顶（右）

---

① 佛有法、报、化三身。无论在何处，文殊菩萨均能应众生之请，出现应化身，所谓"千江有水千江月"。不过，五台山最易应化（显灵），故称此处为其应化之道场。
② 这是因五台山为文殊菩萨应化道场之故。
③ 阿弥陀佛又称无量寿佛，"无梁"取"无量"之谐音。

五台山藏传佛教寺庙的典型代表是菩萨顶。菩萨顶位于五台山灵鹫峰顶，相传为文殊菩萨住处，菩萨在此处极易显灵，可睹菩萨文殊之真容，故又名"真容院"。其寺建于北魏，富丽堂皇。清朝康熙、乾隆两位皇帝，曾先后住宿于此。

五台山龙泉寺，建于宋代。因旁边有龙泉，故名。其寺以精绝壁雕著称于世。寺旁有"令公塔"，葬有宋代名将杨业①之遗骨。

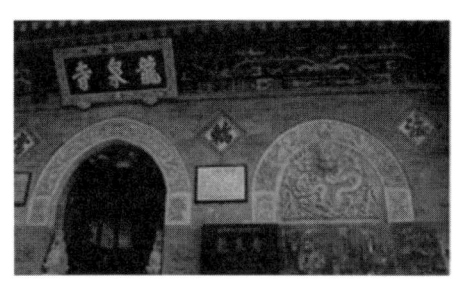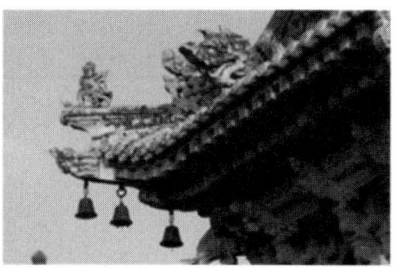

图 121　龙泉寺及其壁雕

10.3.2　普陀山

普陀山虽名为"山"，实则为小海岛，位于浙江省舟山群岛，面积仅 13 平方公里，内有一个海拔 291 米的小山峰。普陀山四面环海，风光旖旎。秀木、奇石、梵音、潮音，构成"海天佛国"的胜境。据载为观世音菩萨应化道场，其中，梵音洞最容易显灵。建有观世音菩萨像，以及普济寺、法雨寺、慧济寺等。

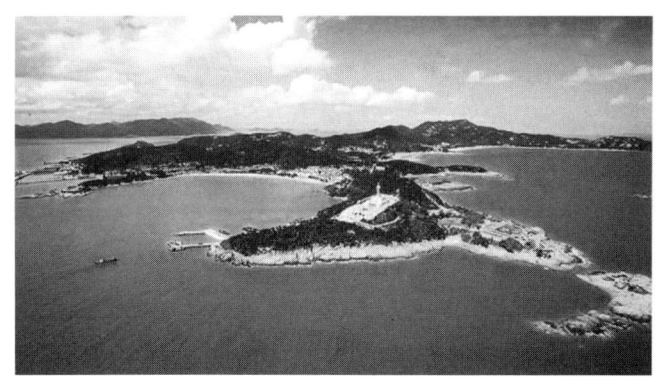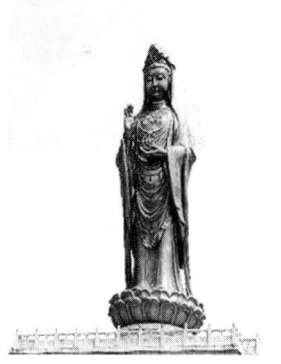

图 122　普陀山全景（左）及观世音菩萨像（右）

普济寺位于普陀山前面，俗称前寺（图 123）。建于 916 年，后屡经兴废。清初，康熙皇帝赐"普济群灵"匾额，故名普济寺。其大殿内供观世音菩萨——与普通大雄宝殿供释迦牟尼佛不同，因为此处是观世音菩萨应化道场，而观世音菩萨已经证得圆通——故其大殿称"圆通宝殿"。普济寺前，有放生池（图 101）。

---

① 杨业（？—986），北宋抗辽名将，以身殉国，后世尊称"杨令公"。据传，其遗骨葬有多处，龙泉寺的令公塔为其中之一。

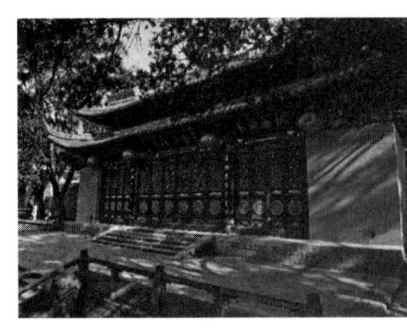 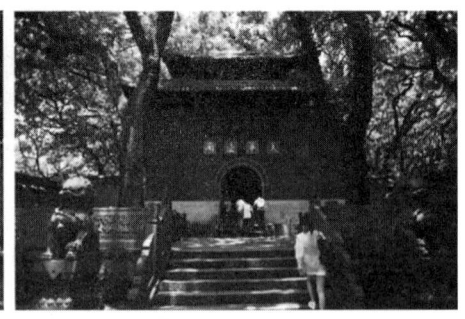

图 123　普陀山的普济寺（左）和法雨寺（右）

普济寺后有法雨寺。法雨寺，俗称"后寺"，建于明代，因康熙皇帝赐"天花法雨"匾额而得名（图 123）。印光法师曾在此居住 40 年，内有印光法师纪念堂。

10.3.3　峨眉山

峨眉山位于四川省乐山市，面积 154 平方公里，最高峰海拔 3099 米，原为佛、道共修的道场。自明末后，道教从此山绝迹，逐成为佛教名山，佛教称其为"大光明山"。为普贤菩萨应化之灵山，全盛时，山上寺庙多达 100 多座。现存规模较大的佛寺有：报国寺、伏虎寺、洪春坪、清音阁、万年寺、洗象池、接引殿、金顶。

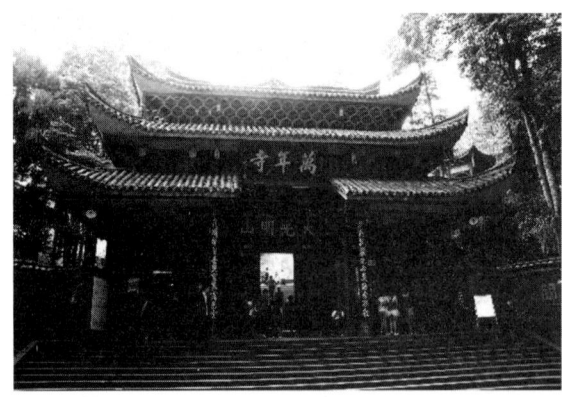 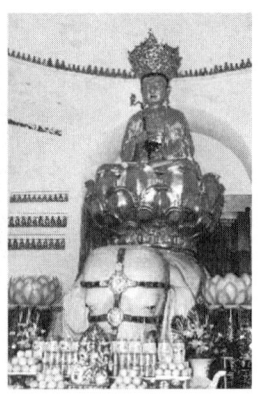

图 124　峨眉山万年寺（左）及寺内的普贤塑像（右）

影响最大的是万年寺。万年寺，创建于晋，原名普贤寺，屡毁屡建，现有殿宇系 1953 年重建。殿内无梁砖，有宋代建的普贤菩萨像，高 7.35 米，系镇寺之宝。

峨眉山顶有华藏寺。其寺始建于东汉（公元 25—220 年），殿顶鎏金，俗名"金顶"。殿旁建有十方普贤菩萨圣像①，总高 48 米②，普贤菩萨骑六牙白象。

---

① 十方，表征"普贤菩萨十大行愿"（见《大方广佛华严经》）。
② 48 米，寓意阿弥陀佛四十八大愿。

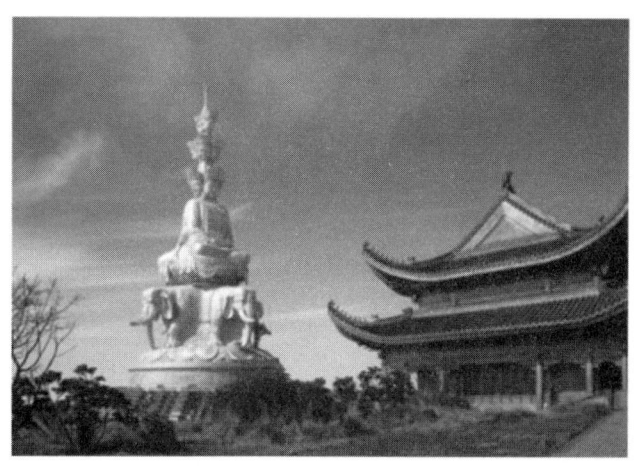

图 125　峨眉山金顶（华藏寺）

10.3.4　九华山

九华山位于安徽省池州市境内，面积 120 平方公里，最高峰海拔 1342 米，原名"九子山"，风景秀丽。唐代诗人李白受邀游此山，留下"妙有分二气，灵山开九华"之诗句，遂名"九华山"。古来山寺众多，有"九华一千寺，撒在云雾中"之美誉。

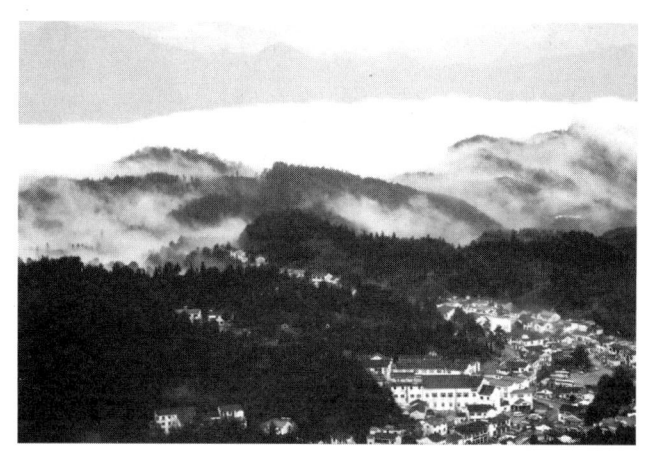

图 126　九华山全景

据《高僧传》记载，新罗国王族金乔觉（696—794），渡海来唐，于此山修道，无地可居，"得闵公①施地予之"。后，金乔觉灭度，留下不腐之肉身，一直供奉在肉身宝殿内，至今犹存。金乔觉被认为是地藏菩萨化身；而九华山则被认为是地藏菩萨应化之山。2010 年，在九华山入口处，建地藏菩萨像，总高 99 米②。

在九华山的众多佛寺中，以化城寺、月（肉）身殿、祇园寺、百岁宫、旃檀林

---

① 闵公：名让和，俗称闵长者，唐时居九华山，为大富长者，将其地赠予金乔觉。
② 99 米，象征金乔觉在世上活了 99 岁。

（大悲楼）、甘露寺、上禅堂、慧居寺、天台寺，影响较大。化城寺，建于757年为九华山最早建立者，被认为是九华山的开山寺，现亦是九华山之总丛林①。"化城"出自《法华经》的譬喻。寺内设有"九华山历史文物馆"，藏有许多文物、圣物，如贝叶经、明代《大藏经》、明代血经、明神宗圣旨、康熙御笔"九华圣境"、乾隆御笔"芬陀普教"等等。九华山规模最大的寺院，是建于明代的祇园寺。

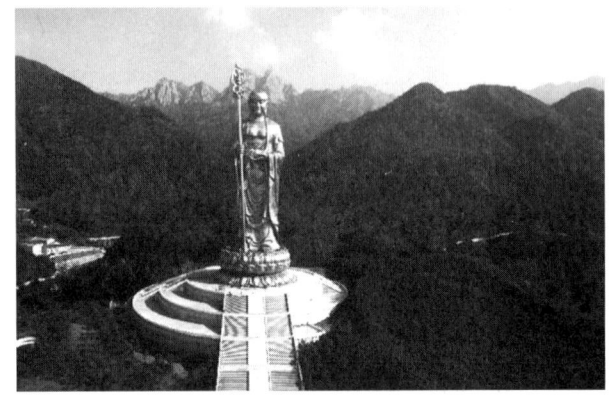

图 127　九华山地藏菩萨像

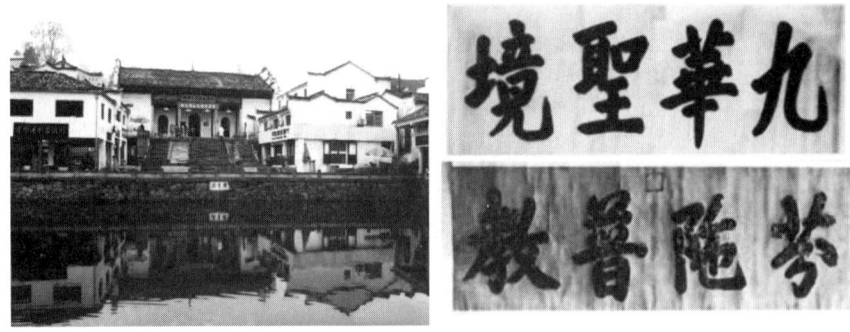

图 128　九华山化城寺（左），康熙和乾隆御笔（右）

10.3.5　鸡足山

除四大名山外，位于云南宾川的鸡足山，亦堪称佛教圣迹。其山势前伸三支，后出一支，形似鸡爪，故名。此山素为出家人隐修之地，又因其处于南传、北传、藏传三传佛教地理中心，所以，四川、云南、西藏等地的佛弟子，都来此山朝拜，香火兴旺。该山融合了中原文化、东南亚文化、藏文化，具有特殊的宗教和文化意义。原有寺庙100余座，清末衰残，后由虚云禅师复兴。最高峰为天柱峰，海拔3240米，峰顶建有金顶寺。此外，尚有祝圣寺、华严寺、慧灯寺等。

---

① 总丛林，意为丛林（寺院）之总部。

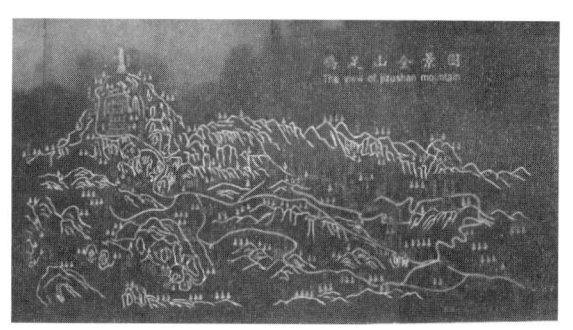

图 129　鸡足山地形全图

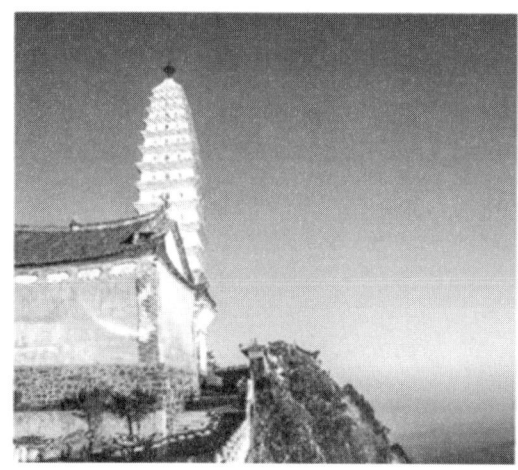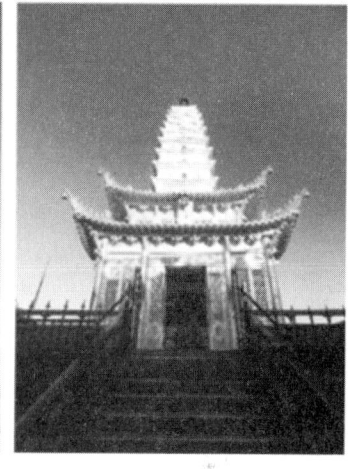

图 130　鸡足山金顶寺（左），及其金殿与白塔（右）

10.4　佛教石窟

所谓石窟，就是在山崖壁上开凿而成的洞窟，多用于珍藏贵重的文物，或隐居者居山修道。我国石窟开凿运动，是伴随佛教传播而兴起的，在北朝十六国时期（304—439）达到鼎盛。我国绝大多数石窟分布在北方，最著名的是：敦煌石窟、云冈石窟，以及龙门石窟，三者合称为中国佛教三大石窟。[①]

10.4.1　敦煌石窟

敦煌石窟[②]居佛教三大石窟之首，地处河西走廊西端（今敦煌市区东南侧），为丝

---

①　亦有将麦积山石窟包括在内者，合称为佛教四大石窟。本书因篇幅所限，只讨论前三者。
②　在敦煌境内的石窟，包括莫高窟、瓜州的榆林窟、东西千佛洞等八处，最常见的就是莫高窟。所以一般所说的敦煌石窟，即指莫高窟。本文所说敦煌石窟，亦指莫高窟。

绸之路必经之地、佛教传入之要塞①。西邻沙漠,来往之人,为求平安,多焚香祷告,香火异常兴旺。前秦建元二年(366年),沙门乐僔②始凿岩洞。后历经十六国、北朝、隋、唐、五代、西夏、元等朝代,共800余年,不断地增凿营建,渐成千余洞窟。明代以后,航海术发达,"海上丝绸之路"兴起,此地遂告荒芜。石窟被流沙湮没,流沙干燥,不潮不腐,较完好地封存了洞内物品,长达数百年。1900年,居此修道的道士王圆箓(lù),偶然发现藏经洞,挖出文物4万余件。时值八国联军入侵,清政府无力顾此,大量文物或被破坏,或被偷窃,或被骗取,流失海外。现存洞窟700余个,雕塑3000余身,壁画4500多平方米,是世界上现存规模最大、保存最完整的佛教艺术宝库③。

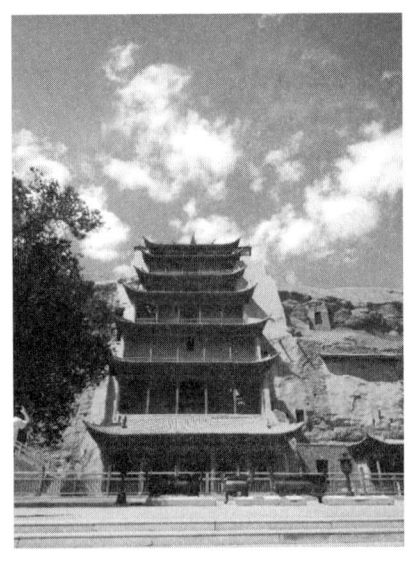

图131 莫高窟外景(局部)

敦煌石窟中保存最完整者,为莫高窟第45窟,窟龛正中供奉释迦牟尼佛像。粗看:释迦牟尼佛盘腿抚膝,高座巍巍,面相圆满,肉髻高耸,形态安详,庄严慈祥;细看:眼微眴,眉舒展,鼻翕动,嘴略张,似乎正在说法。其左侧弟子迦叶,脸庞清癯(瘦,音qú)而沉毅,双眼深陷却有神,头略前侧身骨直,老练矜持口欲言,俨然一个持戒精严的得道高僧。其右侧弟子阿难,则神秀俊朗,腼腆含笑,恭顺谦和,举止潇洒,其表情和气质与年长的迦叶截然不同。两旁菩萨,体相健壮洁净,面相丰满圆润,云髻巍然高耸,双目慈光微露,神情恬静亲切,好像正在教化众生。两尊天王,

---

① 佛教从印度传到中国,大抵有两条路线:陆路与海路。陆路主要经丝绸之路,海路则主要是海上丝绸之路。敦煌处于河西走廊西端,系丝绸之路必经之处。
② 乐僔(zǔn),生卒年、出身均不详,前秦僧人,戒行清虚,生性恬静,淡泊名利。
③ 敦煌文物,绝大多数是佛教文物或圣物。此外,尚有艺术、历史、地理、经济、法律、语言文字、考古等的文物,以及周边民族和域外民族遗留的语言文字资料,涵盖范围非常广。

身披铠甲,威武雄壮,双目圆睁,握拳叉腰,激昂奔放。这些造型完全符合佛经的义理,但体态、面相、服饰诸方面已完全汉化。

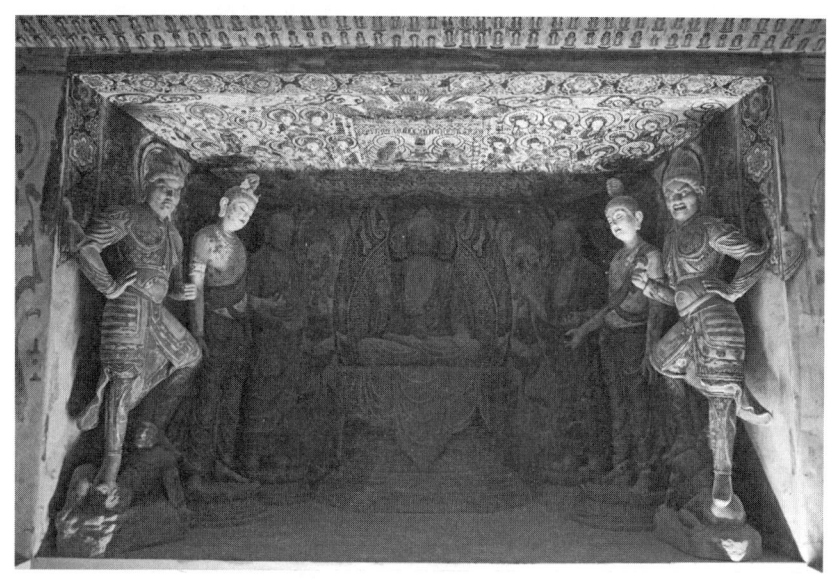

图 132　莫高窟第 45 窟

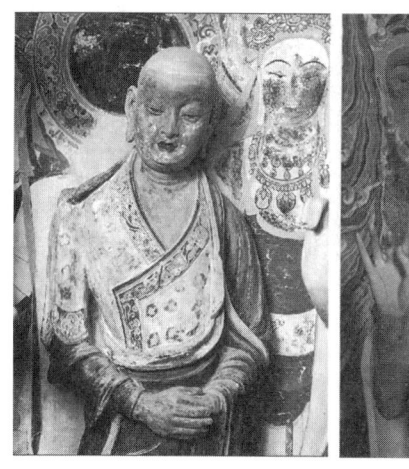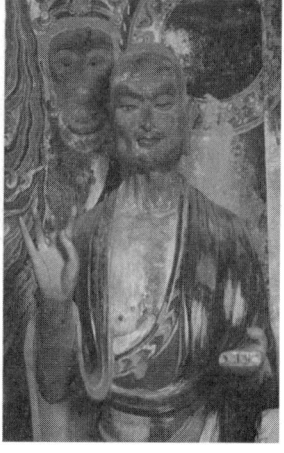

图 133　莫高窟第 45 窟中的阿难(左)和迦叶(右)

除第 45 窟外,尚有多处保存较完整的洞窟。如,第 384 窟则保存了盛唐时期的供养菩萨。为了拓展洞窟的空间限制,洞窟四壁(含窟顶)绘有壁画。壁画题材多种多样,有菩萨(如引路菩萨),也有世俗生活(如狩猎等)。

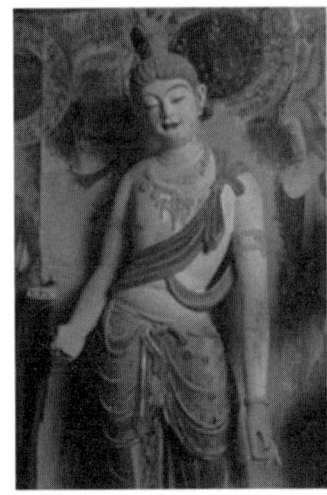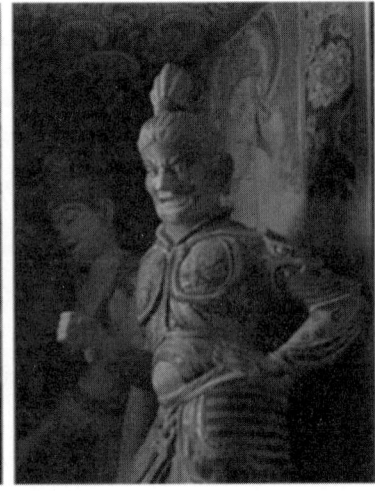

图134 莫高窟第45窟的菩萨（左）和天王（右）

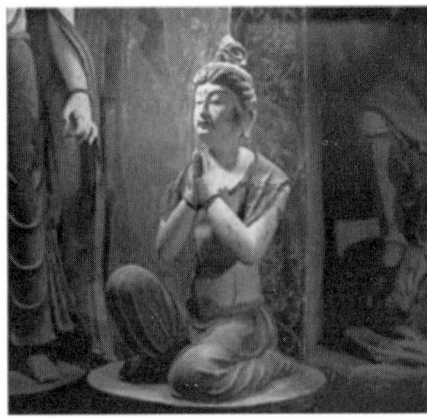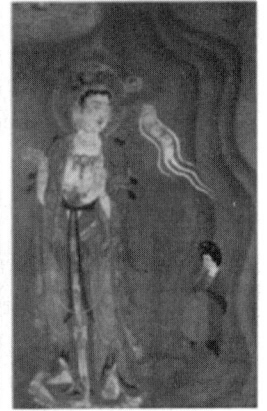

图135 莫高窟供养菩萨384窟（盛唐，左）和引路菩萨壁画（右）

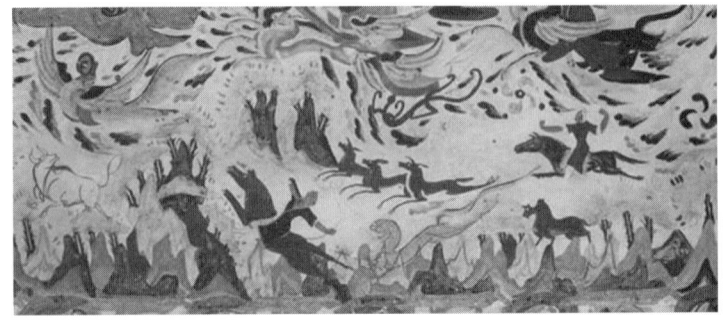

图136 莫高窟狩猎图（第249窟顶）

10.4.2 云冈石窟

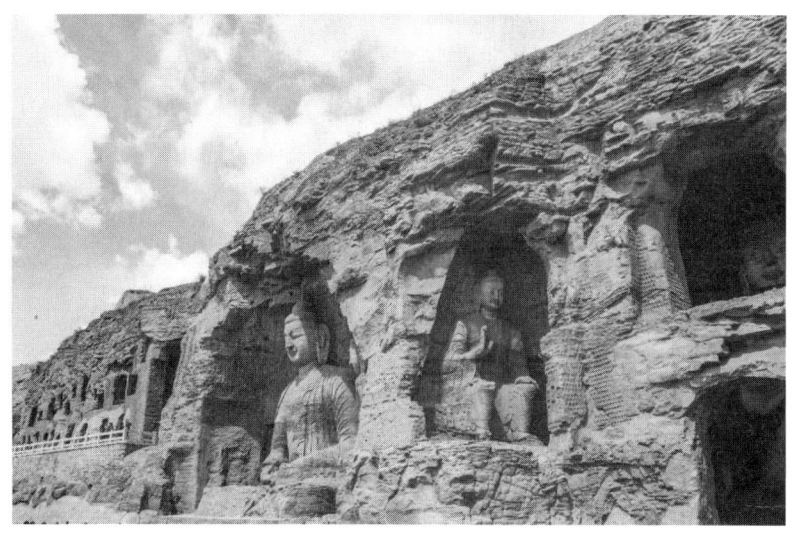

图137 云冈石窟

云冈石窟位于山西大同武周山南麓，依山而凿，绵延一公里。此地原属北魏，太武帝于公元446—452年毁佛。后文成帝①继位，即大兴佛事。北魏和平元年（460年），高僧昙曜②在平城（今大同）城外始凿佛窟，历经献文帝时期（466—471年在位），至孝文帝延兴年间③，持续约60年（一说30年）。现有洞窟45个，窟龛252个，石雕造像51000余尊。其佛像造型尚未完全汉化，兼带早期西域的犍陀罗式佛像风格（图138左）。洞窟内壁有壁雕和壁画，亦颇精美。

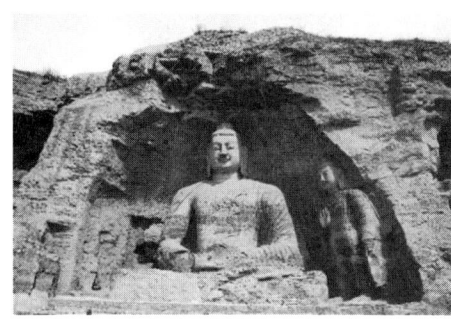 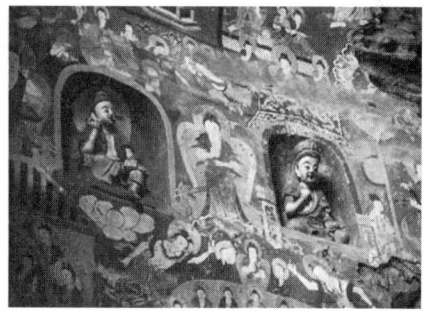

图138 云冈石窟的释迦牟尼佛（左）和壁雕壁画（右）

---

① 北魏文成帝（440—465），名拓跋濬，太武帝拓跋焘的嫡孙，452—465年在位。
② 昙曜，北魏僧，籍贯、生卒年均不详。年少出家，为太子拓跋晃所礼重。北魏太武帝废佛，他独坚固道心。文成帝即位后，再兴佛教，特任其管理僧众。
③ 北魏孝文帝（467—499），原名拓跋宏，鲜卑族，为北魏颇有作为的皇帝，471—499年在位，倡导汉化，改其姓"拓跋"为"元"，故又名元宏。后将都城迁至洛阳，共有三个年号：延兴（471—476年）、承明（476年）、太和（477—499年）。

10.4.2 龙门石窟

北魏太和十八年（494年），孝文帝将都城从大同（平城）迁到洛阳，在伊河岸龙门山（伊阙山）上开凿佛窟，世称龙门石窟或伊阙石窟。此后，虽朝代更迭，而开凿不辍，经东魏、西魏、北齐、隋、唐、五代、宋，直至清末，形成长一公里的洞窟群。现在存有窟龛2345座，造像10万余尊，碑刻题记2800余品。最有名者是建于唐代的奉先寺。

奉先寺原为唐朝的皇家寺院，内供卢舍那佛，其像由善导大师督造，通高17.14米。该佛像面相丰满圆润，两耳下垂，方额广颐，眉若弯月，给人以庄严肃穆、慈祥宁静、雍容大度之美感，为唐代雕像之精品，其造型颇具汉人风格。此外，龙门石窟尚有许多菩萨及天王造像，工艺精湛，形象生动，其造型亦已汉化。

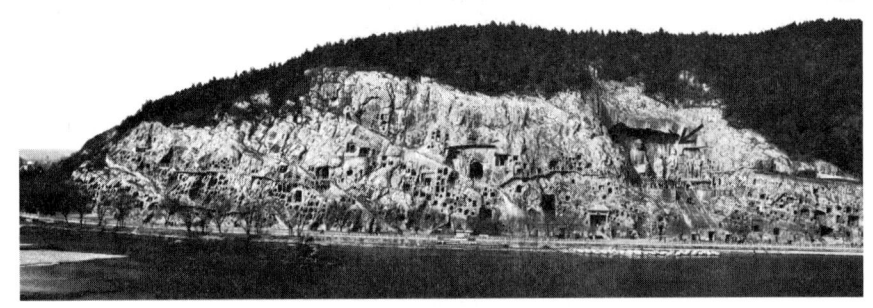

图139　龙门石窟全景（箭头所指，系奉先寺）

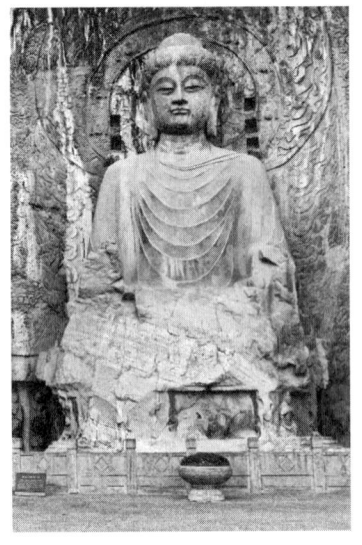

图140　龙门石窟奉先寺卢舍那佛

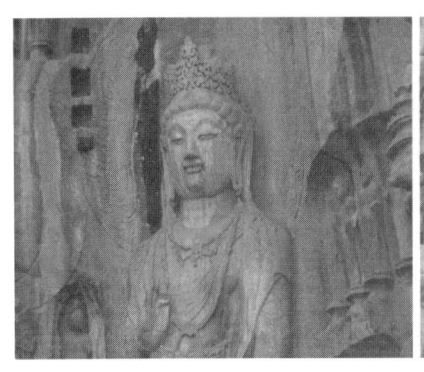 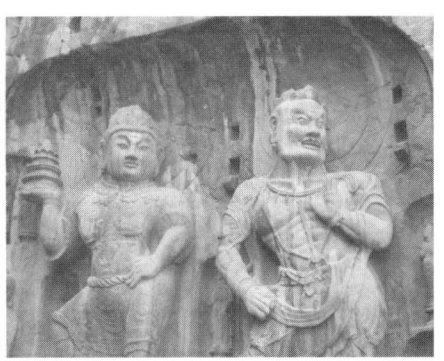

图 141　龙门石窟的菩萨像（左）与天王像（右）

10.5　房山石经

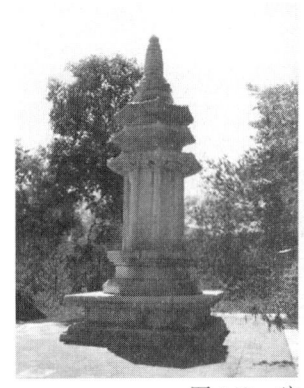

图 142　琬公塔①（左）和房山石经拓片（右）

房山石经，指位于北京房山（旧称"白带山"）的石刻佛经，是举世罕见的绵延千年的文化壮举。隋代僧人静琬②，鉴于南北朝时期法难频仍，佛教经像被焚毁殆尽，于是发愿将佛经刻在石头上，保存在地洞中，使之永久传世。她自断己臂，以表诚心。由其愿力所感，自隋大业元年（605 年）始，历隋、唐、辽、金、元、明六朝千余年，刻经不辍。明末书法家董其昌，题"宝藏"两字后，刻经遂告结束，地洞封存。总刻石 1.4 万块，计佛经 1122 部（3572 卷）。

房山石经具有极其重要的佛学、史学、书法价值。1956 年，中国佛教协会曾把它

---

① 为纪念静琬而建的舍利塔。据墓塔铭文记载，静琬生前遗言，石经若未刻完，弟子不得掩埋其遗骨。受此激励，其历代弟子均奋力刻经。直到辽代，刻了 1 万多块石经后，嗣法弟子认为可以告慰祖师，便修塔以安放其遗骨。

② 静琬（？—639），亦作净琬，后世多称其为琬公、静琬尊者，系比丘尼，天台二祖慧思大师之弟子，籍贯不详。

挖掘出来，再拓印①。1999 年又重新埋回地宫，因为地面环境对石经造成很大的腐蚀。

10.6　法门寺佛指舍利

　　法门寺位于陕西扶风县，原名阿育王寺，寺内藏有释迦牟尼佛指骨舍利。据历代文献记载，该舍利系释迦牟尼佛的指骨真身舍利。北魏元魏二年（494 年）首次开塔瞻礼舍利。唐贞观年间，就地开塔瞻礼三次。后唐高宗、武则天、唐中宗、唐肃宗、唐德宗、唐宪宗、唐懿宗皇帝，均迎送之。"当其时也，金玉宝刹，锦绣香罗，禁兵列杖，车水马龙"，皇帝顶礼膜拜，场面异常壮观。韩愈认为，此举劳民伤财，极力反对，于是给唐宪宗②上书《谏迎佛骨表》。唐宪宗非但没有采纳，反而将韩愈贬至广东潮州。咸通十五年（874 年），唐僖宗③迎请后，将佛指舍利及稀世珍宝，一同封入塔下地宫，后历经数代，虽寺有修复，但地宫未受影响。

　　1966 年，"红卫兵"欲挖开地宫，法门寺住持良卿法师④举火自焚，得以保全。1981 年寺塔倒塌，1987 年重修，在塔基处发现地宫，在地宫中发现佛指舍利及大唐珍宝。该舍利与文献记载⑤吻合，这意味着，佛指真身舍利在沉寂了千余年后，又重回人间。

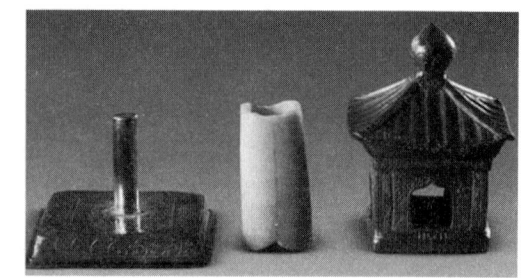

图 143　法门寺佛指舍利（中）

　　1994 年，为促进中泰友谊，应泰国国王、僧王之请，经过政府批准，佛指舍利首次离境，被护送到曼谷，供泰国广大信众，瞻拜三个月。2002 年 2 月 24 日，佛指舍利被迎请到台湾。2004 年，佛指舍利，被迎请到香港，安奉于香港会议中心供大众瞻礼、膜拜。

---

　　① 拓印，也称"拓石"，将石碑或器物上的文字（或图画）通过特定的方法"复印"到纸上。
　　② 唐宪宗（778—820），名李纯，805—820 年在位。
　　③ 唐僖宗（862—888），名李儇，873—888 年在位期间，宦官专权，政治腐败，后爆发黄巢起义，大唐江山风雨飘摇。
　　④ 释良卿（1895—1966），俗名戚金锐，法名永贯，河南省偃师县人，临济正宗派法师，1966 年，为保护法门寺文物而自焚。
　　⑤ 唐代道宣律师《集神州三宝感通录》载："其舍利，开头如小指初骨，长寸二分，内空方正，外楞亦尔，下平上圆，内外光净。"《大唐咸通启送岐阳真身志文》载："（舍利）长一寸二分，上齐下折，高下不等，三面俱平，一面稍高，中有隐痕。色白如雨稍青，细密而泽，髓穴方大，上下俱通。"

10.7 乐山大佛

乐山大佛位于四川乐山市凌云山麓，濒临大渡江、青衣江和岷江。因地处三江交汇处，故水势凶猛，尤其是夏汛时，江水直捣山壁，舟楫常颠覆，酿成悲剧。唐代，海通禅师[①]为减杀水势，普度众生，发愿造大佛。他四处化缘，而得款甚巨。当地官员以缴税为由，欲夺此财。海通云："自目可剜，佛财难得[②]。"便自掏双眼，呈给官员，官员大惊失色，用于修建大佛的钱款才得以保全。

大佛像从唐朝开元元年（713年）始凿，至唐朝贞元十九年（803年）方告竣工，历时90年。"由禅师愿力，感佛慈加，水改其道，靠山之处，涌一沙洲而居人焉"，水患得以解除。唐时盛行弥勒信仰，故此佛像为弥勒坐像，通高71米，其正式名称为"嘉州凌云寺大弥勒石像"。为我国第一大佛像，俗称"乐山大佛"。佛像庄严宏伟，体态安祥，正如韦皋《嘉州凌云寺大弥勒石像记》[③]所述："圣容俨然，岩岩亭亭，岌嶷青冥，如现大身，惊流怒涛，险自砥平[④]。"

为便于上下通行，唐代在两旁建有栈道。此外，历代还建有佛阁，以保护佛像免受风雨的侵蚀。如今佛阁已被毁坏，而佛像正受酸雨的严重侵蚀。

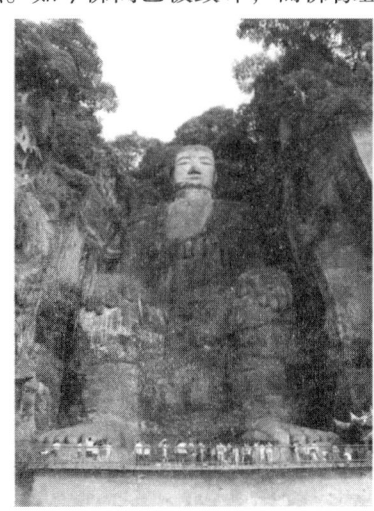 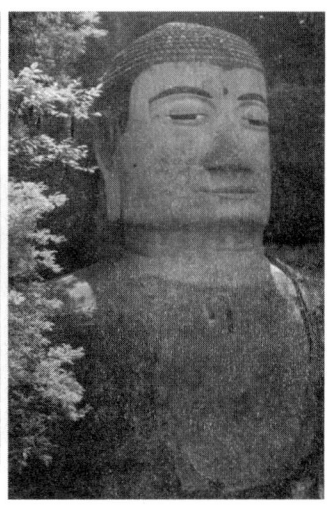

图144　乐山大佛（左）及其头部（右）

[①] 海通，出生于唐开元初年，名清莲，贵州人，12岁出家，游历天下后，长期居凌云山茅屋修行。

[②] 大意：自己的眼睛可以剜掉，但是修凿佛像的钱财不可取走。

[③] 韦皋《嘉州凌云寺大弥勒石像记》，刻于像座前右侧悬崖上，属于摩崖石刻，至今犹存，是研究大佛最重要、最直接的文献。

[④] 作者韦皋（746—805），字城武，京兆（陕西西安）人，封南康郡王，别称韦南康，治蜀21年。这段话的大意是：弥勒佛的尊容俨然如生，如山一般高耸伟岸，直入云天。就好像弥勒佛，此刻已降临人间，现出真身，所以，惊涛骇浪也自归于平缓。

10.8 藏传佛教名胜

藏传佛教流传的区域，除西藏全境外，还包括青海、四川、云南、甘肃和内蒙古的部分地区。在千余年的漫长岁月里，藏传佛教在这些地区孕育了辉煌灿烂的文化，留下无数的佛教名胜，最突出的有：布达拉宫、大昭寺、小昭寺、桑耶寺、哲蚌寺、甘丹寺、色拉寺、拉卜楞寺、塔尔寺、札什伦布寺、热振寺、萨迦寺、白居寺、古格王国遗迹等。

10.8.1 布达拉宫

布达拉宫位于拉萨市红山（玛布日山）山顶，依山垒砌，高13层，气势宏伟，金碧辉煌。始建于松赞干布时。清初顺治年间，由五世达赖主持扩建，自此成为西藏政教合一之象征。宫内有房间万间、达赖灵塔八座，此外还保存大量文物、圣物。宫中壁画精绝，题材广泛，涉及宗教、历史、世俗场景。

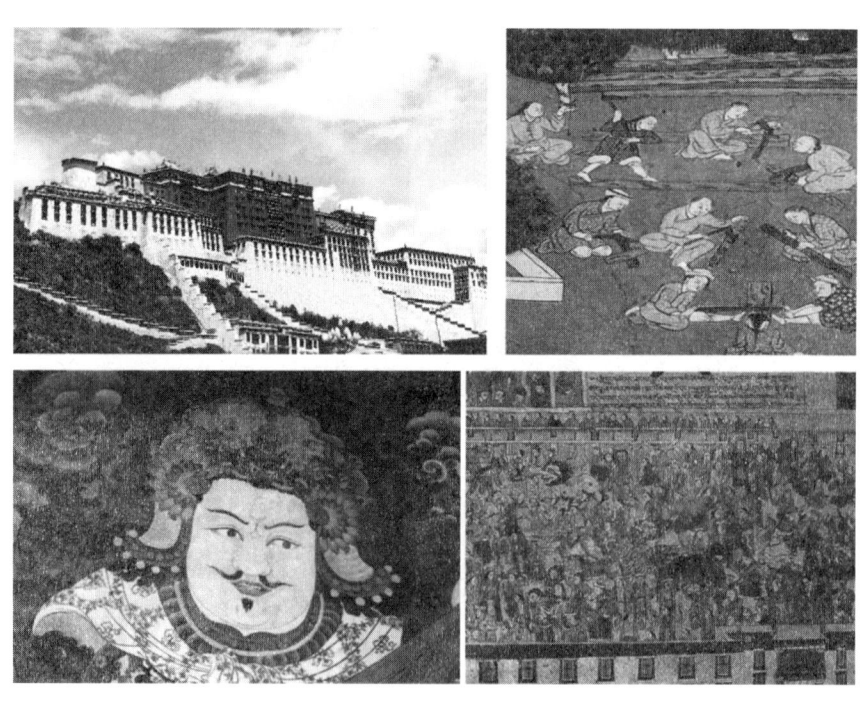

图145 布达拉宫（左上，殿顶鎏金）、世俗题材的壁画（右上）、
宗教题材的壁画（左下）、历史题材的壁画（右下）

10.8.2 大昭寺

大昭寺位于西藏拉萨，建于7世纪，由文成公主设计，尺尊公主兴建，是西藏最早的土木结构建筑，设有释迦牟尼殿、宗喀巴大师殿、松赞干布殿等。寺内现供有文成公主带来的佛像（觉卧佛），木雕、壁画甚精美。存有长庆三年（823年）所建"唐蕃会盟碑"。寺顶塑有法轮标志，表示正法常住。此外，尚藏有许多珍贵文物。

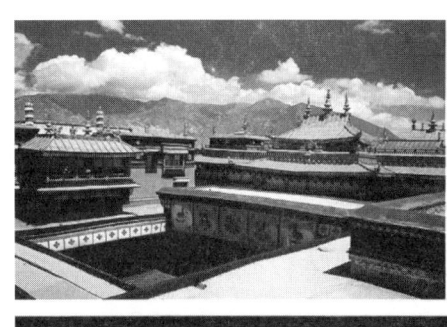
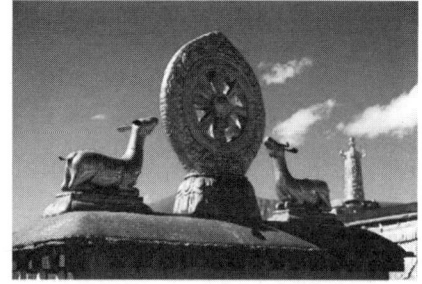
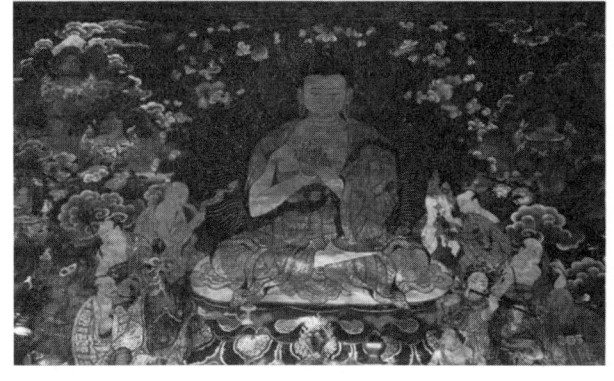
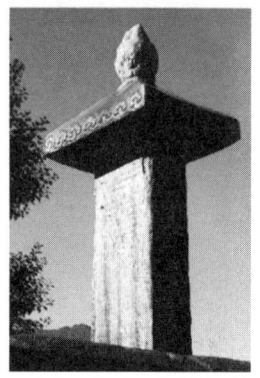

图 146　大昭寺（左上）、寺顶法轮（右上）、壁画（左下）、唐蕃会盟碑（右下）

10.8.3　小昭寺

小昭寺几乎与大昭寺同时建于拉萨，原用于供奉文成公主带来的佛像。该寺 15 世纪后增建，"文化大革命"期间被毁，用作仓库，现已修复。主楼三层，底层分门庭、经堂、佛殿三部分，周围是转经廊道。顶层覆汉式金瓦，光彩夺目，蔚为壮观。

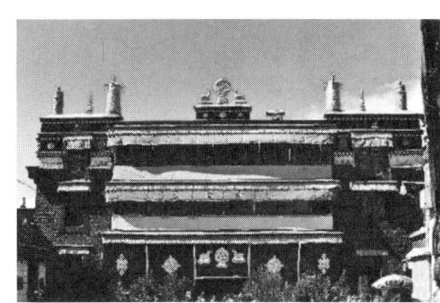
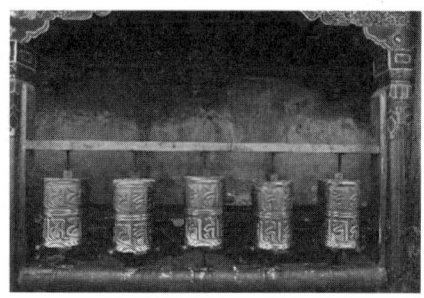

图 147　小昭寺局部（左）及寺内转经筒（右）

10.8.4　桑耶寺

桑耶寺，也称桑伊寺、桑鸢寺（图 44），位于西藏扎囊县内。8 世纪时，赤松德赞为迎接寂护和莲花生大师而建。建成后，举行"桑耶大誓"，以盟约规定全藏崇佛。其建筑糅印、藏、汉风格（图 148），为宁玛派根本道场之一。

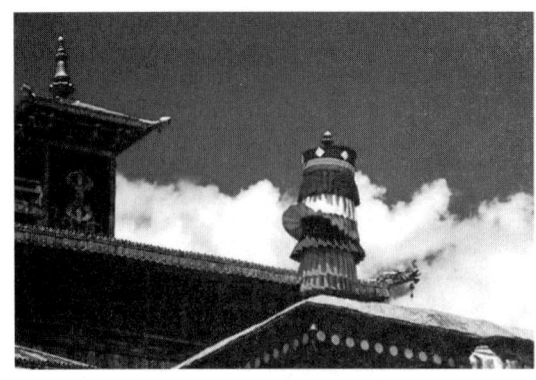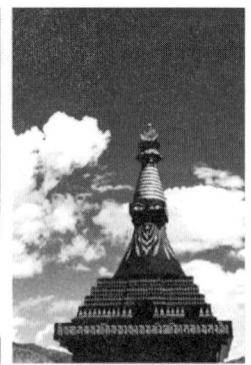

图 148　桑耶寺的尖顶

10.8.5　热振寺

热振寺位于拉萨市林周县，是噶当派的祖庭，1037 年由仲敦巴居士创建。1728 年后，历代的寺主皆称为"热振呼图克图"①。寺内原有措钦大殿、热振拉让、阿底峡大师的灵塔，现废。

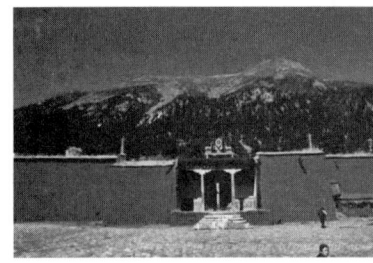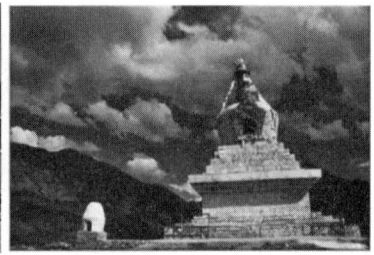

图 149　热振寺局部（左）及寺外佛塔（右）

10.8.6　甘丹寺

甘丹寺位于拉萨市达孜县，格鲁派祖庭。甘丹，意为"知足喜乐"。甘丹寺 1409 年由宗喀巴亲手创建，气势雄伟，规模宏大，占地面积 15 万平方米，可住僧数千人。内有宗喀巴及历代寺主的灵塔，并且藏有许多明代以来的文物。壁画精妙。

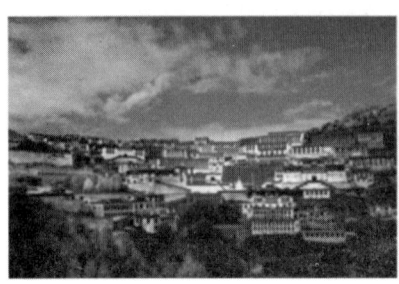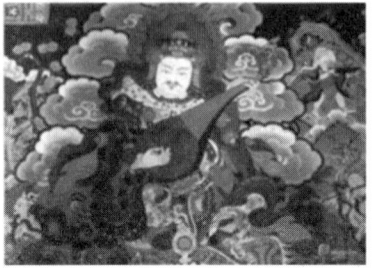

图 150　甘丹寺（左）及寺内壁画（右）

---

① 呼图克图是个称号，相当于活佛的意思。

10.8.7 哲蚌寺

哲蚌寺位于拉萨西郊，1416 年由宗喀巴弟子绛央却杰①创建，规模宏阔，占地面积 25 万平方米，能容万僧。系第二世到第四世达赖坐床的地方，保存有大量的佛教典籍，以晒佛活动著称。

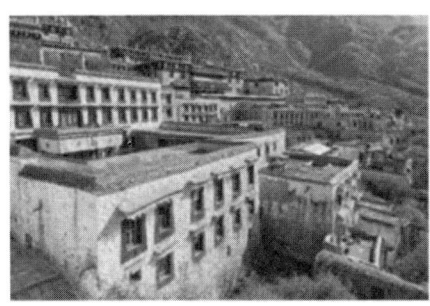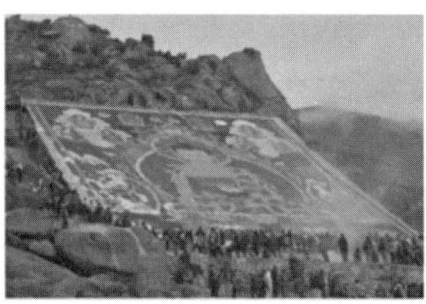

图 151　哲蚌寺局部（左）及晒佛活动（右）

10.8.8 色拉寺

色拉寺位于拉萨市东北郊，1419 年由宗喀巴弟子释迦智②创建，占地面积 11 万平方米，雄伟壮观曾住僧 8000。寺内雕梁画栋，其壁画雕塑都非常精美。藏有金书大藏经。

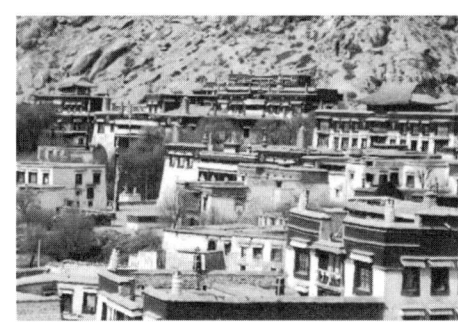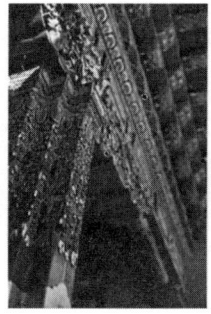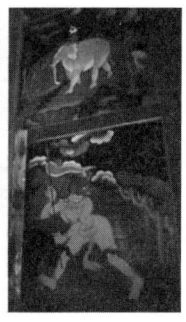

图 152　色拉寺（左）、寺内殿柱（中）、寺内壁画（右）

10.8.9 萨迦寺

萨迦寺系萨迦派祖庭，位于日喀则萨迦县，1073 年由贡却杰布居士③创建，分为南、北两寺。元代时曾是西藏政教中心，寺内"经书墙"保存了许多经书，以及元代的重要文献资料，此外，还有大量的元代壁雕、壁画、刺绣等。

---

① 绛央却杰（1379—1449），本名扎西班丹。西藏扎囊县人，幼年出家为僧，法名绛央却杰。在甘丹寺拜宗喀巴为师，并受比丘戒。
② 释迦智（1354—1435），又作释迦也失、释迦益西，译作甲卿曲吉、江卿曲吉、降青曲结。西藏根塘人，宗喀巴八大弟子之一，第十世章嘉呼图克图。从宗喀巴学习菩提道次第、秘密集五次第等密宗典籍及戒律，宗喀巴受明成祖之请，释迦智代师行。
③ 昆·贡却杰布（1034—1102），又译贡却杰波，出生于后藏萨迦的贵族家庭，系昆氏家族后裔。

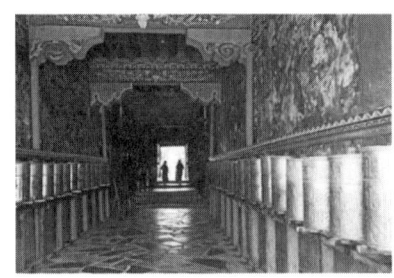
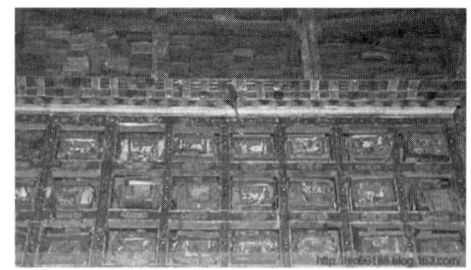

图 153　萨迦寺内景（左）与"经书墙"（右）

10.8.10　扎什伦布寺

扎什伦布寺位于西藏日喀则市，1447 年由宗喀巴弟子根敦珠巴[①]创建，依山傍水，气势恢宏，富丽堂皇，为历代班禅驻锡地。全寺设有四个扎仓[②]。寺内有十世班禅灵塔殿、展佛台，以及大量文物。

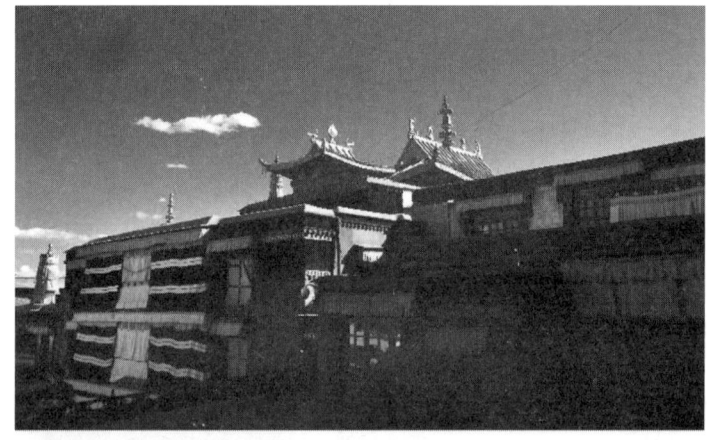

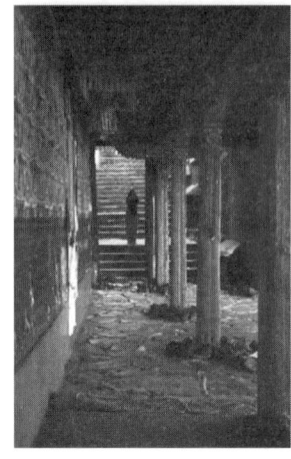
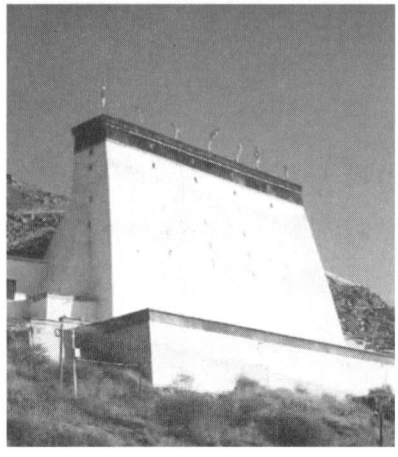

图 154　扎什伦布寺局部（上）、寺内走廊（左下）、展佛台（右下）

[①]　根敦珠巴（1391—1474），出生于西藏萨迦县，第一世达赖喇嘛，宗喀巴大师的最小弟子。
[②]　扎仓，亦作扎仓，即经学院。

10.8.11　塔尔寺

塔尔寺位于青海湟中县（宗喀巴大师诞生地），1560 年为纪念大师功绩而建。寺沿山势上行，由大金瓦寺、小金瓦寺、小花寺、大经堂等组成，其建筑融合藏、汉风格，内供各式佛像。寺中酥油花、壁画、堆绣，被称为"塔尔寺三绝"。

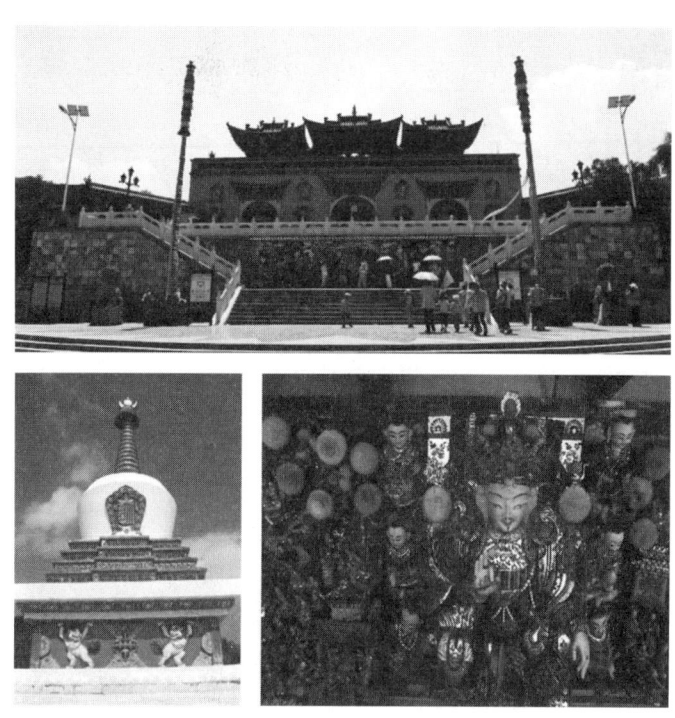

图 155　塔尔寺局部（上）、塔尔寺的藏式佛塔（左下）、塔尔寺的酥油花（右下）

10.8.12　拉卜楞寺

拉卜楞寺位于甘肃夏河县，1709 年由第一世嘉木祥①活佛创建，风景秀美。设六大学院（札仓）：闻思学院、续部下学院、续部上学院、时轮学院、医明学院、喜金刚学院，其教学体系非常完备。

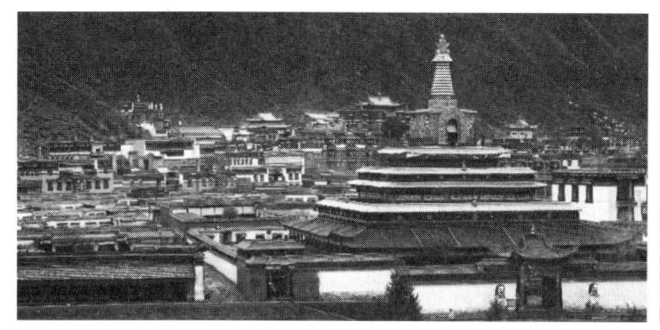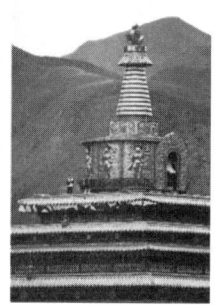

图 156　拉卜楞寺（左）和寺顶（右）

---

① 嘉木祥，藏语意为妙语笑金刚，为西藏佛教格鲁派转世活佛之一，拉卜楞寺之最高座主，至今已传六世。

10.8.13 白居寺

白居寺位于西藏日喀则江孜县,是一座藏传佛教各派共存之寺院,以"十万佛塔"(菩提塔)和壁画著称。

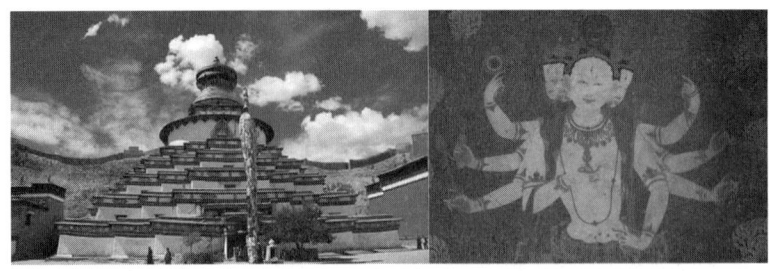

图 157 白居寺的十万佛塔(左)和壁画(右)

10.8.14 古格王国佛教遗址

古格王国佛教遗迹,位于西藏阿里地区札达县象泉河畔土山上。此地原为10世纪建立的古格王国都城,是古代"上路弘法"① 必经之处。王国崇尚佛教,全山建寺院、佛塔、禅窟600余座。300年前,王国神秘消失,仅留下5座佛寺,内有泥塑佛像、壁画等。

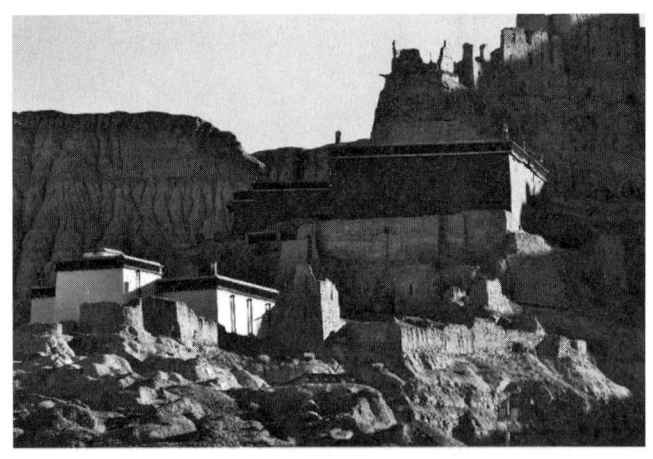

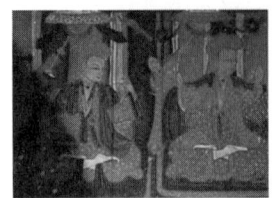 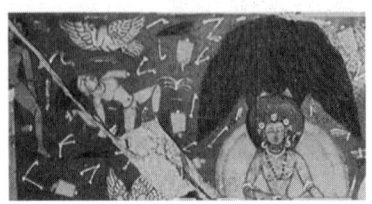

图 158 古格王国佛教遗址(上)、国王礼佛壁画(左下)、地狱壁画(右下)

---

① 1042年,印度高僧阿底峡到阿里地区弘法,史称"上路弘法"。因阿里位于西藏西部,而藏人习惯上以西为上,东为下,故名。

此外，在汉地也有不少藏传佛教的名胜，如河北的"外八庙"、北京的雍和宫、五台山上散落的"黄庙"等。

10.9 南传佛教名胜

云南的南传上座部佛教，系从毗邻的缅甸、泰国等东南亚国家传入，所以，其佛寺建筑多沿袭东南亚风格。位于大理的西双版纳总佛寺就是一个典型代表：其寺顶尖耸，寺壁金碧辉煌。

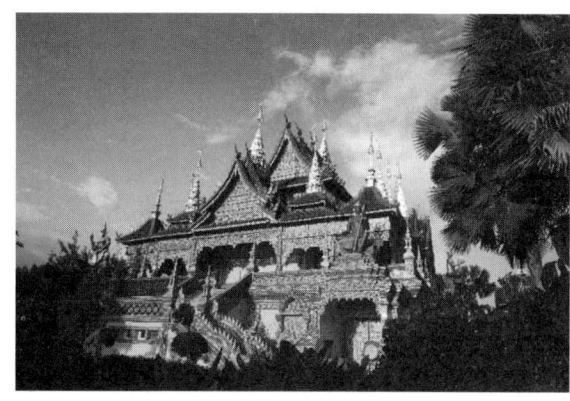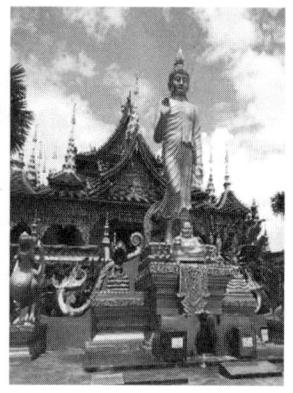

图 159　西双版纳总佛寺（左）与寺前大金佛（右）

南传佛教的佛塔，塔身瘦圆，塔尖高耸，大多成群分布，有主有从，呈众星拱月之势。位于云南景洪勐龙镇的曼飞龙塔即其典型代表。该塔群建于 1204 年[①]，系砖石结构，由一座主塔和八座小塔组成——有如春笋拔地而起，俗谓"笋塔"。又因塔身洁白，唤作"白塔"。塔座下有佛龛，佛龛内供有佛像，塔壁有傣族特色的雕塑、彩绘等。

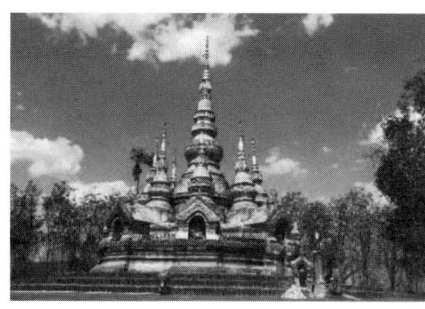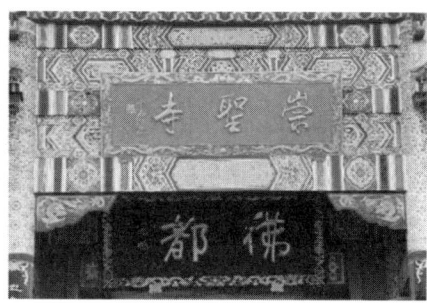

图 160　曼飞龙塔（左）和大理崇圣寺匾额（右）

值得一提的是，位于云南大理的崇圣寺，并非典型的南传佛教寺院。该寺系融合

---

① 一说建于清朝。

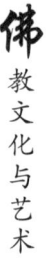

汉传、藏传、南传上座部佛教的道场，初建于南诏国时期，后毁而复建。寺旁有三塔，始终未毁，即著名"崇圣三塔"。三塔中最大的主塔称千寻塔，建于南诏国时期，高69米；两个小塔建于大理国时期，高42米。1979年，在主塔中发现大量的文物与圣物。

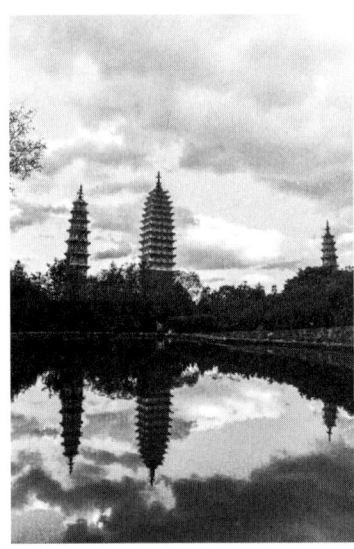 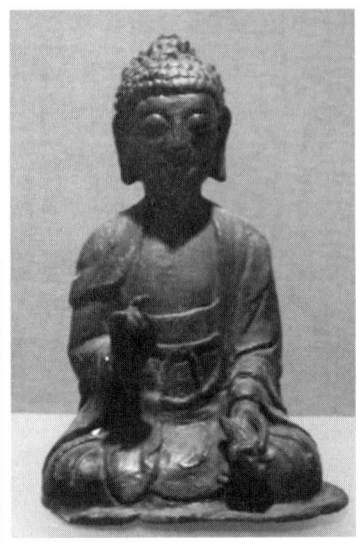

图 161　崇圣三塔（左）及主塔中文物（右）

主要参考文献

[1] 陈兵. 新编佛教辞典. 中国世界语出版社, 北京, 1994.

[2] 汤用彤. 汉魏两晋南北朝佛教史. 商务印书馆, 北京, 2015.

[3] 释慧皎. 高僧传. 中华书局, 北京, 1992.

[4] 蒋维乔. 中国佛教史. 上海古籍出版社, 上海, 2011.

[5] 印光. 印光法师文钞（七卷本）. 灵岩山寺弘化社, 苏州, 2014.

[6] 赵朴初. 佛教常识答问. 上海古籍出版社, 上海, 1999.

[7] 丁福宝. 佛学大辞典. 上海书店出版社, 上海, 1991.

[8] 赞宁. 宋高僧传. 中华书局, 北京, 1992.

[9] 玄奘译. 般若波罗密多心经. 大正新修大藏经, No. 251, 1992.

[10] 鸠摩罗什译. 妙法莲华经观世音菩萨普门品. 大正新修大藏经, No. 260, 1992.

[11] 实叉难陀译. 藏菩萨本愿经. 大正新修大藏经, No. 412, 1922.

[12] 鸠摩罗什译. 佛说阿弥陀经. 大正新修大藏经, No. 366, 1922.

[13] 鸠摩罗什译. 金刚般若波罗蜜经. 大正新修大藏经, No. 235, 1922.

[14] 慧能. 坛经. 大正新修大藏经, No. 2007, 1922.

[15] 江味农. 金刚经讲义. 齐鲁书社, 济南, 2013.

[16] 何明栋. 虚云年谱. 宗教文化出版社, 北京, 2000.

[17] 彭绍升. 居士传. 成都古籍书店, 成都, 2000.

[18] 钱文忠. 玄奘西游记. 上海书店出版社, 上海, 2007.

[19] 僧祐. 释迦谱. 大正新修大藏经, No. 2040, 1922.

[20] 圣严法师. 印度佛教史. 灵岩山寺弘化社, 苏州.

[21] 周叔迦. 法苑谈丛. 上海古籍出版社, 上海, 1999.

[20] 辞海编辑委员会. 辞海（第六版）. 上海辞书出版社, 上海, 2009.

[21] 印顺. 佛学概论. 上海古籍出版社, 上海, 1998.

[22] 南怀瑾. 中国佛教发展史略. 复旦大学出版社, 上海, 1996.

[23] 元音老人. 心经抉隐. 宗教文化出版社, 北京, 2004.

[24] 元音老人. 略论明心见性. 宗教文化出版社, 北京, 2004.

［25］善导大师著．释慧净、释净宗编．善导大师全集．岳麓书社，长沙，2012．

［26］吴信如．地藏经法研究．中医古籍出版社，北京，1998．

［27］方立天．中国佛教与传统文化，中国人民出版社，2012．

［28］凌海成．什么是佛教音乐——佛教音乐的界说与现状．佛教文化，1，10—12，1995．

［29］文师华．佛教对中国书法的影响．南昌大学学报（社会科学版），2，98—102，1996．

［30］韩伟，王占奎，金宪镛，曹玮，任周芳，淮建邦，傅升岐．扶风法门寺塔唐代地宫发掘简报．文物，10，1—28．

［31］邱宣充．大理崇圣寺三塔．中国文化遗产，6，58—62，2008．

［32］胡秦洁．近年来的藏传佛教艺术研究．西藏艺术研究，3，31—36，2011．

［33］徐季子．佛教思想对《红楼梦》的影响．文艺理论研究，5，46—51，1991．

［34］陈红玉．佛经文学翻译及其对我国古典文学的影响．苏州教育学院学报，6，13—15，2012．

［35］卢祥之．佛教与中医体系形成的重要联系．河南中医，5，17—18，2003．

［36］范敬．佛教文化对中医基础理论的影响．河南中医学院学报，4，13—14，2005．

［37］胡世林，唐晓军，王谦．试论汉化佛教对中医药学术的影响．中国中医药信息杂志，5，18—20，1996．

［38］李清，梅晓萍，吴鸿洲．魏晋南北朝僧医医学成就．辽宁中医药大学学报，2，24—26，2009．

［39］陈拯民．萧山竹林寺女科僧医的渊源．中华医史杂志，1，21—24，1998．

［40］李四龙．民俗佛教的形成与特征．北京大学学报（哲学社会科学版），4，55—60，1996．

［41］中国宗教编辑部．如何识别社会上的假冒僧尼．中国宗教，7，66，2004．

［42］李芳萍．佛教对汉语言文字的影响．黑河学刊，1，35—36，2013．

［43］中国佛教文化研究所．俗语佛源．上海人民出版社，1993，上海．

说明：①书中特定的、集中的引用，都以脚注形式标出。一般的引用或参考，则以参考文献形式列出，且大抵依引用次数从多到少顺序排列；

②同一参考书籍，往往引用多次，故其具体页码不遑列出；

③佛经除［14］外，其余作者均为释迦佛，故仅列译者。

跋

万法生起，全仗因缘和合。拙稿付梓，端赖诸多良缘。一者，北京佛文化网（http://www.bjfowenhua.com）提供公开版权的"释迦应化图"。佛缘网（http://www.foyuan.net）提供检索之方便。二者，本人研究生刘静静、王婷婷、谢虹、谢雨露等帮忙校对书稿，本人的本科生杨大财、潘莹莹、严景朝、张志远、郭杨丽、毛玉欣、黄依彤、何瑞旺、张舒琪、黄文颖、苏婷玮、林素芳、蒋海龙、薛鹏辉等帮忙录入文字，深圳大学吴辰煜同学更正两处错误。三者，学苑出版社黄小龙编辑为本书出版，提供极大方便。

对此，本人表示衷心感谢！

李熙灿于广州中医药大学